CINEMA E LOUCURA

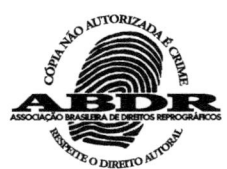

L254c Landeira-Fernandez, J.
　　　　Cinema e loucura / J. Landeira-Fernandez, Elie Cheniaux. – Porto Alegre :
　　　　Artmed, 2010.
　　　　288 p. ; 23 cm.

　　　　ISBN 978-85-363-2131-8

　　　　1. Psiquiatria – Cinema. 2. Psicopatologia. I. Cheniaux, Elie. I. Título.

CDU 616.89:791

Catalogação na publicação: Renata de Souza Borges CRB-10/1922

J. LANDEIRA-FERNANDEZ
ELIE CHENIAUX

CINEMA E LOUCURA

CONHECENDO OS TRANSTORNOS MENTAIS ATRAVÉS DOS FILMES

Reimpressão 2021

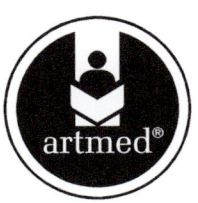

2010

© Artmed Editora S.A., 2010

Capa: Paola Manica
Preparação de original: Aline da Silva Candiota
Leitura final: Antonio Augusto da Roza
Editora sênior – Biociências: Cláudia Bittencourt
Projeto gráfico e editoração eletrônica: TIPOS design editorial

Reservados todos os direitos de publicação, em língua portuguesa, à
ARTMED® EDITORA S.A.
Av. Jerônimo de Ornelas, 670 - Santana
90040-340 Porto Alegre RS
Fone (51) 3027-7000 Fax (51) 3027-7070

É proibida a duplicação ou reprodução deste volume, no todo ou em parte,
sob quaisquer formas ou por quaisquer meios (eletrônico, mecânico, gravação,
fotocópia, distribuição na Web e outros), sem permissão expressa da Editora.

SÃO PAULO
Av. Embaixador Macedo Soares, 10.735 - Pavilhão 5 - Cond. Espace Center
Vila Anastácio 05095-035 São Paulo SP
Fone (11) 3665-1100 Fax (11) 3667-1333

SAC 0800 703-3444

IMPRESSO NO BRASIL
PRINTED IN BRAZIL

AUTORES

J. LANDEIRA-FERNANDEZ
Graduado em Psicologia pela Pontifícia Universidade Católica do Rio de Janeiro (PUC-Rio). Mestre em Psicologia Experimental pela Universidade de São Paulo (USP). PhD em Neurociências e Comportamento pela Universidade da Califórnia em Los Angeles (UCLA). Pesquisador do Conselho Nacional de Desenvolvimento Científico e Tecnológico (CNPq). Diretor do Núcleo de Neuropsicologia Clínica e Experimental (NNCE). Professor do Curso de Psicologia da Universidade Estácio de Sá (UNESA). Professor da Graduação e do Programa de Pós-graduação em Psicologia Clínica da PUC-Rio.

ELIE CHENIAUX
Médico graduado pela Universidade do Estado do Rio de Janeiro (UERJ). Ex-residente do Instituto de Psiquiatria da Universidade Federal do Rio de Janeiro (IPUB/UFRJ). Especialista em Psiquiatria pela Associação Brasileira de Psiquiatria (ABP). Mestre e Doutor pelo IPUB/UFRJ. Pós-doutor pelo Instituto Alberto Luiz Coimbra de Pós-graduação e Pesquisa de Engenharia (COPPE) da UFRJ e pela Pontifícia Universidade Católica do Rio de Janeiro (PUC-Rio). Professor Titular da Faculdade de Ciências Médicas da UERJ. Professor do Programa de Pós-graduação em Psiquiatria e Saúde Mental do IPUB/UFRJ. Membro associado e docente da Sociedade Psicanalítica do Rio de Janeiro (SPRJ).

Para os principais personagens
de nossas vidas: nossos filhos
Julia e Victor (JLF)
Rafael (EC)

APRESENTAÇÃO

Ao longo do século XX, psiquiatria e arte sempre se interessaram uma pela outra. Arte e psiquiatria exploraram territórios semelhantes, mas com perspectivas e métodos diferentes. A prática artística foi desconstruída praticamente por todas as perspectivas psicológicas no século XX.

A psicanálise foi o modo dominante de teorizar e criticar a arte na primeira metade do século XX, mas analistas existenciais e junguianos escreveram sobre suas várias formas. A psicoterapia teve influência no modernismo e no surrealismo, legitimou o expressionismo, e textos lacanianos foram centrais para o pós-modernismo. A arte feita pelo doente mental tornou-se objeto de interesse, a Art Brut. O uso das artes plásticas e da música na terapia também se desenvolveu.

No início deste século XXI, os modelos de trabalho da psiquiatria estão se transformando, com ênfase nas neurociências e nas terapias comportamentais e cognitivas. A influência da psicanálise diminuiu na psiquiatria, mas aumentou na cultura: inconsciente, traumas infantis, complexo de Édipo e papel da sexualidade são, hoje, termos acessíveis a todos. Não sabemos se a pesquisa e a prática da saúde mental continuarão a ter o mesmo impacto sobre a compreensão cultural. Será que a psiquiatria continuará a aprender com as artes sobre novas abordagens da mente e do desenvolvimento psicológico? Provavelmente, psiquiatras e psicólogos continuarão a ser requisitados para dar opinião sobre a relação da cultura com o transtorno mental. O desenvolvimento das neurociências repercutirá nas atitudes culturais sobre o comportamento – e isso influenciará a arte. Criatividade e percepção criativa serão discutidas a partir de novas técnicas de neuroimagem e do novo entendimento sobre sua neurofisiologia.

Além disso, o transtorno mental é muito prevalente e tem impacto em praticamente todas as famílias, o que desperta medo, curiosidade e perplexidade diante do descaso atual das autoridades sobre as necessidades dos que dele sofrem.

A psiquiatria é uma especialidade médica que sempre dialogou com as ciências humanas e as formas de expressão artística. Entretanto, evidências rigorosas tornaram-se a base do conhecimento e da educação psiquiátrica. Nada contra, mas não vemos os residentes interessados por filosofia, teatro, boa literatura. Nas entrevistas de admissão, sempre pergunto sobre os livros que têm lido. Até alguns anos, ouvia Machado de Assis, Sartre, Dostoievsky... Hoje a resposta direta é Harry Potter. Há muito para estudar na psiquiatria, é impressionante seu avanço nos últimos anos, mas ela pode estar ficando empobrecida. Paradoxalmente, as humanidades na área médica estão crescendo, tornando a narrativa importante. Isso voltará a acontecer na psiquiatria?

Ao ver este livro sobre cinema e psicopatologia, a esperança se mantém.

Nos primórdios do cinema, em 1919, *O gabinete do doutor Caligari*, dirigido por Robert Wiene, uma das obras-primas do expressionismo alemão, já dialogava com a psiquiatria. Diversos quadros clínicos foram retratados. O filme, que é mudo, também encontra uma solução muito criativa para alucinações auditivas. Além disso, inicia uma longa tradição do cinema de representar o psiquiatra e o portador de transtorno mental de forma estereotipada. Os profissionais são em geral cruéis, sádicos, pouco inteligentes, atrapalhados e, às vezes, maravilhosos, com intuição e sabedoria incríveis, capazes de desvendar de forma brilhante os mistérios arcanos da mente que atormentam infelizes e, assim, retirá-los das trevas. O paciente é alguém de espírito livre e rebelde, um perigoso homicida sem coração, um degradado vivendo afastado de todos ou um narcisista, que vive parasitando os outros. Finalmente, há o gênio incompreendido, que, no final feliz, é o espírito iluminado da sociedade.

O cinema tem sido usado como técnica psicoterápica e para ensino. Por meio dele, conceitos complexos e áridos tornam-se mais acessíveis. Estudar psicopatologia não é fácil, é sempre um desafio. Esse é um dos méritos deste livro. Os autores colecionaram filmes que ilustram sinais, sintomas e síndromes psiquiátricas. Para quem inicia os estudos, os filmes podem ilustrar e permitir a identificação mais fácil da psicopatologia em um paciente real. Em sala de aula, são um instrumento precioso. Isso sem falar no prazer de ver um grande filme, de olhá-lo de forma diferente, sob o prisma psicopatológico.

Este é um livro que mantém a tradição de contato da psiquiatria com a arte. Não tenho dúvidas de que lê-lo será um prazer tanto para os que iniciam sua prática quanto para os veteranos, que amam a psiquiatria e um bom filme.

FRANCISCO LOTUFO NETO
Professor Associado do Departamento de Psiquiatria
da Faculdade de Medicina da Universidade de São Paulo

Referências

BERG-CROSS, L.; JENNINGS, P.; BARUCH, R. Cinematherapy: theory and application. *Psychotherapy in Private Practice*, v. 8, n. 1, p. 135-157, 1990.

De FARIAS, A. K. C. R.; RIBEIRO, M. R. *Skinner vai ao cinema*. São Paulo: Esetec, 2007.

FIKS, J. P.; SANTOS JÚNIOR, A. *No avesso da tela*: a psiquiatria pelo cinema. São Paulo: Lemos, 2006.

GREEN, J. Psychiatry and the arts: new interfaces? *Advances in Psychiatric Treatment*, v. 14, p. 163-168, 2008.

HYLER, S. E. Teaching psychiatry? Let Hollywood help! *Academic Psychiatry*, v. 20, n. 1, p. 1-8, 1996.

MAIA, J. M. C.; CASTILHO, S. M.; MAIA, M. C.; LOTUFO NETO, F. Psicopatologia no cinema brasileiro: um estudo introdutório. *Revista de Psiquiatria Clínica*, v. 32, n. 6, p. 319-323, 2005.

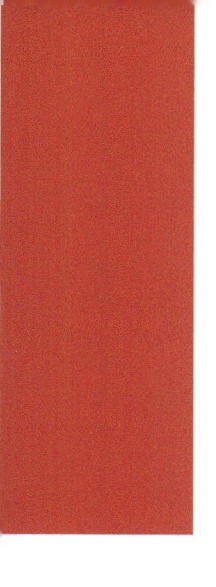

PREFÁCIO

"Venha ver algo que o deixará maravilhado!" Essa foi a promessa que os irmãos Louis e Auguste Lumière fizeram ao realizar a primeira exibição cinematográfica, na noite de 28 de dezembro de 1895, em Paris, no salão do Grand Café. Nesses mais de 100 anos de existência, o cinema tem encantado inúmeras plateias e se tornou um dos elementos mais importantes da cultura no mundo inteiro.

Este livro introduz o leitor à fascinante área dos transtornos mentais, empregando o cinema como uma ferramenta de ensino. Longe de oferecer explicações técnicas elaboradas, utilizamos uma linguagem simples e acessível, voltada especialmente àqueles que estão se iniciando no estudo da psiquiatria e da psicopatologia, bem como aos leigos que tenham curiosidade quanto às formas de adoecimento mental. Este livro também pode ser interessante para profissionais com um alto nível de conhecimento na área de saúde mental, principalmente para os que apreciam a sétima arte, pois possibilita uma visão panorâmica de como o cinema vem retratando as doenças psiquiátricas.

Graças a seu caráter lúdico, filmes comerciais vêm sendo utilizados com grande êxito em diferentes ambientes educacionais. Partindo dessa perspectiva, esta obra pode servir ainda como um instrumento de ensino para professores que ministram disciplinas de psicopatologia ou psiquiatria em cursos de graduação em medicina, psicologia, enfermagem, terapia ocupacional, entre outros. Nossa experiência dentro de sala de aula revela que, com grande frequência, os alunos perguntam espontaneamente sobre qual diagnóstico psiquiátrico seria o mais adequado para determinados personagens de filmes. Além disso, exemplos desse tipo costumam despertar o interesse dos alunos e funcionam bem em aulas teóricas.

Sem dúvida, filmes podem motivar o aluno, aumentando seu entusiasmo para a compreensão de conteúdos complexos na área da psicopatologia, tornando o aprendizado mais agradável. Nesse sentido, os filmes incluídos neste livro podem ser utilizados como se fossem casos clínicos, em uma espécie de aula prática de psicopatologia ou psiquiatria, que substitui – não idealmente, é claro – ou complementa a atividade de examinar pacientes *de carne e osso* no mundo real. Isso é especialmente importante para estudantes que não têm acesso – ou têm um acesso limitado – a hospitais ou ambulatórios psiquiátricos.

O livro está dividido em 15 capítulos independentes entre si e organizados em consonância com a atual versão do *Manual diagnóstico e estatístico de transtornos mentais* (DSM-IV-TR), publicado pela American Psychiatric Association em 2000. São estudados praticamente todos os transtornos mentais definidos pelo DSM-IV-TR. Eventualmente, incluímos categorias diagnósticas não encontradas neste sistema classificatório, porém presentes no capítulo de transtornos mentais e do comportamento da *Classificação internacional de doenças*, da Organização Mundial da Saúde (CID-10).

Em cada capítulo, apresentamos uma descrição sucinta dos aspectos clínicos dos transtornos mentais e, em seguida, discutimos filmes cinematográficos que podem servir como exemplo desses mesmos transtornos. Essa organização reflete o que a nossa experiência mostra como o procedimento mais didático. Primeiro precisamos ter informações teóricas sobre os transtornos mentais, só assistindo ao filme depois, quando estamos preparados para reconhecer as alterações psicopatológicas exibidas pelo personagem.

Os filmes abordados em cada um dos capítulos são o resultado de um longo e criterioso processo de escolha. Selecionamos um total de 184 filmes comerciais de longa metragem, ficcionais ou baseados em histórias reais. Todos eles apresentam pelo menos um personagem com alterações psicopatológicas ou que, no enredo, tenha recebido o diagnóstico de um transtorno mental. Quase todos foram feitos para o cinema, sendo que apenas um é documentário.

Como esses filmes não foram criados originalmente com propósitos didáticos ou acadêmicos – naturalmente os parâmetros artísticos e comerciais é que balizaram sua produção –, é inevitável que muitas vezes os transtornos mentais tenham sido mostrados pelos cineastas de forma equivocada ou distorcida, não fiel ao que acontece com pacientes reais. Quando ocorrem, essas falhas são apontadas por nós. Elas, da mesma forma que as descrições mais fidedignas do adoecimento mental, podem representar um interessante foco de discussão com os alunos em sala de aula, tornando-se, portanto, um valioso recurso de ensino.

Escrever um livro transcende o esforço individual dos autores. Assim, gostaríamos de prestar nossos agradecimentos a muitos de nossos alunos, colegas e amigos, pelo estímulo constante para a produção desta obra e pela sugestão de vários filmes. Agradecemos também a Rosane Landeira Zylberberg, pela leitura crítica de várias versões do livro, e ao professor Antonio Pedro de Mello Cruz, pela ajuda em diferentes estágios na organização e confecção do livro.

Não poderíamos deixar de agradecer ainda ao professor Francisco Lotufo Neto e ao jornalista e escritor Ruy Castro, que muito generosamente se dispuseram a escrever, respectivamente, a "apresentação" e o texto da quarta capa. Contar com esses dois nomes no livro nos encheu de orgulho e satisfação.

JLF & EC

UMA NOTA AO LEITOR

A indústria cinematográfica está constantemente lançando novos filmes relacionados à temática abordada neste livro. Mais ainda, é muito provável que filmes importantes para ilustrar os transtornos mentais tenham sido omitidos por nós. Finalmente, é possível que haja críticas em relação ao diagnóstico que formulamos para algum dos personagens. Nesse sentido, ficaríamos extremamente gratos se o leitor enviasse críticas e comentários, assim como sugestões de filmes, para o *e-mail* cinemaeloucura@gmail.com.

Informações que possam melhorar a qualidade deste livro certamente serão incorporadas a edições futuras. Muito obrigado e uma boa leitura!

SUMÁRIO

LISTA DE FILMES POR CAPÍTULO   17

Capítulo 1   INTRODUÇÃO   23

Capítulo 2   TRANSTORNOS COGNITIVOS   45

Capítulo 3   TRANSTORNOS MENTAIS RELACIONADOS A SUBSTÂNCIAS   63

Capítulo 4   TRANSTORNOS PSICÓTICOS   79

Capítulo 5   TRANSTORNOS DO HUMOR   101

Capítulo 6   TRANSTORNOS DE ANSIEDADE   115

Capítulo 7   TRANSTORNOS SOMATOFORMES   135

Capítulo 8   TRANSTORNOS DISSOCIATIVOS   147

Capítulo 9   TRANSTORNOS FACTÍCIOS E SIMULAÇÃO   159

Capítulo 10   TRANSTORNOS DA SEXUALIDADE   163

Capítulo 11   TRANSTORNOS DA ALIMENTAÇÃO   177

Capítulo 12   TRANSTORNOS DO SONO   187

Capítulo 13   TRANSTORNOS DO CONTROLE DOS IMPULSOS   199

Capítulo 14   TRANSTORNOS DA PERSONALIDADE   207

Capítulo 15   TRANSTORNOS MENTAIS DA INFÂNCIA E DA ADOLESCÊNCIA   227

REFERÊNCIAS FILMOGRÁFICAS   263

REFERÊNCIAS BIBLIOGRÁFICAS   277

CRÉDITOS DAS IMAGENS   281

LISTA DE FILMES POR CAPÍTULO

CAPÍTULO 1 | INTRODUÇÃO

Joana D'Arc de Luc Besson
As loucuras do rei George
Contos proibidos do marquês de Sade
Freud, além da alma
Um estranho no ninho
Bicho de sete cabeças

CAPÍTULO 2 | TRANSTORNOS COGNITIVOS

DELIRIUM
Memórias póstumas
Maus hábitos
Farrapo humano
Réquiem para um sonho

DEMÊNCIA
Iris
Longe dela
De porta em porta
O caso Alzheimer
As filhas de Marvin
Todos dizem eu te amo
Uma segunda chance

TRANSTORNO AMNÉSTICO
Amnésia
Um salto para a felicidade
Como se fosse a primeira vez
Procurando Nemo

CAPÍTULO 3 | TRANSTORNOS MENTAIS RELACIONADOS A SUBSTÂNCIAS

TRANSTORNOS MENTAIS RELACIONADOS AO ÁLCOOL
Farrapo humano
Despedida em Las Vegas
À sombra do vulcão
28 dias
Quando um homem ama uma mulher
Frances

TRANSTORNOS MENTAIS RELACIONADOS À ANFETAMINA
Réquiem para um sonho
Johnny & June

TRANSTORNOS MENTAIS RELACIONADOS À COCAÍNA
Tensão
Meu nome não é Johnny

TRANSTORNOS MENTAIS RELACIONADOS A ALUCINÓGENOS
Sem destino
Medo e delírio

TRANSTORNOS MENTAIS RELACIONADOS A OPIOIDES
Eu, Christiane F., 13 anos, drogada e prostituída
O homem do braço de ouro
Ray
Bird
Diário de um adolescente
Longa jornada noite adentro

CAPÍTULO 4 | TRANSTORNOS PSICÓTICOS

ESQUIZOFRENIA
Estamira
Uma mente brilhante
Visões de um crime
Spider, desafie sua mente
Benny & Joon, corações em conflito

TRANSTORNO DELIRANTE
Subtipo persecutório
Camille Claudel
Teoria da conspiração

Subtipo de ciúmes
Capitu
Dom
Perdoa-me por me traíres

Subtipo erotomaníaco
Bem me quer, mal me quer

Subtipo de grandeza
Don Juan de Marco
Rede de intrigas

Subtipo somático
A falecida

TRANSTORNO PSICÓTICO INDUZIDO
A falecida

TRANSTORNO PSICÓTICO BREVE
Betty Blue

"LOUCURAS MAL DEFINIDAS"
Clube da luta
Os 12 macacos
K-Pax, o caminho da luz
O pescador de ilusões
O iluminado
Repulsa ao sexo
Taxi driver
Meu amigo Harvey
Esse mundo é um hospício

CAPÍTULO 5 | TRANSTORNOS DO HUMOR

TRANSTORNO BIPOLAR
Mr. Jones
As loucuras do rei George
Politicamente incorreto
Sede de viver
Amadeus
A costa do mosquito
Shine, brilhante
Uma mulher sob influência

TRANSTORNO DEPRESSIVO MAIOR
Geração Prozac
As horas
Sylvia, paixão além das palavras
Interiores
O homem errado
Pequena Miss Sunshine
Um grande garoto

TRANSTORNO DISTÍMICO
Sideways, entre umas e outras
Ensina-me a viver
Noivo neurótico, noiva nervosa
Pequena Miss Sunshine

CAPÍTULO 6 | TRANSTORNOS DE ANSIEDADE

TRANSTORNO DE PÂNICO
Copycat, a vida imita a morte
Máfia no divã
Alguém tem que ceder

AGORAFOBIA SEM HISTÓRIA DE PÂNICO
Uma lição de amor

FOBIA SOCIAL
Sonhos de um sedutor
Adaptação
Laura, a voz de uma estrela

FOBIA ESPECÍFICA
Um corpo que cai
Dublê de corpo
Marnie, confissões de uma ladra

TRANSTORNO OBSESSIVO-COMPULSIVO
O aviador
Melhor é impossível
Os vigaristas

TRANSTORNO DE ESTRESSE PÓS-TRAUMÁTICO
Nascido em 4 de julho
O franco atirador
Fantasmas da guerra
Um corpo que cai
Sem medo de viver

TRANSTORNO DE ESTRESSE AGUDO
Glória feita de sangue
Um corpo que cai
O franco-atirador
Sem medo de viver
Freud, além da alma

TRANSTORNO DE ANSIEDADE GENERALIZADA
Adaptação
Noivo neurótico, noiva nervosa

CAPÍTULO 7 | TRANSTORNOS SOMATOFORMES

TRANSTORNO CONVERSIVO
Freud, além da alma
Dirigindo no escuro

TRANSTORNO DE SOMATIZAÇÃO
Vida bandida

TRANSTORNO HIPOCONDRÍACO
Hannah e suas irmãs
Não me mandem flores
Joe contra o vulcão
Meu primeiro amor

TRANSTORNO DISMÓRFICO CORPORAL
Dragão vermelho
Cyrano de Bergerac

CAPÍTULO 8 | TRANSTORNOS DISSOCIATIVOS

FUGA DISSOCIATIVA
Paris, Texas
A enfermeira Betty
Quando fala o coração
Voltar a morrer

TRANSTORNO DE TRANSE DISSOCIATIVO
O último lance
Marnie, confissões de uma ladra
Crepúsculo dos deuses
O que terá acontecido a Baby Jane?
Quando fala o coração

TRANSTORNO DISSOCIATIVO DE IDENTIDADE
Psicose
As três máscaras de Eva

ESTUPOR DISSOCIATIVO
Asas da liberdade

CAPÍTULO 9 | TRANSTORNOS FACTÍCIOS E SIMULAÇÃO

Os excêntricos Tenenbaums
Refém do silêncio
Um estranho no ninho
M.A.S.H.

CAPÍTULO 10 | TRANSTORNOS DA SEXUALIDADE

TRANSTORNO DA IDENTIDADE DE GÊNERO
Meninos não choram
Transamérica
Traídos pelo desejo
Priscilla – a rainha do deserto
Para Wong Foo, obrigada por tudo! Julie Newmar
Madame Satã
A gaiola das loucas
Stardust, o mistério da estrela
Quanto mais quente melhor

DISFUNÇÕES SEXUAIS
Marnie, confissões de uma ladra
Repulsa ao sexo
Sexo, mentiras e videotape
O belo Antônio

PARAFILIAS
Janela indiscreta
Psicose
Dublê de corpo
Lolita
Ensina-me a viver
Tudo o que você sempre quis saber sobre sexo, mas tinha medo de perguntar

CAPÍTULO 11 | TRANSTORNOS DA ALIMENTAÇÃO

ANOREXIA NERVOSA
Maus hábitos

BULIMIA NERVOSA
O preço da perfeição
Zoolander
Tiros na Broadway

CAPÍTULO 12 | TRANSTORNOS DO SONO

INSÔNIA PRIMÁRIA
Clube da luta

NARCOLEPSIA
Garotos de programa
Vida bandida
Moulin Rouge – amor em vermelho
Tá todo mundo louco! – uma corrida de milhões

TRANSTORNO DO RITMO CIRCADIANO DO SONO
Insônia

TRANSTORNO DE PESADELO
Sonho fatal
E o vento levou
Coração valente

SONAMBULISMO
Donnie Darko

CAPÍTULO 13 | TRANSTORNOS DO CONTROLE DOS IMPULSOS

TRANSTORNO EXPLOSIVO INTERMITENTE
Betty Blue

PIROMANIA
Contos proibidos do marquês de Sade

CLEPTOMANIA
Tempestade de gelo
Marnie, confissões de uma ladra

JOGO PATOLÓGICO
O sonho de Cassandra
Oscar e Lucinda: uma história de amor e loucura

CAPÍTULO 14 | TRANSTORNOS DA PERSONALIDADE

TRANSTORNO DA PERSONALIDADE PARANOIDE
A conversação

TRANSTORNO DA PERSONALIDADE ESQUIZOIDE
O último lance

TRANSTORNO DA PERSONALIDADE ANTISSOCIAL
Cassino
Monster, desejo assassino
Um estranho no ninho

Garota, interrompida
Gênio indomável
Kalifornia
O silêncio dos inocentes

TRANSTORNO DA PERSONALIDADE *BORDERLINE* (LIMÍTROFE)
Atração fatal
Mamãezinha querida
Igual a tudo na vida
Garota, interrompida

TRANSTORNO DA PERSONALIDADE HISTRIÔNICA
Uma rua chamada pecado
E o vento levou
Jornada da alma

TRANSTORNO DA PERSONALIDADE NARCISISTA
Crepúsculo dos deuses
O que terá acontecido a Baby Jane?

TRANSTORNO DA PERSONALIDADE DEPENDENTE
Zelig
Igual a tudo na vida

TRANSTORNO DA PERSONALIDADE OBSESSIVO-COMPULSIVA
O estranho casal
Mais estranho que a ficção
Melhor é impossível
Os vigaristas

CAPÍTULO 15 | TRANSTORNOS MENTAIS DA INFÂNCIA E DA ADOLESCÊNCIA

RETARDO MENTAL
O garoto selvagem
O enigma de Kaspar Hauser
Nell

O oitavo dia
O guardião de memórias
Uma lição de amor
Gilbert Grape, aprendiz de sonhador
Forrest Gump, o contador de histórias
Muito além do jardim
Simples como amar
Quem vai ficar com Mary
De porta em porta

TRANSTORNOS GLOBAIS DO DESENVOLVIMENTO
Código para o inferno
Testemunha do silêncio
O enigma das cartas
Rain man
Um certo olhar
Loucos de amor

TRANSTORNOS DA APRENDIZAGEM
Sempre amigos

Em seu lugar
Pearl Harbor

TRANSTORNO DE DÉFICT DE ATENÇÃO/ HIPERATIVIDADE
Impulsividade

TRANSTORNO DA CONDUTA
Kids
Laranja mecânica

TRANSTORNOS DA COMUNICAÇÃO
Um peixe chamado Wanda
Pearl Harbor

TRANSTORNOS DE TIQUE
Dodes'ka-den: o caminho da vida
Quem está morto sempre aparece
Santos justiceiros

INTRODUÇÃO

Poucas áreas do conhecimento têm fascinado tanto a humanidade como aquela voltada para o estudo da mente humana: é a mente buscando compreender a si própria. A questão se torna ainda mais fascinante ao se estudarem os transtornos mentais, situações em que o funcionamento da mente encontra-se alterado. A complexidade dessa área é tão grande que algumas pessoas chegam mesmo a acreditar que o homem jamais conseguirá desvendar de forma plena os mistérios que permeiam nossas funções mentais e as alterações associadas a elas. Seria como tentar tirar os dois pés do chão puxando os próprios suspensórios, ou seja, algo impossível.

Os transtornos mentais fazem parte de nossa experiência diária. Eles são muito mais comuns do que em geral se imagina. Dados epidemiológicos estimam que entre 30 e 40% dos brasileiros apresentaram pelo menos uma vez na vida um transtorno mental (Mello; Mello; Kohn, 2007). Dessa forma, inevitavelmente cada um de nós tem um vizinho, um amigo ou mesmo um familiar que já sofreu ou está sofrendo desse problema.

Os transtornos mentais podem ser altamente incapacitantes. Um levantamento realizado pela Universidade Federal de São Paulo, em parceria com o Ministério da Saúde, constatou que a maior parte dos casos de licença para o tratamento da saúde no Brasil está relacionada a um diagnóstico psiquiátrico. Entre as 10 principais causas de afastamento do trabalho, cinco estão relacionadas a transtornos mentais, sendo a depressão a causa número um.

Mas, afinal, o que é um transtorno mental? A resposta não é fácil. As dificuldades já surgem com a própria terminologia. Na área da saúde mental, o termo *transtorno* não tem um significado preciso. Ele é utilizado para evitar problemas ainda maiores inerentes ao uso de palavras como *doença* ou *enfermidade*, empregadas quando se conhece a causa da patologia – as alterações fisiopatológicas que explicam a anormalidade. A atual *Classificação internacional de doenças e problemas relacionados à saúde*, que se encontra em sua 10ª edição (CID-10, publicada originalmente em 1992), contém 21 capítulos, dos quais o único que emprega o termo *transtorno* é o relacionado à psiquiatria. Nos demais, a CID-10 utiliza a denominação *doença* (Organização Mundial da Saúde, 1993).

O termo *mente* também é bastante controverso. Em geral a palavra é utilizada para descrever processos psicológicos que atingem a nossa consciência, como motivações, emoções ou processos cognitivos – incluindo percepção, memória, raciocínio, ou qualquer outra função que permita a aquisição de conhecimento, a resolução de problemas e a elaboração de planos para o futuro. Para os primeiros filósofos – que viveram na Grécia Antiga – e principalmente para René Descartes (1596-1650) – responsável pela inauguração da filosofia moderna –, corpo e mente representam dois tipos distintos de substância. De acordo com essa perspectiva, denominada dualista, o corpo é formado por matéria, enquanto a mente – ou a alma – é imaterial.

Em oposição ao dualismo, vários filósofos contemporâneos – por exemplo, John Searle, da Universidade de Berkeley – acreditam que mente e cérebro são indistinguíveis e representam um único sistema. Essa segunda perspectiva, conhecida como monista materialista, vem sendo corroborada por evidências recentes da neurociência (Damásio, 1996). Portanto, a designação *transtorno mental* pode ser enganosa, uma vez que sugere uma falsa distinção entre doenças físicas, de natureza material, e doenças mentais, de natureza imaterial. De fato, termos como *amnésia psicogênica* ou *transtorno mental orgânico* foram gradativamente abandonados na literatura especializada por dar a entender, incorretamente, que transtornos mentais "psicogênicos" ou "não orgânicos" não possuem um substrato neural.

Outro problema presente nessa área são os critérios utilizados para diferenciar o que é normal do que é patológico. Fundamentalmente, existem três grandes critérios: o subjetivo, o estatístico e o cultural. Todavia, nenhum deles é considerado totalmente satisfatório. De acordo com o critério subjetivo, o patológico está relacionado a uma vivência de sofrimento, a um sentir-se enfermo. No entanto, nos quadros de mania eufórica (ver Capítulo 5), por exemplo, o indivíduo, embora pareça aos outros claramente fora do normal, sente-se muito bem, mais alegre e mais bem-disposto que de costume. De acordo com o critério estatístico, o patológico representa aquilo que é raro ou foge da média. No entanto, indivíduos com um nível de inteligência muito alto, que apresentam um quociente de inteligência (QI; ver Capítulo 15) muito acima de 100, não são considerados doentes. Por fim, de acordo com o critério cultural, o patológico é aquilo que está fora dos padrões ideais de comportamento definidos por uma determinada cultura. A fragilidade deste último critério reside no fato de que algo que é visto como patológico em uma cultura pode ser considerado normal em outra. Da mesma forma, algo que é visto como patológico em uma época pode ser considerado normal em outra. O homossexualismo seria um bom exemplo disso.

Independentemente de todas essas questões, é possível formular, ainda que de forma provisória, uma definição de transtorno mental. Dessa maneira, utiliza-se o termo *transtorno mental* para indicar a presença de um conjunto de vivências subjetivas ou comportamentos que causam sofrimento significativo ou um importante prejuízo no funcionamento social, ocupacional ou em qualquer outra área importante da vida do indivíduo.

A forma como compreendemos os transtornos mentais atualmente é consequência de uma longa série de eventos históricos. Nossa perspectiva acerca do adoecimento mental mudou bastante ao longo do tempo, abrangendo desde explicações religiosas e sobrenaturais até teorias mais racionais, que culminaram, hoje em dia, em modelos teóricos muito elaborados, que propõem uma relação dinâmica entre genes, cérebro e ambiente.

PRÉ-HISTÓRIA

Como qualquer outra enfermidade, as doenças mentais representam alterações inerentes à própria condição humana. Assim, é possível que alguma forma de adoecimento mental já estivesse presente nas primeiras culturas humanas, que surgiram no leste africano entre 100 e 150 mil anos atrás. A ausência de registros escritos impede uma determinação exata do tipo de conhecimento que essas culturas detinham sobre as funções e disfunções mentais. Entretanto, escavações arqueológicas revelaram a existência de crânios perfurados cirurgicamente desde o período neolítico, 12 mil anos atrás.

Não estão claras as razões que motivaram o homem pré-histórico a realizar essas cirurgias, denominadas trepanação (do grego *trúpanon*, "perfuração, abrir um buraco"). Uma possível função religiosa estaria relacionada à necessidade de liberar demônios que estariam atormentando o doente. No entanto, especula-se que haveria uma função terapêutica: aliviar convulsões ou dores de cabeça. Independentemente da razão pela qual a trepanação era realizada, o emprego dessa técnica indica a importância que o homem pré-histórico atribuía ao cérebro ou, pelo menos, à região da cabeça.

IDADE ANTIGA

A Idade Antiga corresponde ao período que vai desde a origem da escrita, cerca de 4000 a.C., até a queda do Império Romano, em 476 d.C. Registros antigos demonstram que as primeiras grandes civilizações humanas – o Egito, a Mesopotâmia, a China e a Índia – interpretavam tudo aquilo que lhes era incompreensível, fosse na adversidade – os desastres naturais, as doenças e a morte – ou na abastança – boa colheita, saúde ou o nascimento de uma criança –, como manifestações de forças divinas (deuses ou demônios). Esses registros, alguns datados de 1700 a.C., revelam descrições muito detalhadas de algumas formas de adoecimento mental, como a histeria (ver Capítulo 7). Entretanto, essas primeiras grandes civilizações atribuíam tais manifestações ao efeito de feitiços ou possessões por espíritos malignos. Dessa forma, o tratamento consistia, basicamente, na expulsão desses espíritos por meio de encantamentos e invocação de deuses.

Os primeiros modelos explicativos de natureza racional em relação às enfermidades mentais surgiram com a filosofia, na Grécia Antiga. De acordo com essa nova perspectiva, descartou-se completamente a influência de deuses sobre a ocorrência de adoecimento mental, o qual passou a ser associado a causas naturais. Em torno de 450 a.C., Alcmeon e, mais tarde, Hipócrates propuseram a primeira teoria monista relativa ao problema mente-corpo, atribuindo ao cérebro a origem de toda a atividade mental humana. De acordo com Hipócrates,

> os homens precisam saber que de nada mais além do cérebro vêm alegrias, prazeres, divertimentos e esportes; e tristezas, desapontamentos, desesperanças e lamentações. E por isso, de uma maneira especial, nós adquirimos visão e conhecimento, e nós vemos e ouvimos. E pelo mesmo órgão nos tornamos loucos ou delirantes, e medos e terrores nos assaltam, alguns de noite e outros de dia. Todas essas coisas nós suportamos do cérebro quando ele não é sadio.

Hipócrates (460-377 a.C.) formulou, também, a teoria de que haveria quatro humores corporais – a bile negra, a bile amarela, o sangue e a fleuma – e que eles estariam relacionados a quatro tipos de temperamento – melancólico, colérico, sanguíneo e fleumático, respectivamente (ver Capítulo 14 para uma descrição desses quatro tipos de temperamento).

Na Roma Antiga (séculos I e II d.C.), Galeno (131-200 d.C.) seguiu ideias semelhantes às de Hipócrates. Para eles, havia basicamente três espécies de doenças mentais: melancolia (afecção mental crônica, sem excitação), mania (excitação mental crônica, sem febre) e frenite (excitação mental aguda, com febre). Alterações no equilíbrio desses humores seriam responsáveis pelas três formas de adoecimento mental. Consequentemente, qualquer tipo de intervenção terapêutica tinha como finalidade resgatar o equilíbrio dos humores corporais. Nesse sentido, dentre as formas de tratamento adotadas naquela época, incluíam-se sangrias, purgações, massagens corporais e dietas alimentares.

IDADE MÉDIA

Com o declínio de Roma e de todo o Império Romano no Ocidente, teve início na Europa um período de guerras, barbárie, miséria e doenças, culminando em uma nova organização econômica, política e social calcada na agricultura e no poder do rei. Essa nova organização econômica, denominada feudalismo, e a ascendência do cristianismo na Europa destacam-se como características importantes do início da Idade Média. As ideias de Santo Agostinho (354-430 d.C.), associadas aos dogmas da Igreja Católica, contribuíram para uma concepção dualista da questão mente-corpo. Nesse contexto, a doença mental era vista como consequência de um pecado. Teorias que buscavam explicar a participação do cérebro nos diferentes distúrbios do comportamento ficaram esquecidas, prevalecendo as explicações amparadas em crenças sobrenaturais. Assim, indivíduos acometidos por algum tipo de doença mental eram considerados endemoniados, possuídos ou enfeitiçados.

No século XII, teve início a Inquisição (do latim, *inquisitione*, que significa "inquirir, perguntar, averiguar, pesquisar, interrogar"), um movimento da Igreja que tinha como objetivo investigar crimes cometidos contra a fé católica, supostamente em decorrência da influência de forças malignas. Em 1487, dois padres dominicanos escreveram um manual para a identificação de bruxas, que serviu como guia para os juízes dos tribunais da Inquisição. O manual, denominado *O martelo das bruxas* ou *O martelo das feiticeiras* (em latim, *Malleus Maleficarum*), certamente fez com que muitas pessoas que sofriam de doenças mentais fossem acusadas e queimadas como bruxas.

O filme *Joana d'Arc*, de Luc Besson, ilustra bem essa época. Ele conta a história da personagem-título (Milla Jovovich), heroína francesa na Guerra dos Cem Anos. No século XV, a França havia sido parcialmente invadida pela Inglaterra. Quando Joana era criança, a aldeia em que vivia foi incendiada pelos ingleses. Além disso, nesse ataque, ela viu sua irmã mais velha ser estuprada e morta por um dos soldados invasores.

Na infância, Joana já apresentava alucinações auditivas. Uma voz lhe dizia para ser boa e ajudar os outros. Ela era uma católica mais do que fervorosa e se confessava 2 ou 3 vezes por dia. Já adolescente, Joana escreve várias cartas para o herdeiro do trono francês, Carlos VII (John Malkovich), dizendo que era uma "enviada de Deus" e que precisava vê-lo. Ela consegue ser recebida por ele e lhe revela que tem uma "mensagem do rei dos Céus". Refere ouvir vozes, por meio das quais Deus lhe dera uma missão: ela deveria salvar a França dos inimigos e conduzir Carlos VII ao altar da cidade de Reims para ser coroado. Alguns conselheiros de Carlos VII suspeitam que Joana poderia ser uma bruxa ou feiticeira. No entanto, ela consegue convencê-lo a lhe dar um exército para combater os ingleses.

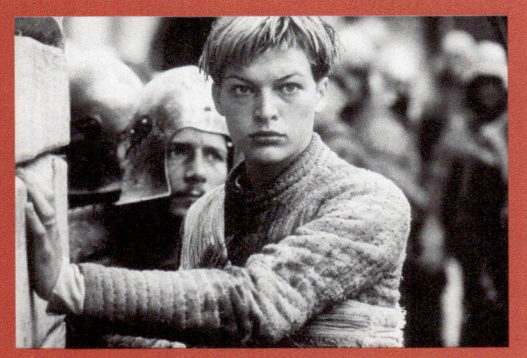

Analfabeta e sem ter qualquer treinamento militar prévio, Joana comanda os soldados franceses em diversas batalhas contra os ingleses, saindo-se sempre vitoriosa, até conseguir expulsar o inimigo da cidade de Orléans, o que permitiu a coroação de Carlos VII. Depois desse episódio, Joana continua querendo guerrear e almeja expulsar os ingleses de Paris. No entanto, nesse momento, o novo rei francês prefere a negociação à guerra, e, consequentemente, Joana passa a ser uma figura incômoda para ele. Carlos VII então fornece um exército muito reduzido a ela, na esperança de que seja morta ou capturada na próxima batalha. De fato, Joana d'Arc é presa pelos borguinhões, que a entregam a seus aliados, os ingleses, que, por sua vez, a acusam de heresia – por falar em nome de Deus – e de ser uma bruxa – por causa das vozes que ouvia. Joana d'Arc é julgada pela Igreja Católica, na diocese de Beauvais, condenada e queimada viva em 1431, aos 19 anos de idade. Todavia, cerca de 500 anos depois, seria canonizada pelo papa Bento XV. Atualmente, acredita-se que ela apresentava alucinações auditivas, sintoma presente em vários transtornos psicóticos, dentre os quais a esquizofrenia (Allen, 1975). Além de esquizofrenia, outra hipótese formulada para o diagnóstico da heroína francesa é o de epilepsia de lobo temporal (d'Orsi; Tinuper, 2006).

Enquanto a Europa estava mergulhada nesse sistema de crenças durante a Idade Média, os árabes de religião islâmica desenvolveram grandes avanços na ciência. Entre os séculos IX e XIII, período conhecido como a época de ouro da ciência islâmica, os árabes ampliaram seus horizontes intelectuais nas áreas da matemática, engenharia, astronomia, química e medicina. Abu Ali al-Hasan ibn Al-Haitham (965-1040), conhecido no mundo ocidental como Alhazen, representa um dos precursores do método científico moderno. Em seu livro sobre ótica, encontram-se os primeiros modelos quantitativos de fenômenos físicos, assim como a ênfase na observação e na experimentação sistemática.

Outro precursor do método científico, o médico Ali al-Husain ibn Abdallah ibn Sina (980-1037), conhecido no mundo ocidental como Avicena, realizou uma série de descrições clínicas de doenças mentais, reconhecendo, inclusive, a influência das emoções sobre seu surgimento. De fato, Avicena foi um dos precursores do tratamento moral (ver adiante) e da psicoterapia. Ele empregava o que chamamos hoje de terapia ocupacional e musicoterapia, além de medicamentos da época, banhos, exercícios e massagens no tratamento de doentes mentais.

A importância do mundo árabe para a história da psiquiatria deve-se também ao fato de o primeiro hospital para o tratamento de doenças mentais ter sido construído em Bagdá, no ano de 706. Na Europa, essas instituições apareceriam somente no século XV.

A partir do século XVI, a civilização islâmica entrou em declínio. Entretanto, o conhecimento acumulado pelos povos árabes foi traduzido para os idiomas europeus, tornando-se uma fonte importante para a revolução da ciência moderna.

IDADE MODERNA

A Idade Moderna foi marcada por um retorno ao pensamento racional da Grécia Antiga e pelo desenvolvimento do método científico. Começam a surgir, então, críticas às explicações demoníacas para o adoecimento mental. Por exemplo, o médico e astrônomo suíço Paracelso (1493-1541) relacionou as doenças mentais à influência das diferentes fases da Lua, derivando daí o termo *lunático*,[1] utilizado até os dias de hoje. Teresa D'Ávila (1515-1582), uma madre espanhola canonizada em 1622, também contestou a perspectiva metafísica da doença mental. Ela argumentou, durante um processo de um tribunal da Inquisição, que algumas madres de seu convento que apresentavam alterações mentais sofriam de uma doença física, não estando possuídas por espíritos malignos.

Entretanto, as explicações calcadas em perspectivas mais racionais acerca do adoecimento mental foram ofuscadas devido à concepção cartesiana sobre a mente. Ao sistematizar o método científico, Descartes postulou que a mente, por ser de natureza imaterial, não era passível de estudo pelo método científico. A popularidade dessa ideia foi tão grande que uma abordagem científica das doenças mentais só seria adotada cerca de um século mais tarde.

O início da Idade Moderna assistiu, também, a uma nova organização econômica, política e social. O sistema de produção feudal foi sendo substituído pela produção capitalista calcada no comércio, o que levou ao aparecimento de várias cidades ao longo das principais rotas comerciais. Com a reorganização da sociedade europeia, tornou-se necessária a criação de instituições especiais que pudessem abrigar um grande número de mendigos, idosos, inválidos e doentes que se acumulavam nas cidades e não tinham onde morar. Essas instituições, chamadas de asilos ou hospitais gerais, foram inicialmente mantidas pela Igreja. Grandes hospitais, construídos pelo Estado em diferentes cidades europeias, também começaram a surgir. Destacam-se aqui o Hospital Bethlehem, criado em Londres, em 1547, por ordem do rei Henrique VIII (1491-1547), e o Hospital La Salpêtrière,[2] criado em Paris, em 1656, por decreto do rei Luís XIV (1638-1715).

Ao serem retirados do convívio social, os indivíduos eram confinados no hospital, mas não recebiam tratamento médico ou qualquer outra forma de terapia, podendo permanecer ali até a morte. Com o tempo, os hospitais passaram a abrigar, também, prostitutas e infratores de toda espécie. Os doentes mentais eram tratados com descaso, até mesmo de forma desumana, sendo submetidos a condições piores do que os criminosos nas prisões.

Na época, o tratamento das doenças mentais ainda era muito limitado. Havia uma grande relutância em abandonar a teoria dos humores propostas por Hipócrates e Galeno

---

[1] É possível que a expressão *no mundo da lua*, utilizada para indicar que uma pessoa encontra-se distraída, tenha relação com essa antiga teoria.

[2] O Hospital La Salpêtrière é um dos ícones na história da psiquiatria. Na segunda metade do século XIX, renomados médicos, por exemplo, Jean-Martin Charcot, Pierre Janet e Jean-Étienne Esquirol, realizaram importantes descobertas acerca de diversas doenças mentais (ver Capítulos 7, 8 e 13). Nesse período, o hospital tornou-se um centro de referência mundial, recebendo estudantes de todo o mundo, entre eles Sigmund Freud. Seu nome vem do fato de ele ter sido construído no local de uma antiga fábrica de pólvora, cujo componente principal é o salitre – em francês, *salpêtre*.

ainda na Idade Antiga. Assim, sangria, ventosas e purgações, com o objetivo de aliviar os excessos humorais, ainda eram os tratamentos preferidos.

Somente no início do século XVIII a explicação humoral para o adoecimento mental começou a ser abandonada. A loucura passou a ser interpretada como uma perturbação da razão e da moral. De acordo com essa nova perspectiva, a incapacidade lógica e intelectual do indivíduo impediria que ele pudesse adquirir as regras e os costumes sociais. Assim, o doente mental era visto como um selvagem desprovido das faculdades morais, e, consequentemente, não poderia ser responsável por seus atos.

Com base nessa concepção, novas intervenções, utilizando métodos educacionais e coercitivos, buscavam elevar a condição de selvagem do louco ao nível de um ser moral com sentimentos nobres. Diversas técnicas de punição física foram desenvolvidas, algumas delas lembrando procedimentos de tortura, com o objetivo de reeducar o doente mental. Métodos de restrição, como a cadeira tranquilizante, eram empregados para acalmar o enfermo. Aqueles que não respondiam adequadamente a essas rigorosas e, muitas vezes, cruéis técnicas educacionais eram acorrentados em pequenas celas, como se fossem animais selvagens.

IDADE CONTEMPORÂNEA

A Revolução Francesa, em 1789, dá início à Idade Contemporânea. Mais do que uma transformação política, esse movimento gerou grandes mudanças na forma de conceber o ser humano. Sob o lema "liberdade, igualdade e fraternidade", os revolucionários franceses enfatizavam a defesa dos direitos humanos. Consequentemente, o impacto da Revolução Francesa sobre a forma como os loucos eram tratados nos hospitais franceses foi imediato.

Em 1792, logo após a primeira fase da Revolução Francesa, Philippe Pinel (1745-1826), defensor dos ideais revolucionários, foi nomeado para a direção do hospital Bicêtre, localizado em Paris, onde tomou conhecimento de uma série de tratamentos humanitários que o antigo diretor, Jean-Baptiste Pussin (1746-1811), havia implementado. O louco não era mais acorrentado. Era tratado como um indivíduo acometido por uma doença. Durante três anos, Pinel deu continuidade a essa forma digna de abordar os pacientes. Em 1795, tornou-se diretor do Hospital La Salpêtrière, onde aplicou de forma sistemática essa nova forma de intervenção, que ficou conhecida como *tratamento moral*. Esse tratamento enfatizava os aspectos saudáveis do paciente e visava o desenvolvimento da capacidade de autocontrole e de hábitos de socialização, incluindo, também, contato próximo e amigável do médico com o doente, discussão de dificuldades pessoais, além de um conjunto de atividades para manter o paciente ocupado ao longo do dia.

Além do fato de ter adotado a prática do tratamento moral, Pinel também ficou conhecido por ter dado uma grande importância ao diagnóstico das doenças mentais. Ele ressaltava a necessidade de se conhecer a história prévia do indivíduo, assim como a descrição detalhada de seus sintomas. Ele documentou essa nova concepção de doença mental em seu livro *Clas-

sificação filosófica das doenças ou método de análise aplicado à medicina, publicado em 1798. O livro marca o início da psiquiatria como uma nova especialidade médica.

O tratamento moral tornou-se bastante popular, ganhando adesões na Inglaterra, com William Tuke (1732-1822), e nos Estados Unidos, com Benjamin Rush (1745-1813). Entretanto, a falta de evidências de sua eficácia fez com que fosse gradativamente abandonado, até desaparecer por completo no final do século XIX.

Dois filmes – *As loucuras do Rei George* e *Contos proibidos do Marquês de Sade* – ilustram bem a forma como os doentes mentais eram tratados na virada do século XVIII para o século XIX. O filme *As loucuras do Rei George* retrata a história real – nos dois sentidos – dos tratamentos a que foi submetido o rei George III (1738-1820), da Inglaterra, após o surgimento dos primeiros sinais de insanidade mental – um comportamento altamente inadequado e agitação (ver Capítulo 5). Vemos o monarca (Nigel Hawthorne) sendo submetido a um tratamento com ventosas, pequenos vasos de vidro, que eram aquecidos e, em seguida, colocados nas costas e nas pernas do rei, para drenar os humores do cérebro e das extremidades de seu corpo. Esse tipo de tratamento ilustra como a antiga teoria dos humores ainda era aceita por muitos no final do século XVIII.

Como o rei não apresentava sinais de melhora, é chamado o médico e religioso Fracis Willis (Ian Holm), que se opõe aos tratamentos calcados na teoria dos humores. O Dr. Willis utiliza técnicas coercitivas assim como métodos humanitários preconizados pelo tratamento moral. O emprego de técnicas coercitivas pode ser observado em uma cena em que o médico ameaça o rei, dizendo que, se ele não se comportasse adequadamente, seria amarrado a uma *cadeira de restrição*. Dentre as medidas humanitárias, estão os encorajamentos e os reforços quando o rei demonstra algum progresso. Entretanto, o tratamento prescrito por Willis também se mostra ineficaz. Mais adiante, o rei melhora de forma súbita ao interpretar o rei Lear em uma encenação da peça de Shakespeare, um personagem caracterizado por uma extrema retidão moral. O fato de a recuperação do rei ter sido tão repentina indica que ela não resultou da intervenção de Willis.

Contos proibidos do Marquês de Sade baseia-se em alguns fatos da vida do escritor francês, cujo nome deu origem à expressão *sadismo*. O filme se passa imediatamente após a Revolução Francesa. Ao tomar conhecimento do livro *Justine*, escrito pelo marquês de Sade (Geoffrey Rush), o imperador Napoleão Bonaparte (Ron Cook) ordena que o autor seja fuzilado devido ao caráter altamente erótico e indecente da obra. Entretanto, o imperador é convencido por seus assessores de que seria melhor tentar recuperá-lo. Para isso, o médico Royer-Collard (Michael Caine) é enviado ao asilo de Charenton, onde o marquês está internado.

Royer-Collard é um psiquiatra rigoroso que emprega uma estratégia de punição para tentar devolver a razão aos doentes mentais. Ele mesmo reconhece que seus métodos são extremamente agressivos, mas acredita que sejam necessários no cuidado de pessoas "que se comportam como animais selvagens". Contudo, o asilo de Charenton é dirigido pelo abade

Coulmier (Joaquin Phoenix), um jovem idealista que emprega o tratamento moral em seus pacientes. De fato, podemos observar que os pacientes estão sempre ocupados. O abade participa de brincadeiras com os internos e os repreende quando necessário, porém sempre de forma muito respeitosa. Dentre as atividades que os doentes realizam estão pintura, teatro e um coral.

O marquês fica a maior parte do tempo em uma cela privilegiada, com livros, mesas e uma cama confortável. Durante sua internação, continua a escrever e publicar seus livros proibidos. Ao chegar a Charenton, Royer-Collard comunica ao abade que novos livros do marquês continuam sendo vendidos por toda a França, o que comprova que o tratamento do paciente está sendo ineficaz. O abade pede ao médico, então, que lhe dê mais uma chance para recuperar o marquês, antes que Royer-Collard use seus métodos severos. O abade conversa intensamente com o marquês, mas sem qualquer sucesso. Para piorar a situação, ao saber que Royer-Collard havia se casado com uma jovem que acabara de sair de um convento local, o marquês escreve uma peça de teatro caçoando dele e a encena lá mesmo, no hospital.

Como o marquês não atende aos pedidos do abade, suas regalias são retiradas. Mesmo assim, ele continua escrevendo seus contos eróticos. Ao ler um desses contos, um paciente piromaníaco provoca um incêndio no hospital (ver Capítulo 13). Outro paciente, também estimulado pelo texto do marquês, tenta violentar e acaba matando Madeleine LeClerc (Kate Winslet), uma bela e inocente lavadeira do asilo. A morte de Madeleine revolta o abade, que tinha por ela uma grande afeição. Ele, então, rende-se aos métodos terapêuticos de Royer-Collard e a língua do marquês é cortada, literalmente. Questionado quanto a se poderia usar ópio para aliviar a dor do marquês, o abade diz que não, alegando que, se a ideia era punir o comportamento do paciente, não haveria qualquer sentido em usar o anestésico. Após a mutilação, o marquês é acorrentado e preso em uma pequena cela, onde acaba morrendo.

AS CONTRIBUIÇÕES DA FRANÇA E DA ALEMANHA NO FINAL DO SÉCULO XIX

As reformas instituídas por Pinel a partir do final do século XVIII fizeram com que o Hospital La Salpêtrière se tornasse um local de referência no estudo das doenças mentais. Esquirol, seu principal discípulo, tornou-se diretor da instituição em 1811, dando continuidade ao trabalho de Pinel. Esquirol acreditava que a loucura era consequência de um distúrbio cerebral crônico que produzia alterações na inteligência e na vontade do indivíduo. Ele foi o responsável pela criação do conceito de *monomanias* (loucura parcial), diferenciado-as da mania (a loucura propriamente dita). De acordo com Esquirol, as *monomanias* produziriam alterações específicas na vontade do indivíduo, preservando, no entanto, sua capacidade intelectiva (ver Capítulo 13).

Em 1862, Jean-Martin Charcot (1825-1893) ingressou no Hospital La Salpêtrière, onde permaneceu por toda a vida, destacando-se por uma capacidade bastante aguçada de descrever sintomas clínicos e associá-los a possíveis alterações neurais. Empregando o método anátomo-clínico – o qual busca relacionar as lesões cerebrais observadas *postmortem* a quadros neurológicos avaliados durante a vida –, descreveu uma série de enfermidades e síndromes neurológicas, como a esclerose lateral amiotrófica, a neuropatia de Charcot-Marie-Tooth e a esclerose múltipla. Graças a esses estudos, tornou-se mundialmente conhecido, sendo, inclusive, considerado um dos fundadores da neurologia moderna.

Mais tarde, Charcot interessou-se pela histeria e pela hipnose. Acreditava que o transe hipnótico poderia representar um modelo experimental útil para a compreensão dos mecanismos neurofisiológicos da histeria, chegando mesmo a propor a ideia de que somente pessoas histéricas poderiam ser hipnotizadas. Seu interesse pela histeria atraiu a atenção de vários pesquisadores da época, com destaque para Sigmund Freud (1856-1939), que mais tarde criaria a psicanálise.

Nessa mesma época, a psiquiatria alemã também começou a ganhar uma posição de prestígio mundial. Wilhelm Griesinger (1817-1868) foi um de seus principais representantes, sendo responsável pela formulação da célebre frase "doenças mentais são doenças cerebrais". Griesinger realizou uma série de reformas no sistema psiquiátrico da Alemanha, propondo a hospitalização por um curto período de tempo e enfatizando sistemas de apoio social e familiar. Seu livro *Tratado sobre patologia e terapêutica das doenças mentais*, publicado em 1845, representa um marco na história da psiquiatria.

Um dos principais discípulos de Griesinger foi Emil Kraepelin (1856-1926). Da mesma forma que Griesinger, Kraepelin apoiava a concepção de que as doenças mentais representavam alterações cerebrais. Ele acreditava que não havia doenças especificamente mentais; havia apenas doenças. Na virada do século XIX para o século XX, Kraepelin deu início a um sistema de classificação das doenças mentais análogo ao das enfermidades físicas, distinguindo-as de acordo com etiologia, sintomas, evolução e prognóstico. Até hoje é importante a distinção estabelecida por ele entre a demência precoce, posteriormente chamada de esquizofrenia (ver Capítulo 4), e a loucura maníaco--depressiva, que corresponde aos atuais transtornos do humor (ver Capítulo 5).

O MOVIMENTO PSICANALÍTICO

Na virada do século XIX para o XX, surge a psicanálise, criada em Viena, na Áustria, pelo médico Sigmund Freud. A psicanálise representa ao mesmo tempo três aspectos: uma teoria psicológica, um método de investigação da mente e um método de tratamento. Em um primeiro momento, a teoria freudiana baseou-se, principalmente, no estudo dos sonhos e dos sintomas das antigas neuroses, em particular da histeria. Para Freud, tanto os sonhos como os sintomas neuróticos têm um significado. Simbolizam elementos que estão fora da consciência do indivíduo – como desejos, fantasias, medos e conflitos intrapsíquicos. Nesse sentido, ele formulou o conceito de *inconsciente dinâmico*, que consiste em uma parte do aparelho psíquico que, embora desconhecida pelo próprio indivíduo, influencia enormemente seu comportamento e suas reações emocionais, sendo, por conseguinte, decisiva para a determinação da saúde ou do adoecimento mental. A psicanálise marcou não só a psiquiatria, mas também diversas áreas do conhecimento, como a psicologia, a antropologia, a sociologia e as artes – inclusive o cinema – e, de forma geral, toda a cultura do século passado.

O filme *Freud, além da alma*, mais do que a biografia do médico de Viena, retrata o nascimento da psicanálise. Durante sua graduação em medicina, Freud (Montgomery Clift) teve uma formação muito ligada à pesquisa neurocientífica. Um dos seus professores, que aparece no filme, foi o psiquiatra Theodor Meynert (Eric Portman), que mais tarde daria seu nome a uma estrutura subcortical do cérebro – o núcleo basal de Meynert –, na qual predomina a atividade colinérgica e que se encontra atrofiada na doença de Alzheimer.

No filme vemos também Josef Breuer (Larry Parks), médico e fisiologista austríaco, que exerceu enorme influência sobre Freud. Breuer usava o método hipnótico para tratar os muitos pacientes histéricos que atendia. Nessa época, Breuer já era muito famoso por ter demonstrado, junto com Ewald Hering, a natureza reflexa da respiração. O mecanismo autônomo do sistema nervoso que os dois descreveram é, ainda hoje, conhecido como reflexo de Hering-Breuer.

O filme mostra a viagem de Freud a Paris para estagiar com o grande neurologista Jean-Martin Charcot (Fernand Ledoux), no Hospital La Salpêtrière. Charcot, assim como Breuer, hipnotizava os pacientes que sofriam de histeria, mas, diferentemente de Breuer, o fazia com fins apenas demonstrativos, sem objetivos terapêuticos.

De volta à Viena, Freud usa a hipnose em pacientes histéricos. Esse método terapêutico tinha como objetivo fazer o indivíduo recuperar lembranças traumáticas que estavam afastadas de sua consciência, as quais, segundo a teoria de Breuer e Freud (1987, publicada originalmente em 1895), estariam relacionadas à gênese dos sintomas histéricos. Freud, porém, mais tarde, abandona a hipnose, substituindo-a pelo método da associação livre, no qual o paciente deveria dizer tudo o que viesse à sua mente, sem qualquer censura ou seleção. Essa passagem da hipnose para a associação livre representa um dos marcos da criação da psicanálise.

A história do filme gira em torno de uma paciente chamada Cecily (Susannah York), que sofria de histeria (ver Capítulo 7), sendo inicialmente tratada por Breuer, que, mais tarde, passa o caso para Freud. Cecily, na verdade, nunca existiu. Ela representa uma condensação de vários casos que foram, de fato, tratados por ambos. Ou seja, os sintomas de várias pacientes reais foram reunidos nessa personagem fictícia.

A REVOLUÇÃO PSICOFARMACOLÓGICA

No início do século XX, quatro métodos de terapia biológica se destacavam na psiquiatria. Eram eles: a malarioterapia, desenvolvida por Julius Wagner-Jauregg[3] (1857-1940); o coma

---

[3] Julius Wagner-Jauregg foi o primeiro psiquiatra a ganhar o prêmio Nobel de medicina e fisiologia, pelo desenvolvimento da malarioterapia para o tratamento da sífilis cerebral, em 1927.

insulínico, criado por Manfred Joshua Sakel (1900-1957); convulsões induzidas por substâncias químicas (como, por exemplo, o cardiazol); e convulsões induzidas por corrente elétrica (a eletroconvulsoterapia). Dentre esses métodos, o único ainda hoje utilizado é a eletroconvulsoterapia. Criada em 1938 pelo neurologista italiano Ugo Cerletti (1877-1963), essa modalidade terapêutica foi inspirada pela hipótese proposta pelo psiquiatra Ladislaus von Meduna (1896-1964) de que haveria um antagonismo entre a esquizofrenia e a epilepsia – isto é, um esquizofrênico não poderia se tornar epiléptico e vice-versa. Nesse sentido, a indução de crises convulsivas poderia ser útil no tratamento de sintomas psicóticos (delírios e alucinações; ver Capítulo 4), o que, de fato, se observa na prática clínica – embora a hipótese de Meduna nunca tenha sido comprovada.

Em meados do século XX, ocorreu a chamada *revolução psicofarmacológica*. Diversos acontecimentos fortuitos marcaram o surgimento de medicamentos realmente eficazes no tratamento das principais doenças mentais. O marco dessa mudança ocorreu na França, com a introdução da clorpromazina, o primeiro antipsicótico. Essa substância foi sintetizada, em 1951, pelos químicos Paul Charpentier e Simone Courvoisier, que trabalhavam no laboratório farmacêutico Rhône-Poulenc. Em 1952, o cirurgião francês Henri Laborit (1914-1995) descreveu os efeitos da clorpromazina como um pré-anestésico. No mesmo ano, os psiquiatras franceses Jean Delay (1907-1987) e Pierre Deniker (1917-) relataram a ação sedativa da clorpromazina em pacientes psiquiátricos agitados, internados em um hospital próximo àquele em que trabalhava Laborit. Posteriormente, com o uso em pacientes com esquizofrenia não agitados, constatou-se que o medicamento, além de causar sedação, levava a uma melhora dos sintomas psicóticos.

O psiquiatra suíço Roland Kuhn (1912-2005), em 1957, descobriu o efeito antidepressivo de um derivado da clorpromazina, a imipramina. Esta substância foi inicialmente testada em pacientes psicóticos agitados, e se mostrou ineficaz. Contudo, Kuhn observou uma melhora acentuada em um subgrupo de pacientes classificados como deprimidos. Em 1952, verificou-se que a iproniazida, que já era usada no tratamento da tuberculose, possuía efeitos estimulantes e de elevação do humor. Com base nessa observação, em 1957, o psiquiatra norte-americano Nathan Kline (1916-1982) avaliou e confirmou a eficácia dessa substância no tratamento da depressão (ver Capítulo 5). A imipramina foi o primeiro antidepressivo tricíclico, enquanto a iproniazida foi o primeiro antidepressivo inibidor da enzima monoaminoxidase (IMAO).

Em 1949, o australiano John Cade (1912-1980) descobriu a ação terapêutica do lítio na fase maníaca do transtorno bipolar (então conhecido como *psicose maníaco-depressiva*; ver Capítulo 5). O lítio não foi sintetizado, ele existe na natureza. Trata-se de um metal alcalino monovalente, classificado na coluna 1A da tabela periódica dos elementos químicos. Cade injetou urato de lítio em cobaias (porcos-da-Índia) e constatou que isso lhes causava letargia. Experimentou, em seguida, a substância em pacientes psiquiátricos, observando que os maníacos, mas não os esquizofrênicos ou os deprimidos, apresentavam melhora. Nos anos seguintes, na Dinamarca, Mogens Schou (1918-2005) realizou diversos estudos clínicos que comprovaram o efeito antimaníaco do lítio.

Nessa história de casualidades, os ansiolíticos benzodiazepínicos são uma exceção. Os químicos Leo Sternbach e Earl Reeder intencionalmente tentaram criar um medicamento com propriedades sedativas e de relaxamento muscular, e, em 1957, sintetizaram o clordiazepóxido, o primeiro benzodiazepínico. Em 1963, é lançado no mercado o diazepam, um medicamento da mesma classe, porém mais potente que o clordiazepóxido.

A *revolução psicofarmacológica* alterou profundamente a abordagem terapêutica dos doentes mentais, permitindo que as internações psiquiátricas se tornassem mais curtas, menos frequentes e, muitas vezes, desnecessárias. Os medicamentos mais modernos são, em geral, mais seguros e apresentam menos efeitos colaterais que os mais antigos. No entanto, considerando-se apenas a eficácia terapêutica, até hoje não se conseguiu sintetizar um antipsicótico superior à clorpromazina, ou um antidepressivo superior à imipramina. Além disso, o lítio continua a ser o principal medicamento no tratamento do transtorno bipolar.

A ANTIPSIQUIATRIA

Michel Foucault (1926-1984) foi um dos principais pensadores a estudar de forma crítica os aspectos históricos da doença mental. Em seu livro *História da loucura*, publicado em 1961, argumenta que os hospitais psiquiátricos, da mesma forma que os presídios, representam instituições criadas pela sociedade com o objetivo de excluir indivíduos incapazes de se ajustar à ordem social. Foucault aponta, também, que mesmo a revolução psiquiátrica originada com Pinel, por meio do emprego do tratamento moral, representou, meramente, uma nova forma de opressão, uma vez que eram empregados métodos de punição física muito semelhantes aos existentes até então.

Nos anos seguintes, essas críticas contribuíram para a origem da antipsiquiatria, um conjunto de teorias que se opunha à maior parte das práticas psiquiátricas da época. De acordo com essa perspectiva, não há nada de patológico em relação à loucura. Aqueles chamados de loucos são, na verdade, pessoas que apresentam um comportamento que se opõe aos padrões impostos pela sociedade. Nesse sentido, os hospitais psiquiátricos são locais de exclusão social, de isolamento em um ambiente hostil e desumano. Ainda segundo o movimento antipsiquiátrico, o conhecimento científico sobre adoecimento mental e o tratamento psiquiátrico representam interesses de determinados grupos da sociedade em excluir formas alternativas de expressão individual. A institucionalização de hospitais psiquiátricos teria como objetivo a repressão de pessoas que ousam pensar ou agir de forma diferente ao padrão já estabelecido.

Vários psiquiatras, durante a década de 1960, aderiram ao movimento da antipsiquiatria. Dentre eles destacam-se Ronald Laing (1927-1889) e David Cooper[4] (1931-1986), na Grã-Bretanha, e Thomas Szasz (1920-), nos Estados Unidos. De acordo com esses médicos, sintomas esquizofrênicos, como delírios de perseguição, seriam reações esperadas a situações de extremo

---

[4] O termo *antipsiquiatria* foi criado por David Cooper, em 1967, em seu livro *Psiquiatria e antipsiquiatria*.

controle social. Com base nessa ideologia, várias *comunidades terapêuticas* foram criadas na Inglaterra e nos Estados Unidos, nas quais médicos, enfermeiros, psicólogos e assistentes sociais exerciam as mesmas funções, sem qualquer diferenciação. Além disso, não havia uma ascendência hierárquica dos profissionais em relação aos pacientes, e a medicação só poderia ser utilizada de forma voluntária.

Ainda no início da década de 1960, o movimento antipsiquiátrico ganhou força com o psiquiatra Franco Basaglia (1924-1980), que, ao assumir a direção do Hospital Psiquiátrico de Gorizia, no norte da Itália, em 1961, promoveu mudanças significativas no processo de institucionalização do doente mental. Dentre as medidas adotadas, destacam-se a substituição do tratamento hospitalar e manicomial por uma rede territorial de atendimento, da qual faziam parte serviços de atenção comunitários, emergências psiquiátricas em hospitais gerais, cooperativas de trabalho protegido, centros de convivência e moradias assistidas. Muitas dessas mudanças realizadas por Basaglia na Itália tiveram grande impacto na psiquiatria brasileira, especialmente na década de 1980.

O filme *Um estranho no ninho* é uma adaptação do livro homônimo, escrito por Ken Kesey, que popularizou algumas das ideias da antipsiquiatria. Filme de grande sucesso, foi um dos poucos a ganhar os cinco principais prêmios da Academia: Oscar de melhor filme, roteiro adaptado, direção, ator e atriz.

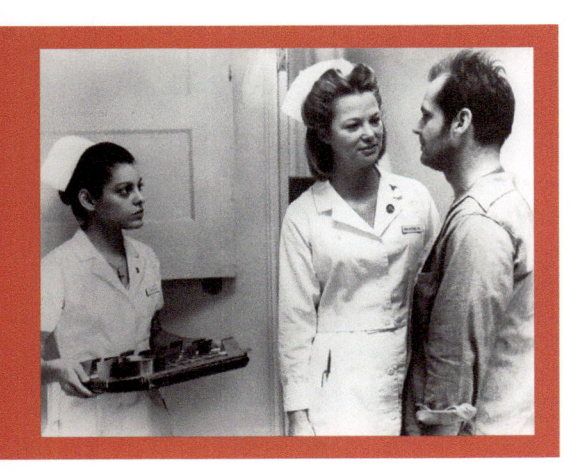

Randle Patrick McMurphy (Jack Nicholson) simula estar louco para não trabalhar na penitenciária em que está preso (ver Capítulo 9), sendo, então, transferido para o hospital psiquiátrico do estado de Oregon, situado na cidade de Salem. Aos poucos, vai percebendo que a troca de instituições não foi tão proveitosa assim. Ele é constantemente supervisionado pela autoritária enfermeira Mildred Ratched (Louise Fletcher), que, durante as sessões de terapia em grupo, comporta-se de forma sádica, humilhando os pacientes que não se comportam de forma apropriada. Os médicos logo chegam à conclusão de que McMurphy, de fato, não sofre de uma doença mental, embora reconheçam que é uma pessoa muito perigosa. Entretanto, a enfermeira Ratched pede para que ele continue no hospital, pois acredita que pode modificar seu comportamento. A partir daí, tem início um confronto entre Ratched e McMurphy. Podemos observar uma série de medidas repressivas, entre elas o uso do *eletrochoque*, com o objetivo de controlar o comportamento do paciente. Como essas medidas não surtem efeito, a enfermeira acaba convencendo os médicos do hospital a realizar uma lobotomia em McMurphy, transformando-o, assim, em um "vegetal". A cirurgia o deixa em estado tão deplorável que outro paciente acredita que ele estaria melhor morto e, por piedade, sufoca-o com um travesseiro.

A lobotomia foi desenvolvida pelo neurocirurgião português António Egas Moniz (1874--1955),[5] denominada por ele *leucotomia* ("corte da substância branca"). Consiste em um pequeno corte nas fibras nervosas que ligam o tálamo ao córtex pré-frontal. De fato, a lobotomia foi indiscriminadamente utilizada em todo o mundo, pois se mostrava um método muito eficaz no controle do comportamento agressivo em pacientes psiquiátricos, em particular naqueles que sofriam de esquizofrenia. Entretanto, mais tarde ficou evidente que essa técnica cirúrgica causava danos irreversíveis ao cérebro e profundas alterações na personalidade e na afetividade dos pacientes. Consequentemente, a lobotomia foi abandonada no final da década de 1950.

Hoje em dia, cirurgias cerebrais para o tratamento de transtornos mentais – psicocirurgias, cirurgias psiquiátricas ou neurocirurgias funcionais – são bastante incomuns, sendo indicadas apenas como última alternativa em casos de depressão ou transtorno obsessivo-compulsivo muito graves e refratários, isto é, que não responderam a nenhuma forma de tratamento e que causam extremo sofrimento ao paciente. No Brasil, é necessário obter autorização prévia do Conselho Federal de Medicina para a realização desse tipo de cirurgia.

Com relação à eletroconvulsoterapia, é preciso prestar alguns esclarecimentos, uma vez que muitos mitos foram criados em torno desse método de tratamento. Apesar do que as pessoas em geral acreditam, trata-se de um procedimento inteiramente indolor, mesmo se não se utilizasse anestesia. Há uma perda imediata da consciência, o que impede que o indivíduo sinta qualquer dor. Além disso, o cérebro é um órgão insensível à dor, permitindo que cirurgias cerebrais sejam realizadas com o paciente acordado. A eletroconvulsoterapia está associada a menos efeitos colaterais do que muitos medicamentos. Nos quadros psicóticos, catatônicos, maníacos e depressivos, a eletroconvulsoterapia mostra-se muito eficaz, sendo com frequência prescrita nos países do primeiro mundo e em hospitais universitários brasileiros. É verdade que durante o regime militar, e ainda hoje em dia, o *eletrochoque* foi usado como instrumento de tortura – porém, com uma técnica diferente da empregada na eletroconvulsoterapia. No entanto, o mau uso de um instrumento não deve impedir o seu bom uso. Senão, como muitos assassinatos já foram cometidos com facas e outros objetos cortantes, os cirurgiões deveriam ser proibidos de usar bisturis. Cumpre ressaltar que o Conselho Federal de Medicina, por meio da resolução 1.640/2002, qualifica a eletroconvulsoterapia como um "método terapêutico eficaz, seguro, internacionalmente reconhecido e aceito". Nesse mesmo documento, o órgão estabelece quais os procedimentos técnicos adequados e as principais indicações clínicas da eletroconvulsoterapia.

---

[5] Egas Moniz recebeu, em 1949, o prêmio Nobel de medicina e fisiologia, pelo desenvolvimento da lobotomia.

A PSIQUIATRIA NO BRASIL

Alguns anos após a chegada dos grandes navegadores portugueses ao território brasileiro, vieram as Irmandades de Misericórdia, associações católicas formadas por leigos, que ofereciam assistência a doentes e inválidos. Com as Irmandades surgiram as primeiras instituições de saúde, chamadas Santas Casas de Misericórdia. A primeira delas instalou-se em Olinda, no ano de 1539. Em seguida, foram criadas as de Santos (1543), São Paulo (1560) e Rio de Janeiro (1582). A assistência prestada por essas instituições aos doentes mentais não era muito diferente daquela adotada pelos hospitais gerais europeus. Os mais pobres e necessitados, que não tinham onde morar, eram confinados em porões, e os mais agitados eram surrados e presos com correntes, como se fossem criminosos.

A transferência da corte portuguesa para o Rio de Janeiro, em 1808, fez com que a assistência à doença mental no Brasil recebesse uma maior atenção, uma vez que D. Maria I, mãe de D. João VI, era considerada mentalmente insana. Entretanto, o descaso e os maus-tratos em relação aos doentes mentais continuaram. Em função disso, em meados da década de 1830, a recém-formada classe médica do Rio de Janeiro deu início a uma série de protestos, que propiciaram a construção do primeiro hospital psiquiátrico brasileiro, inaugurado em 1852. Esse hospital, denominado Hospício Pedro II, foi erguido na cidade do Rio de Janeiro e marcou a origem da psiquiatria no Brasil. Após a proclamação da República (1889), o hospital passou a se chamar Hospital Nacional de Alienados, nome que manteve até ser extinto, em 1944.

Em seguida, surgiram outros hospitais psiquiátricos. Destacam-se o Hospício Provisório de Alienados de São Paulo, fundado também em 1852; o Hospício da Visitação de Santa Isabel, em Recife-Olinda (1864); o Hospício Provisório de Alienados de Belém (1873); o Asilo de Alienados São João de Deus, em Salvador (1874); o Hospício de Alienados São Pedro, em Porto Alegre (1884); e o Asilo de Alienados São Vicente de Paulo, em Fortaleza (1886). Entretanto, a falta de profissionais especializados fez com que os cuidados a esses pacientes em todas essas instituições continuassem precários. Somente a partir de 1884, quando as faculdades de medicina da Bahia e do Rio de Janeiro criaram a cátedra de psiquiatria, é que se observa um progresso significativo no tratamento desses pacientes. Destaca-se, nesse contexto, a figura de Juliano Moreira, que dirigiu o Hospício Nacional dos Alienados do Rio de Janeiro entre 1903 e 1930, humanizando o tratamento e acabando com o aprisionamento dos pacientes.[6]

As reformas implementadas por Juliano Moreira estavam calcadas no tratamento moral proposto por Pinel. Uma das principais características do tratamento moral era a prática de atividades ocupacionais. Nesse contexto, surgem no Brasil instituições psiquiátricas denominadas *colônias de alienados* ou *hospitais-colônia*, que se propunham a oferecer aos doentes mentais

---

[6] Juliano Moreira, que era negro, opunha-se à ideia de que a doença mental seria consequência da miscigenação racial, defendida pela Liga Brasileira de Higiene Mental, fundada em 1923 por Gustavo Riedel (1887-1934). Essa instituição propunha que a doença mental estaria fortemente associada a aspectos hereditários, enfatizando, assim, a eugenia como forma de controle e prevenção do adoecimento mental.

atividades de trabalho, principalmente na lavoura, com o objetivo de recuperá-los e devolvê-los à sociedade. Esse projeto disseminou-se bastante no País. Foram construídos gigantescos hospitais psiquiátricos, como a Colônia Juliano Moreira, no Rio de Janeiro. Em São Paulo, a Colônia Agrícola Juqueri chegou a ter mais de 14 mil internos em 1958.

Entretanto, o modelo hospital-colônia fracassou enormemente. Os pacientes recebiam pouca ou nenhuma assistência médica, psicológica ou social e viviam em condições muito precárias. Além disso, eram mantidos na instituição por tantos anos que, mesmo que um dia viessem a receber alta, se tornavam incapazes de manter uma vida autônoma na sociedade. A precariedade dessas instituições fez com que vários setores da sociedade se manifestassem contra a internação de doentes mentais em instituições com características asilares.

No início da década de 1980, essas críticas incorporaram vários princípios desenvolvidos pela antipsiquiatria, gerando um movimento que ficou conhecido como *reforma psiquiátrica*, ou *luta antimanicomial*. Esse movimento atingiu seu ponto alto em 1989, quando o deputado federal Paulo Delgado apresentou um projeto de lei (3657/89) propondo a extinção progressiva de leitos psiquiátricos, que deveriam ser substituídos por uma rede de unidades extra-hospitalares, visando a reintegração do paciente à sua comunidade. Após 12 anos de tramitação no Congresso Nacional, o projeto foi aprovado, mas com grandes modificações, dando origem à Lei Federal 10.216/2001. A lei não prevê a eliminação dos hospitais psiquiátricos, mas enfatiza a assistência em saúde mental em serviços extra-hospitalares, como hospitais-dia e ambulatórios. De acordo com essa lei, o paciente acometido por um transtorno mental deve ser tratado, preferencialmente, em serviços comunitários de saúde mental, com a devida participação da sociedade e da família, sendo a internação psiquiátrica somente indicada quando os recursos extra-hospitalares se mostrarem insuficientes. Finalmente, a lei preconiza que o tratamento visará, como finalidade permanente, a reinserção social do paciente em seu meio.

O filme brasileiro *Bicho de sete cabeças* apresenta uma importante denúncia sobre as péssimas condições da assistência psiquiátrica em vários hospitais-colônia ou instituições asilares em nosso país, que no passado abrigavam, cada uma, centenas ou milhares de doentes mentais, deixados em um estado de total abandono.

No filme, Neto (Rodrigo Santoro) é internado duas vezes em hospitais psiquiátricos pelos pais por usar maconha. Recebe, indevidamente, o diagnóstico de dependência química. Na primeira instituição, fica sob os cuidados de um psiquiatra corrupto e inescrupuloso. Na segunda, depara-se com um enfermeiro sádico e violento. Em ambas as instituições, ele é submetido a tratamentos extremamente cruéis e desumanos. Embora não sofra de nenhum transtorno mental, é obrigado a tomar medicamentos que o fazem engordar e o deixam abobalhado. Quando tenta reagir às agressões que sofre, recebe injeções – o chamado *sossega-leão* –, é trancafiado na *solitária* ou é punido com *eletrochoque* na cabeça.

Embora ilustre alguns dos fatos que fundamentaram o movimento antimanicomial brasileiro, muitas generalizações indevidas têm sido feitas a partir desse filme. Inicialmente, deve-se esclarecer que a internação psiquiátrica nem sempre é danosa. Muitas vezes é essencial para o tratamento de um episódio agudo de um transtorno mental, pois as alterações psicopatológicas podem, em alguns momentos, representar um grande risco para as outras pessoas – um comportamento heteroagressivo, por exemplo – ou para o próprio paciente – automutilação ou suicídio. Além disso, com frequência, pacientes gravemente doentes não têm plena consciência de seu estado mórbido e, dessa forma, não cooperam com o tratamento. Nesse caso, a internação pode proporcionar uma maior adesão às medidas terapêuticas. A hospitalização deve ser de curto prazo, durante apenas o tempo necessário para o paciente sair da crise. Muitas vezes a internação, quando necessária, é realizada contra a vontade do paciente, mas com o consentimento da família e de acordo com a avaliação de um médico, a chamada *internação involuntária*, respaldada e regulamentada pela legislação brasileira, especificamente pela Lei da Reforma da Atenção Psiquiátrica (10.216/2001).

É importante, também, abordar a questão terapêutica. Medicamentos podem causar efeitos colaterais indesejáveis e muitos malefícios se prescritos para indivíduos que deles não necessitam. No entanto, hoje é impossível tratar adequadamente alguns transtornos mentais – não todos – sem o uso de psicofármacos. Os antipsicóticos comprovadamente melhoram os delírios e as alucinações de pacientes com esquizofrenia, reduzindo, portanto, o sofrimento desses indivíduos. A prescrição de um medicamento, contudo, não implica a impossibilidade do uso combinado de outra forma de tratamento. Sem dúvida, a associação entre psicofarmacoterapia e psicoterapia tem se mostrado mais eficaz do que o uso isolado de uma dessas opções em diversos transtornos mentais.

OS SISTEMAS DE CLASSIFICAÇÃO DOS TRANSTORNOS MENTAIS

Classificar consiste em agrupar elementos particulares em classes ou categorias de acordo com determinados critérios. O ato de classificar é inerente à cognição humana. Estamos constantemente agrupando objetos que apresentam características em comum. Entretanto, algumas características aparentes desses objetos podem induzir distorções em nossa atividade cognitiva ou mesmo erros na formulação de sistemas de classificação. Por exemplo, parece mais natural pensar que o golfinho é um peixe, quando na verdade ele é um mamífero. Dessa forma, é importante desenvolver sistemas de classificação que utilizem critérios adequados, os quais permitam, de fato, compreender a realidade à nossa volta.

Sistemas de classificação são extremamente úteis, pois permitem organizar e compreender uma grande quantidade de informações acerca de um problema. A adoção de critérios claros e objetivos facilita, também, a comunicação entre as pessoas que estudam um mesmo problema, permitindo, assim, que se possam fazer levantamentos estatísticos, comparar resultados e formular prognósticos adequados.

Como já discutido anteriormente, a classificação das doenças mentais remonta a Hipócrates na Grécia Antiga, passando pelos médicos da Roma Antiga, por Pinel e por Esquirol. Os sistemas atuais de classificação dos transtornos mentais tiveram origem com Kraepelin,[7] na virada do século XIX para o XX, considerado o pai da nosografia psiquiátrica moderna. Coube a ele a clássica diferenciação entre demência precoce e loucura maníaco-depressiva, paranoia e parafrenia.

Posteriormente, Karl Jaspers (1883-1969), o pai da psicopatologia fenomenológica,[8] classificou os transtornos mentais em três grupos. No primeiro grupo, estavam as *psicoses sintomáticas*, nas quais as alterações mentais eram uma decorrência direta de doenças cerebrais ou de doenças sistêmicas que afetavam o cérebro. No segundo, estavam as grandes psicoses, que viriam a ser conhecidas como *psicoses funcionais*: a esquizofrenia e a psicose maníaco-depressiva, além da epilepsia genuína. Finalmente, no terceiro grupo, se incluíam as *psicopatias*: reações anormais, neuroses e personalidades anormais. Jaspers estabeleceu, ainda, uma hierarquia diagnóstica, segundo a qual um diagnóstico de um nível superior deveria ter precedência sobre o de um nível inferior. Essa hierarquia obedecia à seguinte ordem, do mais alto para o mais baixo nível: síndromes psico-orgânicas, epilepsia, esquizofrenia, psicose maníaco-depressiva, neuroses e personalidades psicopáticas. A classificação de Kurt Schneider (1887-1967) é bastante semelhante à de Jaspers. Nela, os grupos I, II e III de Jaspers correspondem, respectivamente, às *psicoses fundamentadas somaticamente*, às *psicoses não fundamentadas somaticamente* e às *variações anormais do ser psíquico*.

A tentativa de classificação nosológica das doenças mentais resultou em uma seção exclusiva dedicada à psiquiatria na *Classificação internacional de doenças e problemas relacionados à saúde*, em sua sexta edição (CID-6), publicada em 1948 pela Organização Mundial da Saúde. Essa classificação mostrou-se insatisfatória para os psiquiatras dos Estados Unidos, de forma que a American Psychiatric Association publicou, em 1952, uma classificação independente, denominada *Manual diagnóstico e estatístico de transtornos mentais* (DSM, do inglês *Diagnostic and statistical manual of mental disorders*). A CID e o DSM vêm sofrendo uma série de alterações ao longo dos anos. O Quadro 1.1 apresenta os respectivos anos de publicação de cada uma das edições desses dois sistemas de classificação das doenças mentais.

Uma grande transformação na classificação das doenças mentais ocorreu a partir de 1980, com a publicação da terceira edição do sistema diagnóstico da American Psychiatric Association, o DSM-III. Esse manual, criado para uso em pesquisas clínicas, teve como precursores os critérios de Saint Louis (Feighner et al., 1972) e o *Research Diagnostic Criteria* (Spitzer; Endicott; Robins, 1978), além do sistema pluridimensional do brasileiro José Leme Lopes (1904-

---

[7] É possível que o interesse de Emil Kraepelin em desenvolver um sistema de classificação das doenças mentais tenha sido estimulado por seu irmão mais velho, Karl Kraepelin (1848-1915), eminente classificador de moluscos (Berrios, 2008).

[8] A psicopatologia fenomenológica tem como base a fenomenologia, corrente filosófica criada por Edmund Husserl (1859-1938). Sua principal característica é a descrição compreensiva (ou empática) das vivências subjetivas do paciente.

1990), publicado em 1954. O DSM-III foi elaborado para ser um sistema classificatório descritivo, isto é, baseado simplesmente na descrição de sinais e sintomas psicopatológicos, sem inferências teóricas quanto à etiologia do adoecimento mental. Isso decorre do fato de que o conhecimento sobre a etiologia da doença mental ainda é bastante incipiente, o que impediria a formulação de uma classificação baseada nesse aspecto. Assim, o DSM-III, da mesma forma que a CID-10, optou por não usar o termo *doença mental*, já que o conceito de doença está ligado ao conhecimento de suas causas e das alterações estruturais funcionais que dela decorrem. Como alternativa, utilizou-se o termo *transtorno mental*, que, no entanto, é muito mal definido. Um transtorno mental seria algo intermediário entre uma doença e uma síndrome – a qual representa uma associação de sinais e sintomas que costumam aparecer em conjunto.

Outra característica do DSM-III é a utilização de critérios operacionais para o diagnóstico. Nesse sentido, em relação à esquizofrenia, por exemplo, são listados seis itens diagnósticos (de A a F), e o paciente tem de se adequar a todos eles, sem exceção, para que tal diagnóstico seja formulado. Além disso, o DSM-III propõe uma avaliação multiaxial, que tenta contemplar tanto a abordagem descritiva como a etiológica. No eixo I, são codificados os transtornos mentais; no II, os transtornos da personalidade e do desenvolvimento; no III, doenças físicas; no IV, estressores psicossociais; e no V, o mais alto nível de funcionamento adaptativo no ano anterior.

O DSM-III-R, o DSM-IV e o DSM-IV-TR mantiveram as características básicas do DSM-III. Além disso, o DSM-III-R influenciou amplamente a formulação da mais recente edição da CID, a CID-10. O sistema DSM tornou-se tão importante que é empregado em pesquisas em muitos outros países além dos Estados Unidos, mas é a CID-10 que tem valor oficial na formulação de diagnósticos no mundo todo, inclusive no território norte-americano, devendo ser a classificação utilizada em documentos legais.

QUADRO 1.1
ANO DE PUBLICAÇÃO DE CADA UMA DAS EDIÇÕES DOS DOIS PRINCIPAIS SISTEMAS DE CLASSIFICAÇÃO DOS TRANSTORNOS MENTAIS: A *CLASSIFICAÇÃO INTERNACIONAL DE DOENÇAS E PROBLEMAS RELACIONADOS À SAÚDE* (CID) E O *MANUAL DIAGNÓSTICO E ESTATÍSTICO DE TRANSTORNOS MENTAIS* (DSM)

CID		DSM	
Edição	Ano	Edição	Ano
6	1948	I	1952
7	1955	II	1968
8	1965	III	1980
9	1975	III-R	1987
10	1992	IV	1994
		IV-TR	2000

Na essência, a CID-10 e o DSM-IV-TR são bastante semelhantes, embora existam algumas diferenças importantes entre os dois. Por exemplo, há categorias nosológicas encontradas na CID-10, como a esquizofrenia simples e o transtorno misto de ansiedade e depressão, que não aparecem no DSM-IV-TR. Além disso, para uma mesma categoria nosológica, podem existir critérios diagnósticos diferentes nos dois sistemas classificatórios. Enquanto no DSM-IV-TR a duração mínima exigida para o diagnóstico de esquizofrenia é de seis meses, na CID-10 basta um mês. Consequentemente, não é raro que um mesmo paciente receba diagnósticos diferentes das duas classificações (Cheniaux; Landeira-Fernandez; Versiani, 2009).

Várias limitações são apontadas em relação às classificações psiquiátricas atuais. Em primeiro lugar, como a sintomatologia é algo bastante inespecífico – um mesmo conjunto de sintomas pode ocorrer em doenças diferentes –, uma classificação baseada nesse aspecto é considerada pouco válida. Quando se diz que determinado transtorno mental – que é apenas um conceito – é pouco válido, isso significa que ele dificilmente corresponde a uma doença no mundo real. Nesse sentido, não se pode afirmar, por exemplo, que a esquizofrenia de fato exista – embora, sem dúvida, existam pacientes que preenchem os critérios para o diagnóstico de esquizofrenia –, que ela corresponda a uma única doença e não a várias ou que realmente seja distinta do transtorno bipolar.

Outras questões levantadas em relação ao DSM-IV-TR e à CID-10 dizem respeito ao excesso de categorias nosológicas definidas, que chegam a algumas centenas, e a eliminação da maioria dos critérios hierárquicos para a formulação dos diagnósticos, fazendo com que seja muito elevado o número de comorbidades, isto é, pacientes que preenchem os critérios diagnósticos de mais de um transtorno mental ao mesmo tempo. Sem dúvida essas comorbidades possuem um caráter altamente artificial. Quando encontradas, não se acredita que o indivíduo sofra, de fato, de mais de uma doença. O mais provável é que as categorias nosológicas estejam mal definidas e que a distinção entre elas não esteja claramente formulada nos sistemas classificatórios atuais.

Por fim, apesar da criação de critérios operacionais a partir da década de 1970, considera-se que o diagnóstico psiquiátrico ainda possui um grau muito baixo de fidedignidade. Em outras palavras, quando um grupo de avaliadores examina um mesmo paciente, a taxa de discordância entre eles quanto ao diagnóstico é muito alta. Isso se deve ao fato de o diagnóstico dos transtornos mentais ser eminentemente clínico, isto é, com base apenas na observação dos sinais e sintomas clínicos, e não contar com a ajuda de exames complementares para a sua confirmação. Dessa forma, uma maior compreensão dos mecanismos subjacentes ao adoecimento mental irá contribuir para a criação de sistemas classificatórios mais válidos e mais fidedignos.

TRANSTORNOS COGNITIVOS

O termo *cognição* deriva da palavra latina *cognitione*, que significa *conhecer*. Representa o conjunto das funções mentais responsáveis pela aquisição, organização, interpretação e armazenamento de informações do mundo externo que possuem algum valor significativo para o indivíduo. São as habilidades cognitivas que nos permitem representar o mundo à nossa volta, prevendo e alterando o curso de eventos futuros. Dentre o grande número de funções cognitivas, destacam-se a consciência, a atenção, a orientação, a sensopercepção, a memória, o pensamento, a inteligência e as funções executivas. A seguir, discutiremos algumas dessas funções cognitivas.

    A consciência é, sem dúvida, a mais complexa de todas as funções mentais. A própria palavra *consciência* é utilizada em nossa língua para expressar, pelo menos, dois processos mentais relativamente distintos. Assim, o termo *consciência* pode ser empregado para indicar a vivência subjetiva da atividade mental, o dar-se conta das vivências internas (pensamentos, sentimentos, recordações), dos estímulos corporais e do mundo externo (a sensopercepção). Nesse sentido, ela representa a integração de todos os processos psíquicos em determinado momento.

    A palavra *consciência* pode também indicar vigilância ou estado de consciência, como na frase "ele perdeu a consciência ao ser atingido na cabeça". O estado de consciência expressa o grau ou nível de lucidez. Um indivíduo plenamente lúcido encontra-se desperto, vígil, alerta, com o sensório claro. No extremo oposto à lucidez estão o sono fisiológico sem sonhos e, em uma situação patológica, o coma. O estado de consciência representa um aspecto básico ou elementar da atividade mental, permitindo que as demais funções cognitivas possam ser executadas de forma adequada. Em um estado de plena lucidez, os processos psíquicos são experimentados com suficiente intensidade, os estímulos internos e externos são apreendidos de forma adequada e, por consequência, os conteúdos mentais possuem nitidez e são claramente delimitados e identificados.

Qualquer nível de consciência entre a lucidez e o coma representa um estado de rebaixamento da consciência. Através dos tempos, o estado de rebaixamento da consciência tem recebido diversas denominações, como embotamento da consciência, turvação da consciência, estado confusional, confusão mental, obnubilação, estado onírico, estado oniroide, sopor, torpor, estado comatoso, amência, etc. Um rebaixamento do nível da consciência causa alterações em várias funções psíquicas, como atenção, orientação, memória, pensamento, sensopercepção, psicomotricidade e afetividade.

A atenção consiste no processo pelo qual a consciência é direcionada a determinado conjunto de estímulos (externos ou internos), tornando-os mais claros ou nítidos. Foco, seletividade e exclusividade são algumas de suas características. Dessa forma, a atenção demarca o campo da consciência em uma área central, onde se concentra a maior parte da atividade consciente, e outra periférica, onde são alocados bem menos recursos conscientes. O conceito de *memória de trabalho* (ver adiante) vem sendo utilizado, recentemente, para fazer referência aos fenômenos de atenção e concentração.

A atenção apresenta dois componentes. Um deles está relacionado à capacidade de fixar e manter a atenção concentrada a um conjunto de estímulos por um determinado período de tempo. Esse componente da atenção denomina-se *tenacidade*. O segundo componente consiste na capacidade de desviar a atenção de um conjunto de estímulos para outro. Em geral, esse componente é denominado *vigilância*. Entretanto, esse termo também é utilizado como sinônimo de *estado de consciência*. Dessa forma, em vez de *vigilância*, preferimos adotar a denominação *mobilidade da atenção* para o segundo componente.

A orientação é a capacidade de se situar em relação a si mesmo e ao ambiente. Não é propriamente uma função psíquica, representando, na verdade, o resultado da integração das várias funções cognitivas e afetivas. A orientação em relação a si próprio é denominada autopsíquica, referindo-se à capacidade que um indivíduo tem de saber quem ele é e de poder informar seus dados de identificação, como nome, idade, nacionalidade, profissão, estado civil, etc. A orientação em relação ao meio externo é denominada alopsíquica, incluindo a orientação quanto a tempo, espaço, situação em que se encontra e identificação das outras pessoas.

O mundo externo é altamente dinâmico. Estímulos estão constantemente mudando com o passar do tempo. Entretanto, somos capazes de armazenar nossas experiências passadas e integrá-las ao nosso presente. Diversos sistemas de memória permitem que informações previamente adquiridas sejam armazenadas e evocadas a cada momento.

A passagem do tempo constitui um dos principais critérios para classificar os diferentes tipos de memória. De acordo com essa dimensão temporal, a memória pode ser classificada em memória de trabalho e em memória de longo prazo. A memória de trabalho tem curta duração e permite que o indivíduo manipule informações de forma consciente, com o objetivo de resolver determinadas tarefas cognitivas. Por exemplo, quando se pede para uma pessoa falar de trás para a frente uma sequência de dígitos – 9, 6 e 5, por exemplo –, ela precisa manter essa informação em sua memória de trabalho para que possa executar essa simples tarefa de forma adequada. Devido à sua capacidade limitada, as informações presentes na memória de trabalho tendem a desaparecer rapidamente (na ordem de segundos ou minutos), razão pela qual esse tipo de memória era denominada memória de curto prazo.

Já a memória de longo prazo tem a capacidade de armazenar informações por um período de tempo bem mais longo (dias, meses ou anos). Por exemplo, ao se perguntar a uma pessoa qual o nome da sua avó materna, ela terá de buscar essa informação em sua memória de longo prazo e trazê-la para sua memória de trabalho.

A memória de trabalho e a memória de longo prazo estão constantemente interagindo por meio de processos denominados consolidação e evocação. A consolidação consiste na passagem de uma informação da memória de trabalho para a memória de longo prazo. Informações armazenadas na memória de longo prazo desaparecem de nossa consciência, mas podem ser acessadas por meio de outro mecanismo, denominado evocação. A evocação consiste na busca de informações previamente consolidadas e que se encontram na memória de longo prazo para serem utilizadas, no momento presente, pela memória de trabalho. Sabemos que uma informação foi efetivamente armazenada quando temos a capacidade de evocá-la de forma adequada.

O aspecto consciente envolvido na consolidação e na evocação de uma informação representa um dos principais aspectos da memória. Prejuízos nesses processos podem levar a diferentes tipos de amnésia (Landeira-Fernandez, 2006). Nesse contexto, a amnésia pode ser classificada como retrógrada (ou de evocação) ou anterógrada (ou de fixação). A amnésia retrógrada é aquela em que o paciente é incapaz de evocar conscientemente na memória de trabalho eventos antes armazenados na memória de longo prazo. Já a amnésia anterógrada está relacionada à incapacidade de consolidar ou fixar novas informações na memória de longo prazo, informações que se encontram, ainda, na memória de trabalho.

Sabe-se hoje que, além de um sistema de memória que depende de uma atividade consciente, existem outros sistemas capazes de alterar o nosso comportamento independentemente de qualquer atividade consciente. Na metade do século XX, Brenda Milner (1965), na Universidade de McGill, em Montreal, realizou uma série de estudos com um paciente chamado Henry Gustav Molaison, conhecido mundialmente como HM. Esse paciente, que faleceu em dezembro de 2008, aos 82 anos de idade, representa um marco na descoberta dos sistemas de memória que independem de atividade consciente.

O déficit de memória de HM surgiu após uma cirurgia realizada em 1953, que removeu bilateralmente grande parte do seu lobo temporal, para o tratamento de uma epilepsia refratária a tratamento farmacológico. Após a cirurgia, HM não demonstrou qualquer dificuldade de comunicação e era capaz de armazenar informações verbais e não verbais em sua memória de trabalho. Entretanto, caso se distraísse, essas informações eram perdidas para sempre, indicando uma profunda dificuldade para consolidar novas informações. A despeito dessa grave amnésia anterógrada, HM era capaz de aprender novas tarefas motoras, embora não tivesse nenhuma lembrança consciente de que as tivesse aprendido. Esses estudos culminaram na elaboração de uma nova forma de classificação da memória, que passou a ser dividida em sistemas explícitos e implícitos.

A memória explícita, denominada, também, memória declarativa, depende de processos conscientes e pode ser evocada de forma voluntária, subdividindo-se em episódica ou semântica. A memória episódica está relacionada a experiências pessoais e encontra-se sempre associada ao local e ao momento em que foi adquirida, permitindo, assim, a vivência subjetiva de continuidade do tempo. Por exemplo, podemos lembrar exatamente onde e quando conhecemos uma determinada pessoa e como nos relacionamos com ela através do tempo. Devido ao seu aspecto individual, a memória episódica também é denominada memória autobiográfica.

A memória semântica, por sua vez, está voltada para o presente, compreendendo todo o conjunto de informações factuais compartilhadas com várias pessoas. Diferentemente da memória episódica, a memória semântica constitui uma espécie de acervo dinâmico de informações que podem ser evocadas na ausência de qualquer aspecto pessoal associado à passagem do tempo. Um exemplo de memória semântica é a capacidade que temos de recordar o nome do descobridor do Brasil. Embora seja necessário evocar conscientemente essa informação, esse tipo de memória não possui qualquer aspecto pessoal, uma vez que não conseguimos lembrar onde e quando essa informação foi adquirida.

Além da memória explícita, existe, também, todo um sistema de memória que independe de processamento consciente, denominado memória implícita ou não declarativa. Esse tipo de memória está relacionado a habilidades motoras e perceptuais e se expressa por meio de mudanças do comportamento, independentemente de qualquer evocação consciente das experiências que produziram o aprendizado. Uma das principais características das memórias implícitas é o fato de se manifestarem de maneira automática. Além disso, dificilmente podem ser traduzidas em palavras. A memória implícita é um tipo de memória filogeneticamente antiga e relativamente resistente a perturbações em seu funcionamento. A existência dessa forma de memória em seres humanos pode ser claramente demonstrada pela observação de indivíduos que, como o paciente HM, sofrem de amnésia anterógrada. Eles, apesar do prejuízo relacionado à memória explícita, continuam aptos a desenvolver novas reações emocionais, assim como a aprender habilidades motoras ou perceptuais, na ausência de qualquer aspecto consciente.

De fato, as raízes da descoberta das memórias implícitas remontam a um estudo realizado pelo psicólogo suíço Edouard Claparéde (1873-1940). Em 1907, ele demonstrou que uma experiência emocional poderia ser adquirida, armazenada e evocada na ausência de qualquer processo consciente. Nesse estudo, Claparéde examinou uma senhora que apresentava um quadro grave de amnésia anterógrada. Quando apresentada a ele, a paciente o cumprimentou e os dois tiveram uma conversa normal. No entanto, quando Claparéde saiu da sala e retornou alguns minutos depois, ela não o reconheceu e nem sequer se lembrava do diálogo que mantiveram. Por várias vezes, o psicólogo fez a mesma coisa, e o comportamento da paciente foi sempre o mesmo. Certa vez, Claparéde espetou com uma agulha escondida na manga de sua camisa a mão da paciente ao cumprimentá-la. Como era de se esperar, mais tarde ela não foi capaz de recordar conscientemente o acidente doloroso. Entretanto, ela passou a se recusar a apertar a mão de Claparéde nas outras vezes em que ele retornou à sala, indicando que seu sistema de memória implícita, que se encontrava preservado, foi capaz de armazenar e evocar a experiência aversiva pela qual passara.

A memória de procedimento é o protótipo da memória implícita, representando o sistema de memória responsável pelo desempenho em atividades perceptivas e motoras. Dirigir um carro, caminhar e montar um quebra-cabeça são exemplos da expressão da memória de procedimento. Outros sistemas de memória implícita incluem aprendizagem não associativa (habituação e sensibilização), condicionamento clássico, condicionamento operante e pré-ativação. A classificação desses sistemas implícitos e explícitos de memória encontra-se representada na Figura 2.1.

As funções executivas constituem um conjunto de processos mentais responsáveis pelo planejamento de estratégias e tomada de decisão para atingir determinadas metas previamente definidas pelo indivíduo. Caracterizam-se pela conjugação de um amplo espectro de habilidades responsáveis pela regulação de processos emocionais e motivacionais, da atividade cognitiva e do comportamento. Envolvem a capacidade de avaliar uma situação-problema atual, planejar a melhor solução, executá-la e julgar as consequências dessa decisão, atingindo, assim, um

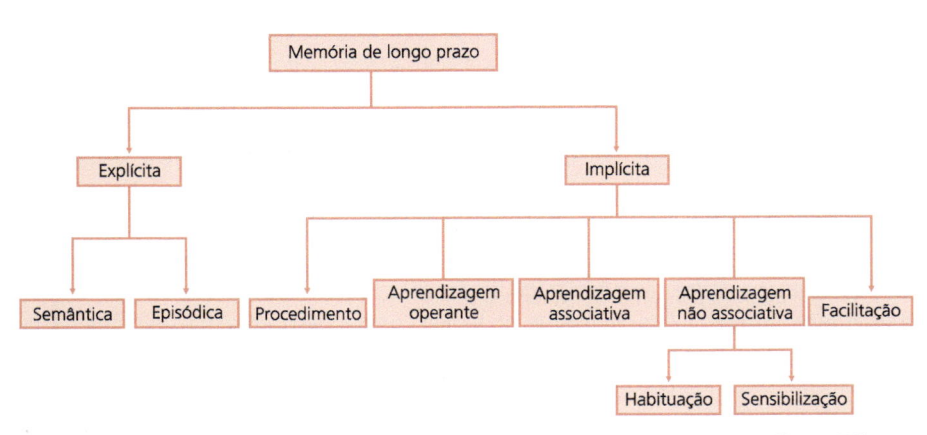

FIGURA 2.1
Classificação dos diferentes sistemas de memória de longo prazo (adaptada de Calegaro; Landeira-Fernandez, 2007).

determinado objetivo (*goal directed behavior*). Por exemplo, peça a uma criança pequena que escolha entre uma barra de chocolate na hora do almoço ou três na hora do jantar, e ela certamente irá decidir pela recompensa imediata em detrimento de uma maior gratificação futura, indicando a ausência de um desenvolvimento pleno das funções executivas. Também pode-se exemplificar a atuação das funções executivas na situação em que uma pessoa obesa abre mão de comer uma deliciosa sobremesa porque almeja emagrecer e ter um corpo mais esbelto e mais saudável.

O DSM-IV-TR classifica três transtornos cognitivos: *delirium*, demência e transtorno amnéstico. Em cada um desses transtornos mentais observa-se um comprometimento relativamente claro da fisiologia ou de estruturas cerebrais. Eles podem ser classificados como primários, nas doenças degenerativas do cérebro, como o mal de Alzheimer e o mal de Parkinson, ou secundários, quando o cérebro é afetado por doenças sistêmicas (que atingem todo o organismo) ou por uma substância exógena.

DELIRIUM

O *delirium* representa um transtorno mental agudo (de curta duração) em que a alteração fundamental é o rebaixamento do nível da consciência. Há um prejuízo cognitivo global, e todas as demais alterações psicopatológicas são decorrentes do rebaixamento da consciência. Encontram-se presentes sonolência ou insônia, desorientação no tempo e no espaço, dificuldade de concentração, amnésia anterógrada e retrógrada, distorções de memória (alomnésias), empobrecimento do pensamento, diminuição da capacidade de raciocínio e perplexidade. Tipicamente há uma flutuação quanto ao nível da consciência dentro das 24 horas do dia, havendo piora – ou surgimento – do quadro de *delirium* à noite. A orientação autopsíquica quase sempre está preservada. Com frequência, após a remissão dos sintomas, fica uma lacuna de memória referente ao período em que o nível da consciência esteve rebaixado.

Os quadros de *delirium* podem ser classificados em dois tipos: hipoativos, em que há inibição da psicomotricidade, e hiperativos, nos quais há agitação psicomotora. No *delirium* hipoativo, observa-se apatia, indiferença em relação ao ambiente, diminuição da mobilidade da atenção e inibição do pensamento, podendo haver mutismo. Por sua vez, no *delirium* hiperativo, há labilidade e exaltação afetiva, comportamento inadequado, aumento da mobilidade da atenção, aceleração e desagregação do pensamento. Também no *delirium* hiperativo, muitas vezes ocorrem falsas orientações no tempo ou no espaço, episódios de ecmnésia (ou *flashbacks*, ou seja, acontecimentos pretéritos são revivenciados como se estivessem ocorrendo no momento presente) ou de hipermnésia de evocação (um excesso de recordações num breve espaço de tempo), além de sintomas psicóticos – como ilusões e pseudoalucinações visuais e ideias deliroides.

O *delirium* está associado a um prejuízo transitório e generalizado do metabolismo cerebral. Dentre suas causas estão as infecções generalizadas (septicemia), os distúrbios hidroeletrolíticos, a insuficiência respiratória, a intoxicação por diferentes substâncias psicoativas, a abstinência ao álcool ou a outras substâncias psicoativas, a epilepsia, a intoxicação por monóxido de carbono ou metais pesados, o traumatismo craniencefálico, os distúrbios metabólicos, a meningencefalite, os distúrbios vasculares cerebrais e a hipovitaminose.

Em relação à doença de base – seja cerebral ou sistêmica –, o surgimento de um quadro de rebaixamento da consciência indica uma descompensação e um maior risco de mortalidade. Pode-se dizer que existem apenas três possibilidades de evolução para o *delirium*: o indivíduo 1) volta inteiramente a seu estado normal se corrigida a causa; 2) passa a apresentar um transtorno mental crônico, como a demência, no caso de uma sequela irreversível; ou 3) morre.

O *delirium* no cinema

Em *Memórias póstumas*, baseado na obra de Machado de Assis, Brás Cubas (Reginaldo Faria) tem 64 anos e está morrendo em função de uma pneumonia. Depois de morto, faz o relato das vivências que teve quando moribundo. Sente-se transformado em um livro, a *Suma Teológica* de São Tomás de Aquino. Cavalga um hipopótamo sob uma nevasca e sente frio. O hipopótamo o leva ao início dos tempos. Conversa com a mãe-natureza. Vê a "condensação dos tempos", isto é, todos os acontecimentos da História passam rapidamente por sua mente. Há um predomínio de imagens visuais, como costuma ocorrer no *delirium*. Contudo, as imagens no filme são claras e nítidas, diferentemente do que acontece em um verdadeiro quadro de *delirium*, em que as imagens vistas pelo paciente são bastante imprecisas e enevoadas.

Em *Maus hábitos*, Matilde (Ximena Ayala) é uma jovem freira que decide fazer um jejum místico, acreditando que, se não comer, a chuva que está inundando a cidade mexicana onde vive irá parar. Em função da desnutrição, sua saúde fica muito debilitada e ela é internada em um hospital geral. Lá, Matilde, embora sonolenta, mostra-se muito agitada, tendo de ser mecanicamente contida para que não arranque o soro de seu braço. Em determinado momento, ela tem a falsa percepção de que outra freira tenta enfiar um pedaço de bolo em sua boca e realiza movimentos defensivos com o rosto, pois seus braços estão amarrados, certamente apresentando alucinações visuais ou táteis, sintomas comuns em um quadro de *delirium*.

Em *Farrapo humano*, um alcoolista apresenta um episódio de *delirium* produzido pela abstinência ao álcool, quadro denominado *delirium tremens*. Esse filme é discutido no capítulo sobre os transtornos relacionados a substâncias (ver Capítulo 3).

Em *Réquiem para um sonho*, a personagem principal apresenta uma diminuição do nível da consciência, associada a alucinações visuais e auditivas, num episódio de intoxicação por anfetamina (ver Capítulo 3).

DEMÊNCIA

Na demência, ocorre também um prejuízo cognitivo global, porém não há rebaixamento do nível da consciência. O quadro clínico é crônico, sendo, em geral, progressivo e de caráter irreversível. Por definição, a atividade mnêmica encontra-se sempre prejudicada, principalmente em relação à formação de novas memórias de longo prazo. A recordação de fatos que foram armazenados antes do início do processo demencial, em geral, também se encontra prejudicada, mas em menor grau. Tipicamente, o indivíduo não consegue armazenar eventos recentes, mas se lembra com detalhes de fatos que ocorreram em um passado distante. Como consequência da amnésia anterógrada, costumam ocorrer falsas memórias (paramnésias ou fabulações), que preenchem as lacunas mnêmicas, e desorientação no tempo e no espaço.

Outras alterações podem ser observadas nos quadros demenciais: diminuição da capacidade de raciocínio e de abstração; dificuldade de concentração; prejuízo nas funções executivas (julgamento, flexibilidade, planejamento e automonitoramento); afasia (perda da capacidade de expressar ou compreender a linguagem); agnosia (perda da capacidade de reconhecer objetos); e apraxia (perda da capacidade de executar ações motoras previamente aprendidas). Também podem estar presentes alterações não cognitivas, como perda do controle sobre os impulsos, ou, ao contrário, inibição dos impulsos. Finalmente, pacientes que sofrem de demência podem, ainda, apresentar quadros de apatia ou exacerbação da expressão afetiva.

Os quadros demenciais, em geral, estão relacionados à morte neuronal e à consequente atrofia cerebral, podendo ser classificados em três subtipos, em função da área cerebral afetada: corticais temporoparietais, corticais frontotemporais e subcorticais. Nas demências temporoparietais predominam as seguintes alterações: amnésia anterógrada, afasia, agnosia, apraxia e os distúrbios visuoespaciais. Nas demências frontotemporais, há alterações precoces da personalidade (perda do controle ou excessiva inibição dos impulsos), da linguagem e da atenção, mantendo-se relativamente preservadas a memória e as habilidades visuoespaciais. Por fim, as demências subcorticais caracterizam-se, principalmente, por alentecimento dos processos cognitivos, amnésia retrógrada, dificuldade de concentração e apatia, além de sinais neurológicos, como tremor, parkinsonismo e ataxia.

A demência do tipo Alzheimer é a forma mais comum, correspondendo a mais da metade dos casos, sendo, tipicamente, uma demência temporoparietal. Sua causa, porém, é desconhecida. A idade avançada é um fator de risco para esse tipo de demência. A demência vascular, causada pelo comprometimento das artérias cerebrais, é a segunda forma mais comum de demência. Outras causas de demência incluem a doença de Parkinson, tumores cerebrais, traumatismos craniencefálicos e meningencefalites (como na sífilis e na AIDS), epilepsia, intoxicação por substâncias (como álcool e chumbo) e distúrbios metabólicos, endócrinos ou nutricionais.

A demência no cinema

O filme *Iris* baseia-se em um livro sobre a escritora Iris Murdock, de autoria de seu marido (Bayley, 1999). Iris (Judi Dench) escreveu vários livros sobre filosofia, além de poesias, novelas e peças de teatro. Já idosa, é acometida pela demência do tipo Alzheimer. Quando o quadro começa a se instalar, Iris queixa-se de dificuldade para escrever um novo livro. Logo a seguir, surgem as primeiras alterações da memória, tanto de fixação (amnésia anterógrada, ou seja, incapacidade do consolidar novas informações) como de evocação (amnésia retrógrada, ou seja, incapacidade de lembrar informações previamente armazenadas). Durante uma entrevista em um programa de televisão, Iris para de falar no meio de uma resposta porque não se recorda mais da pergunta formulada. Ao voltar para casa, não lembra onde esteve. Pergunta ao marido se determinada pessoa havia telefonado, e ele responde que essa pessoa já tinha morrido.

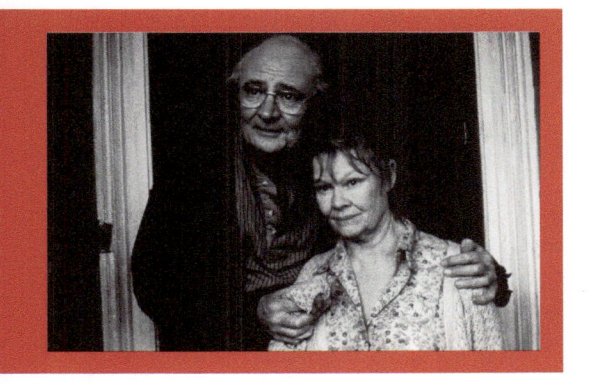

As deficiências de memória são tão graves que Iris parece ter desaprendido a nadar. Trata-se de uma apraxia, isto é, a incapacidade de executar uma atividade motora previamente adquirida, embora não exista qualquer comprometimento das capacidades motoras ou sensoriais necessárias à execução da tarefa. As apraxias revelam um prejuízo de sistemas de memória implícita.

Iris é submetida a um rápido exame por um médico, que pergunta quem é o primeiro-ministro da Inglaterra – onde a história se passa –, mas ela não lembra a resposta. Somente depois de o médico ir embora ela consegue responder de forma correta. Iris passa, mais tarde, por uma avaliação neuropsicológica, na qual fica evidente sua deterioração cognitiva. Ela apresenta uma clara dificuldade de lembrar o nome de objetos (disnomia): quando lhe mostram a imagem de uma colher, diz que é um objeto usado para comer; em relação a uma raquete de tênis, diz que é "uma coisa de tênis". A dificuldade em nomear também aparece em casa. Quando o carteiro toca a campainha, ela diz que é o "homem que traz as correspondências".

O reconhecimento de objetos familiares também está comprometido (agnosia): quando lhe apontam uma chave de fenda, por exemplo, ela fala que é uma escova de dentes.

Os médicos revelam que ela sofre de uma demência do tipo Alzheimer e salientam o caráter progressivo da doença: "Todas as luzes vão se apagar". De fato, o estado de Iris se deteriora rapidamente. Quando chega seu recém-editado livro pelo correio, ela não expressa qualquer reação, aparentemente não compreendendo o que isso representa. Fica desorientada espacialmente dentro da própria casa e pergunta ao marido para que lado deve ir. Em determinada ocasião, sai à rua e se perde, sendo encontrada em um supermercado, longe de casa. Surge, em seguida, um importante déficit de linguagem. Em uma cena, o marido fala algo, mas ela entende uma coisa completamente diferente. Depois, deixa de compreender o que os outros estão dizendo (afasia sensorial) e passa a falar coisas ininteligíveis (afasia motora).

Mais tarde, Iris apresenta episódios de agitação, em que parece assustada e pedindo socorro. Uma vez tenta sair do carro ainda em movimento. Depois, passa a apresentar um importante embotamento afetivo: sua fisionomia fica muito pouco expressiva, e ela se mostra indiferente em relação à presença de pessoas conhecidas e ao que elas estão falando.

Talvez a cena em que fique mais evidente sua deterioração cognitiva seja aquela em que Iris está sentada diante do televisor, assistindo ao programa infantil *Teletubbies* – um grande contraste em comparação ao seu intenso brilho acadêmico anterior. No final, Iris vai para uma instituição, onde morre.

Em *Longe dela*, encontramos outro caso de demência do tipo Alzheimer. No início do filme, Fiona (Julie Christie) guarda uma panela vazia na geladeira. Ela mesma diz que está perdendo a memória, demonstrando ter crítica em relação ao seu estado mórbido, o que de fato pode ocorrer em estágios iniciais, mas não em quadros avançados de demência. São as pessoas que convivem com o paciente que detectam, com mais frequência, os déficits de memória. Como uma medida de compensação para o problema cognitivo de Fiona, são colocadas etiquetas nas gavetas da cozinha, nas quais está escrito o que cada uma contém. O marido diz que a memória remota dela está preservada, o que é bastante típico. Isso é ilustrado em uma cena em que Fiona, já com certo grau de demência, conta detalhes de uma época em que ainda era adolescente e passava as férias com os avós. Já a cena em que ela diz esquecer como é o amarelo parece implausível, uma vez que um conhecimento tão simples como esse é extremamente resistente às patologias associadas à memória. Bebendo com amigos, não consegue se lembrar da palavra *vinho*. Muitas vezes ela apresenta uma fisionomia de perplexidade, indicando sua dificuldade em compreender o que está acontecendo ao seu redor. Depois de se perder na rua, ela é internada.

Após a internação, o estado de Fiona só piora. Sua memória fica ainda mais comprometida. Ela oferece chá ao marido, que recusa, e logo depois faz novamente a oferta. Não lembra que são seus os livros que estão em seu quarto na clínica, nem que foram presenteados pelo marido quando ela já estava lá. Fiona fica cada vez mais indiferente e se distancia emocionalmente dele. Com a progressão da doença, não consegue mais reconhecer o marido, nem a própria casa.

No filme *De porta em porta*, Irene Porter (Helen Mirren) tem um filho que sofre de paralisia cerebral. Ela é uma mulher muito ativa. Mantém a casa sempre arrumada e ajuda o filho em sua atividade de vendedor, buscando-o de carro todos os dias ao final da jornada de trabalho. Entretanto, a partir de determinado momento, ela começa a apresentar problemas de memória. Por exemplo, deixa de reconhecer alguns comediantes famosos da televisão. Certa vez, perde-se na rua, tendo de ser escoltada por policiais até sua casa. Também não consegue mais se lembrar do número do telefone de sua própria residência. Irene tem consciência de que está perdendo a memória e fica desesperada, sabendo que está se tornando um fardo para o filho. Com a progressão do quadro demencial, ela passa a morar, contra sua vontade, em uma casa de repouso. Durante uma visita feita por seu filho, ele comenta sobre uma vizinha que está para se casar, e Irene tem dificuldades em se lembrar dessa pessoa. Quando a doença atinge um estágio mais avançado, Irene é internada em um asilo para idosos. Lá, fica deitada a maior parte do dia. Em uma cena, confunde seu filho, Bill, com seu falecido marido, chamando-o de Ernest, felicitando-o por um discurso que o marido proferira 31 anos antes, quando foi homenageado como o *vendedor do ano*. Essa cena ilustra mais uma vez como, nas demências, apesar de predominar a perda da memória de eventos recentes, algumas lembranças muito remotas podem ser preservadas. Ilustra, também, um estado de desorientação temporal, frequentemente presente nos processos demenciais. Embora não seja revelado no filme, Irene recebeu, de fato, o diagnóstico de mal de Alzheimer (Brady, 2002).

Em *O caso Alzheimer*, Angelo Ledda (Jan Decleir) é um assassino profissional, que sofre da demência do tipo Alzheimer. A primeira cena do filme evidencia a sua dificuldade de memória. Em um restaurante, ele pede batata frita, e a garçonete responde que ele já tinha feito esse pedido. Em outra cena, Angelo acorda no meio da noite com uma prostituta a seu lado e demora a reconhecê-la. Ele sabe que tem a doença, o que é incomum, e se trata com medicamentos. Não se esquece de tomar os comprimidos porque é sempre alertado pelo alarme do relógio. Como tem consciência de seu problema, anota no próprio braço o que precisa lembrar.

O mal de Alzheimer possui um importante componente genético. No filme, o protagonista tem um irmão que também sofre de Alzheimer. O irmão encontra-se em um estágio bastante avançado da doença, tendo sido internado em um asilo. Angelo vai visitá-lo e não é reconhecido pelo irmão, que parece extremamente apático.

Angelo mostra-se pragmático e eficiente demais para uma pessoa que sofre de Alzheimer. Nesse ponto, o filme é bastante inverossímil. Ele continua sendo um competente assassino e mata quase todas as pessoas envolvidas em crimes de chantagem e pedofilia. Além disso, em vários momentos, observa-se que sua memória não está tão ruim assim. Consegue lembrar-se de uma frase dita por seu chefe dias antes: "Pessoas como nós nunca se aposentam". Ao reencontrar o comissário de polícia, a quem tinha sido apresentado havia pouco tempo, o reconhece normalmente. No final do filme, diz não lembrar onde deixou uma fita cassete, que era a prova de um crime cometido por um ministro belga. Porém, provavelmente está mentindo, pois dá uma dica sobre sua localização a um policial, que a encontra.

Outra inconsistência observada no filme é a afirmação de um médico de que pacientes com Alzheimer em um minuto estão normais e, em outro, voltam a ficar sintomáticos. Flutuações quanto ao funcionamento cognitivo são muito mais comuns nos quadros demenciais de origem vascular do que na demência do tipo Alzheimer, e, mesmo nos de origem vascular, há apenas melhora e não abolição dos sintomas.

Em *As filhas de Marvin*, encontramos um exemplo de demência vascular. O pai de Lee (Diane Keaton) e Bessie (Meryl Streep) teve um acidente vascular (derrame) muitos anos antes. Ele apresenta uma grande deterioração das funções da linguagem (afasia): não fala, embora seja capaz de emitir alguns sons (afasia motora), e não entende o que as outras pessoas dizem (afasia sensorial). Sua fisionomia é de perplexidade, aparentando estar desorientado no tempo e no espaço. Mostra-se muito regredido psicologicamente: assusta-se sem motivo aparente e grita muito; sorri quando Lee usa um espelho para refletir a luz no quarto dele; e coloca objetos, como dados, dentro da boca. Apresenta, provavelmente, sequelas motoras, pois não sai da cama. É totalmente dependente para desempenhar as atividades da vida diária, como tomar banho e alimentar-se.

Na comédia *Todos dizem eu te amo*, não se esclarece que tipo de demência tem o "vovô" (Patrick Cranshaw), um idoso de 88 anos. Ele facilmente se desorienta no espaço: é levado para casa por policiais porque estava na estação do metrô, pensando que era o jardim botânico. No ano anterior, havia saído de toalha e entrado em uma fila na *Times Square*, em Nova York. Está desorientado no tempo: apesar de ser junho, pensa que é dia primeiro de maio. O personagem também apresenta problemas de memória. Por exemplo, pede para avisarem uma mulher chamada Minnie, caso ela telefone, que ele foi ao jogo, embora ela tenha morrido 20 anos antes. Finalmente, o filme ilustra problemas no reconhecimento de objetos (agnosia): os familiares referem que o "vovô" havia colocado as palmilhas do sapato dentro de uma panela de sopa.

Em *Uma segunda chance*, Henry Turner (Harrison Ford) é um bem-sucedido advogado de Nova York. É um homem arrogante e inescrupuloso, que não dá muita atenção para sua esposa e filha, Sarah (Annette Bening) e Rachel (Mikki Allen), respectivamente. Certa noite, Henry sai de casa para comprar cigarros. A loja aonde vai está sendo assaltada, e ele é baleado na cabeça e no ombro. Durante algum tempo, fica em coma. Quando finalmente desperta, o neurologista diz para Sarah que uma bala atingira o cérebro de Henry, no lobo frontal direito. A outra provocara uma grande hemorragia, levando a uma falta de oxigenação no cérebro, deixando sequelas. No hospital, Henry não consegue falar nem se movimentar e não reconhece sua família.

É levado para uma clínica de recuperação, onde é submetido a tratamento fonoaudiológico e fisioterápico. Inicialmente, em um teste com formas geométricas, consegue apontar o círculo, mas não o triângulo. Com o tratamento, volta a falar e a andar, mas sua memória permanece profundamente prejudicada. Não se lembra de nada do que aconteceu antes de levar os tiros e continua a não reconhecer sua filha e esposa, ou qualquer outra pessoa de seu passado. Ou seja, apresenta uma amnésia retrógrada.

O prejuízo de memória, contudo, não foi o único. Henry não consegue mais amarrar o tênis (apraxia) e perdeu a capacidade para a leitura (alexia). Seu afeto tornou-se um pouco embotado, e ele mantém uma expressão facial tola. Além disso, há um claro déficit cognitivo, afetando sua capacidade de compreensão, raciocínio e planejamento. Há vários exemplos disso no filme. Na primeira vez em que sai de casa sozinho, após a lesão cerebral, atravessa a rua de forma descuidada e quase é atropelado. Quando um telefone público toca no meio da rua, ele atende.

Em um gesto de caridade, seu patrão deixa que ele volte a frequentar o escritório de advocacia, mas nenhuma função lhe é dada. Lá, a secretária lhe serve café. Como ele a deixa encher a xícara sem falar nada, ela pede que ele fale "quando não quiser mais alguma coisa". A partir de então, Henry passa a falar a palavra *quando* nos momentos em que não quer mais alguma coisa. Suas dificuldades cognitivas são tão evidentes que seus colegas comentam de forma maldosa, em uma festa, que ele havia se transformado de advogado em imbecil, e que Sarah agora tinha dois filhos.

Como o prejuízo cognitivo é bastante amplo, e não se restringe às funções mnêmicas, o diagnóstico de uma síndrome demencial é o mais adequado. Esse tipo de situação clínica, em geral, está relacionado a uma lesão cerebral bastante extensa, o que deve ter ocorrido com Henry. Assim, é surpreendente que sua capacidade de formar novas lembranças (a memória anterógrada) esteja inteiramente preservada, o que fica claro em diversas cenas. Durante a fase de reabilitação, na clínica, ele consegue guardar o nome do fisioterapeuta e, quando este vai visitá-lo após a alta, Henry o reconhece normalmente. Quando sai de casa sozinho, consegue encontrar o caminho de volta, sem a ajuda de ninguém. À noite, lembra-se perfeitamente de que a empregada havia lhe servido ovos no café-da-manhã. Memoriza o nome do porteiro do prédio em que reside, informação que talvez nem soubesse antes da lesão cerebral.

O filme dá uma ênfase muito grande, também, às mudanças na personalidade de Henry, que de fato podem ocorrer em um processo demencial. Entretanto, passa a impressão de que processos demenciais podem tornar uma pessoa mais afetiva e humana, o que não é verdade.

Se antes do acidente Henry estava sempre trabalhando e nunca parava em casa, agora ele estava muito mais próximo da esposa e da filha. Vemos Henry brincando com a filha, jogando bolinhas de papel nela em uma biblioteca. Ele compra um cachorro para ela e sente sua falta quando ela vai para um colégio interno. Passa a andar de mãos dadas com Sarah na rua, o que a surpreende, pois antes ele nunca era afetuoso em público. Em uma festa chique, Henry prefere conversar com o garçom, e não com seus amigos – seriam mesmo amigos? – esnobes. Em uma cena em que fica feliz por estar conseguindo voltar a ler, Henry abraça a filha, a esposa e a empregada, que chega a dizer que estava gostando mais dele agora do que antes.

O senso de moral de Henry também muda. Ele revê um caso em que fora vitorioso e conclui que ele e a firma de advogados na qual trabalhava haviam sido desonestos, omitindo deliberadamente um depoimento que os faria perder a causa. Sua atuação havia prejudicado um senhor idoso, diabético, que processara um hospital por negligência. Ele, então, pede desculpas àquele senhor por sua falha moral e tenta reparar seu erro. Além disso, chocado com o que via seus colegas de profissão fazer, decide abandonar a advocacia.

A memória retrógrada de Henry jamais volta ao normal, mas o filme deixa a mensagem de que ele se tornara uma pessoa melhor – não do ponto de vista cognitivo, obviamente. Contudo, não é concebível imaginar que um processo demencial torne uma pessoa mais humana e mais ética. A outra mensagem que o filme deixa é a de que todos os advogados são iguais, ou seja, nenhum presta.

TRANSTORNO AMNÉSTICO

Dentre todas as funções cognitivas, a memória é, sem dúvida, a mais abrangente. Diversos sistemas mnemônicos permitem que nosso passado se torne presente, preservando, assim, nossa identidade ao longo do tempo e garantindo nossa capacidade de lidar de forma apropriada com as várias demandas do dia a dia.

No transtorno amnéstico, o prejuízo da memória, especialmente da memória anterógrada, é, na essência, a única alteração. Em contraste com os quadros de *delirium* e de demência, não há uma disfunção cognitiva global. Outros sinais e sintomas comumente presentes, como desorientação no tempo e no espaço, além de fabulações (falsas memórias), são meramente consequências diretas do déficit mnêmico. Em geral, apenas os sistemas de memória explícita episódica encontram-se comprometidos, podendo estar preservados os processos implícitos de memória.

Dentre as causas do transtorno amnéstico destacam-se o traumatismo craniencefálico, os tumores cerebrais, a epilepsia do lobo temporal, o uso de ansiolíticos benzodiazepínicos, a eletroconvulsoterapia e a deficiência de tiamina (vitamina B_1) no alcoolismo. Nesta última condição, o quadro clínico é classicamente conhecido como síndrome de Korsakoff.

O transtorno amnéstico no cinema

O filme *Amnésia* retrata, com certa fidelidade, as vivências de um paciente que apresenta um transtorno amnéstico: Leonard Shelby (Guy Pearce). O filme desenrola-se de forma complexa, alternando cenas coloridas, que seguem uma ordem cronológica, com cenas em preto-e-branco, apresentadas em ordem inversa. Esse recurso dificulta a compreensão do filme, sendo necessário assisti-lo mais de uma vez para entendê-lo de forma adequada.

No filme, Leonard sofre uma lesão cerebral durante uma luta com um homem que acabara de estuprar e, supostamente, matar sua esposa. Desde então, não consegue formar novas lembranças, ou seja, apresenta um quadro de amnésia anterógrada. Se uma conversa é longa, não consegue se lembrar do seu início. Não reconhece qualquer pessoa à qual foi apresentado após o incidente. Leonard, em uma cena, bate em um homem, o amarra e o coloca no armário de um quarto de hotel, mas pouco depois não se lembra de ter feito isso. Em um bar, vê cuspirem em um copo de cerveja – ele também cospe –, e, segundos mais tarde, como não se recorda do fato, bebe dessa cerveja. Leonard repetidamente conta para as pessoas que sofre de amnésia, embora esse tipo de paciente, em geral, não tenha crítica em relação às próprias dificuldades. Como não consegue mais registrar o que conversa, ele repete o mesmo relato sobre sua doença para uma mesma pessoa várias vezes.

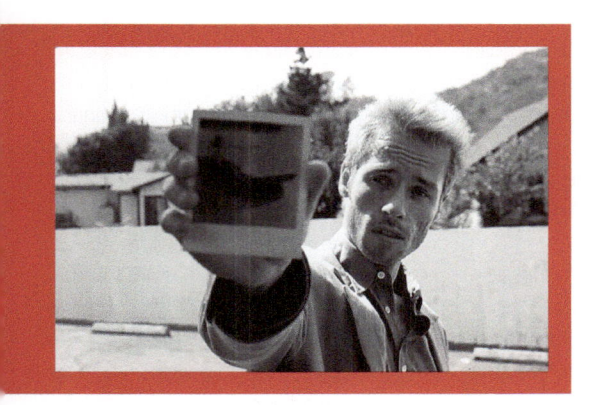

Durante todo o filme, ele está atrás do assassino de sua mulher. Ele já o matou, mas não é capaz de lembrar-se disso. Como consequência do déficit de memória, a orientação no tempo e no espaço também encontra-se comprometida. Ao acordar, sempre em um quarto de hotel, não sabe onde está nem há quanto tempo está ali. Além disso, não se lembra quando sua esposa morreu. Já a memória de fatos que precederam o traumatismo craniano não foi afetada. Ou seja, não há um prejuízo da memória retrógrada.

Sua amnésia anterógrada é tão grave que novas informações desaparecem de sua memória tão logo sua atenção é atraída para uma nova situação. Para não se esquecer de uma informação, ele a repete mentalmente até poder anotá-la. Em outras palavras, tenta manter a informação em sua memória de trabalho, que se encontra preservada, diante da impossibilidade de fixá-la ou consolidá-la em um sistema de longo prazo. Contudo, outras medidas compensatórias que realiza são menos verossímeis. Ele costuma fotografar as pessoas e escrever seus nomes no verso da foto. Fotografa, também, o hotel onde está hospedado e o próprio carro, para poder reconhecê-los. Em função de suas dificuldades de memória, as anotações nas fotos são curtas. Também tatua frases na própria pele, que servem como lembretes.

A história de Leonard ilustra, até certo ponto, o comportamento do paciente HM descrito no início deste capítulo. Assim como HM, Leonard não apresenta qualquer dificuldade de comunicação e é capaz de armazenar informações verbais e não verbais em sua memória de trabalho. Entretanto, quando se distrai, tais informações se perdem para sempre, indicando uma profunda dificuldade para consolidar novas informações.

Os casos de Leonard e de HM, entretanto, apresentam algumas divergências. Diferentemente do caso verídico de HM, Leonard parece apresentar prejuízos em sua memória implícita. Isso pode ser deduzido com base em uma cena em que ele dá um encontrão na porta de vidro do hotel onde está hospedado. Ao contrário do que acontece em outros locais, em um hotel é necessário puxar e não empurrar a porta para se poder entrar. Essa tarefa é rapidamente aprendida e necessita, exclusivamente, de sistemas implícitos, já que se trata de uma aprendizagem associativa. Como Leonard já estava hospedado nesse local havia muito tempo, seria de se esperar que já tivesse modificado seu comportamento. A falha na aquisição desse comportamento sugere que Leonard também apresenta problemas em sua memória implícita, fato relativamente incomum, uma vez que a memória implícita é afetada apenas em casos avançados de demência (ver, por exemplo, o filme *Iris*, discutido na seção anterior).

A questão da memória implícita é tratada de forma clara no filme. Antes de adoecer, Leonard trabalhava para uma companhia de seguros e, ironicamente, havia investigado um caso de transtorno amnéstico de uma pessoa chamada Sammy (Stephen Tobolowsky). Leonard lembra-se de ter desconfiado de que Sammy estivesse simulando o problema de memória para receber o seguro. Para examinar essa possibilidade, Sammy é submetido a um teste de memória associativa, no qual blocos com diferentes formas (quadrados, triângulos, etc.) são apresentados em uma mesa. O teste tem início pedindo-se que Sammy pegue uma dessas formas. Sempre que Sammy toca um determinado bloco, recebe um pequeno, mas desagradável, choque elétrico. A ideia desse teste é verificar se a memória implícita de Sammy está preservada, o que comumente ocorre em pacientes com transtorno amnéstico (ver o caso HM). Entretanto, Sammy não é capaz de aprender essa tarefa, fortalecendo assim a hipótese de simulação (ver Capítulo 9), já que muito provavelmente ele não teria o conhecimento técnico sobre a distinção entre memória implícita e explícita.

Leonard apresenta ainda uma alteração qualitativa da memória, conhecida como alomnésia, que consiste na distorção da recordação de eventos. Ele descreve alguns eventos prévios de sua vida de forma errônea, como se tais eventos tivessem ocorrido com Sammy. Diferentemente do que lembra, sua esposa não havia morrido após o estupro. Ela, que era diabética, desconfiava que o marido pudesse estar simulando o transtorno amnéstico. Para testar essa possibilidade, repetidas vezes e em um curto espaço de tempo, ela pediu para

Leonard aplicar-lhe uma dose de insulina. Como, após cada aplicação, ele não se lembrava de ter feito as anteriores, a esposa acabou morrendo de hipoglicemia, confirmando, assim – tragicamente –, a autenticidade da amnésia anterógrada.

Em *Um salto para a felicidade*, Joanna Stayton (Goldie Hawn) é uma mulher rica, esnobe e mimada, que contrata o marceneiro Dean Proffitt (Kurt Russel) para reformar o *closet* do seu iate. Sem razão, ela reclama do serviço, não o paga e, ainda, o empurra para a água. Como se não bastasse, também joga as ferramentas de Dean no mar, estragando-as. Mais tarde, em um acidente durante a noite, Joanna cai no mar. Ela é resgatada por um desconhecido, mas fica com amnésia. Não consegue sequer lembrar o próprio nome. Em uma cena, aparece com uma bolsa térmica na testa, indicando que sofreu um traumatismo craniano. O médico diz que ela está com "amnésia temporária pela colisão com o saveiro ou pelo choque na água". É, então, levada para um hospital psiquiátrico.

Dean é um pai solteiro que está precisando de uma babá para cuidar dos quatro filhos, mas não pode pagar por uma. Além disso, quer se vingar de Joanna. Assim, após ver sua foto na televisão, apresentada como uma "desmemoriada", ele aparece no hospital, alegando ser seu marido. Ela não o reconhece, mas ele consegue provar que a conhece intimamente afirmando que ela tem um sinal em uma nádega – o qual ele observara no barco, pois ela estava de maiô. Como a informação mostra-se verdadeira, Joanna é obrigada a acreditar que é esposa de Dean. Ele a leva para casa e os filhos fingem que Joanna é a mãe deles. Ela passa, então, a cuidar da casa e dos filhos e acaba apaixonando-se por Dean, sem recordar seu passado por meses. Todavia, quando revê seu verdadeiro marido, ela o reconhece e, de forma súbita, recupera plenamente sua memória.

O filme apresenta uma série de incorreções do ponto de vista psicopatológico. Após o acidente, poderia ocorrer uma amnésia anterógrada ou alguma dificuldade para evocar eventos que precederam o trauma (amnésia retrógrada), mas restrita a eventos mais recentes. No entanto, Joanna esqueceu, subitamente, todo o seu passado, incluindo o próprio nome, recuperando, depois, toda a sua memória, também de uma hora para outra. Tudo isso ocorre enquanto mantém a capacidade de formar novas recordações. Uma situação assim é somente observada em quadros de amnésia dissociativa – discutida no capítulo sobre transtornos dissociativos (Capítulo 8) – e não no transtorno amnéstico. No entanto, um diagnóstico de transtorno dissociativo também não seria apropriado, pois o trauma foi de natureza física. A perda da memória não teve relação com nenhum evento ou situação traumática do ponto de vista emocional.

Em *Como se fosse a primeira vez*, Henry Roth (Adam Sandler) conhece Lucy Whitmore (Drew Barrymore) em uma lanchonete. Ficam conversando, e ele a convida para tomarem café juntos, novamente, na manhã seguinte. Todavia, quando se reencontram no outro dia, ela não o reconhece. A dona da lanchonete conta, então, que Lucy, um ano antes, sofreu um acidente de carro, em que bateu com a cabeça, perdendo a memória de curto prazo. Lucy é capaz de se lembrar de todos os fatos anteriores ao acidente, mas, a partir daquele dia, todas as suas novas vivências são apagadas quando ela dorme. Quando acorda, pensa que a data é a do dia do acidente, que era aniversário do pai. É como se estivesse parada no tempo. Ela faz as mesmas coisas todos os dias, e seu pai e irmão repetem, diariamente, uma encenação para que ela não descubra que perdeu a memória. Todos os dias Lucy assiste com o pai e o irmão ao filme *O sexto sentido* e sempre se surpreende com o final. Por várias vezes Henry faz Lucy apaixonar-se por ele, mas, como ela sempre se esquece disso, a cada dia ele tem de reconquistá-la. O pai de Lucy revela que a filha tem uma lesão no lobo temporal e sofre da síndrome de Goldfield, que, segundo ele, afeta a transformação da memória de curto prazo em memória de longo prazo durante o sono.

O quadro clínico de Lucy está repleto de inverossimilhanças. Em primeiro lugar, não existe uma síndrome de Goldfield. Ela foi inventada para o filme. Além disso, a consolidação ou fixação da memória, que corresponde à formação de memórias de longo prazo, não ocorre apenas no sono, mas também durante a vigília. Assim, em um quadro de amnésia após um traumatismo craniano, o registro de eventos novos é perdido em questão de minutos, continuamente durante todo o dia, e não somente quando o indivíduo vai dormir. Além disso, não faz sentido Lucy situar-se sempre na mesma data. O esperado no transtorno amnéstico é simplesmente haver desorientação temporal. Se houver falsas orientações no tempo, as datas referidas pelo paciente irão variar.

Contudo, no mesmo filme, observa-se um paciente cujo quadro clínico é muito mais fidedigno em relação ao transtorno amnéstico. Ele, que está hospitalizado, tem o apelido de *Tom-dez segundos*: apresenta-se a alguém e, segundos depois, faz isso novamente, pois não lembra que já se apresentou e não reconhece aquela pessoa.

No filme de animação *Procurando Nemo*, o peixinho Nemo é capturado por um mergulhador. Seu pai vai tentar salvá-lo e, ao encontrar o peixe-fêmea Dori, pergunta a ela para onde foi o barco. Em questão de segundos, Dori esquece que está orientando o pai de Nemo e não mais o reconhece, pensando que está sendo seguida por ele. Ela diz: "Eu sofro de perda de memória recente, é de família". Não é apresentada a causa do transtorno amnéstico de Dori, o qual, na verdade, não é hereditário. Paradoxalmente, Dori consegue decorar o endereço que estava na máscara do mergulhador, o que ela mesma acha estranho. No final do filme, quando encontra Nemo, ela subitamente lembra de toda a aventura que passou ao lado do pai dele, o que é bastante inverossímil. É como se ela houvesse recuperado lembranças que nunca foram consolidadas ou armazenadas.

CAPÍTULO 3

TRANSTORNOS MENTAIS RELACIONADOS A SUBSTÂNCIAS

Substâncias psicoativas, também denominadas psicotrópicos, são substâncias naturais ou sintéticas que, quando consumidas, produzem alterações na atividade mental. Através dos tempos, diferentes culturas descobriram e criaram uma grande variedade dessas substâncias, muitas das quais podem levar a processos de dependência.

Frequentemente é utilizada em nosso meio a expressão *droga-adicção* para designar a dependência química. Todavia, a palavra *adicção* não existe em português, tratando-se de um anglicismo originado da palavra *addiction*, que, por sua vez, deriva do termo em latim *addictu*, que significa "escravo por dívidas" e era utilizado para expressar o fato de um homem, por não dispor de recursos, aceitar ser escravo para saldar dívidas contraídas.

A característica comum das substâncias psicoativas com potencial para causar dependência é a capacidade de aliviar sensações desagradáveis, como ansiedade ou dor, ou de produzir sensações de prazer e bem-estar. Substâncias que aliviam sensações desagradáveis atuam, em geral, inibindo circuitos neurais aversivos, enquanto aquelas que produzem sensações de prazer ativam sistemas de recompensa do cérebro (Cruz; Landeira-Fernandez, 2004).

Os transtornos mentais relacionados a substâncias podem ser classificados em cinco categorias. Duas dizem respeito aos transtornos por uso de substância: o abuso (ou uso nocivo) e a dependência. Outras duas categorias referem-se aos transtornos induzidos por substância:

a intoxicação e a abstinência. Há, ainda, os transtornos mentais que podem ser induzidos por substância como uma consequência fisiológica direta de sua ação (p. ex., transtorno de ansiedade induzido por substância, transtorno psicótico induzido por substância, transtorno do humor induzido por substância, entre outros). A Figura 3.1 ilustra essa forma de classificação dos transtornos mentais relacionados a substâncias.

No abuso de substância, o padrão de uso é mal-adaptativo, levando a um prejuízo sócio-ocupacional significativo ou afetando a saúde física ou mental do indivíduo. Por exemplo, em função de um estado de intoxicação causado pela substância, o paciente pode não conseguir trabalhar, tornar-se agressivo ou negligente em relação a pessoas próximas, apresentar proble-

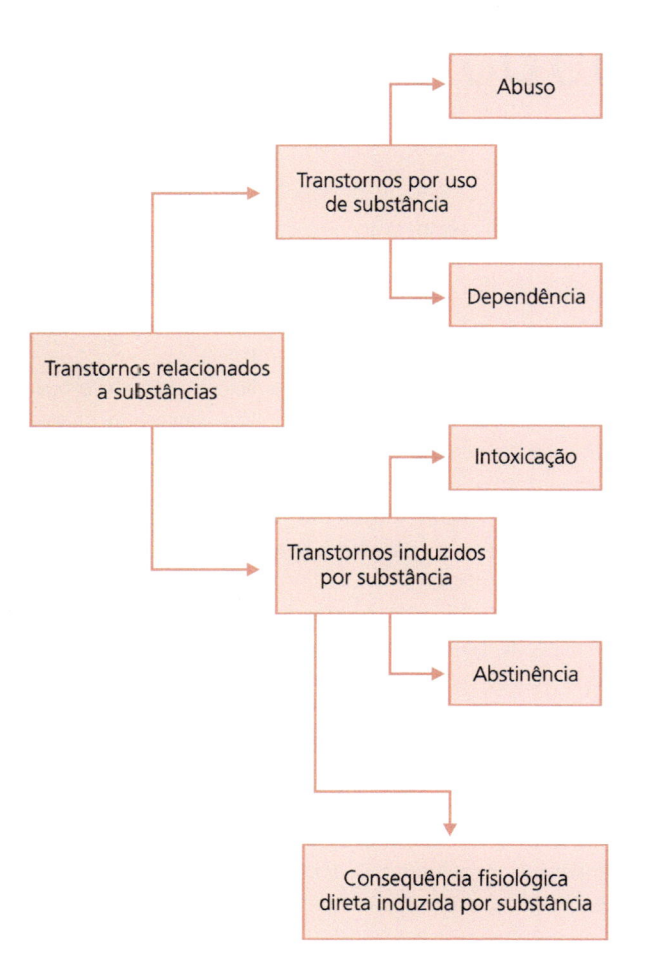

FIGURA 3.1
Classificação dos transtornos mentais relacionados a substâncias de acordo com o DSM-IV-TR.

mas legais (cometer roubos para custear a compra da droga), desenvolver doenças físicas (como cirrose hepática, no alcoolismo), sofrer acidentes ou colocar-se em situações de risco (como dirigir embriagado).

A dependência de substância caracteriza-se pelo seu consumo recorrente apesar dos problemas significativos que possa causar. Na dependência, observa-se um desejo intenso e constante de consumir a substância, bem como um abandono dos interesses habituais em favor do uso da mesma. Quando se desenvolve a dependência, o uso da substância deixa de ter caráter meramente recreativo e torna-se compulsivo (ver Capítulo 13 para uma distinção entre atos compulsivos e atos impulsivos).

Tradicionalmente, a dependência pode ser classificada como física ou psicológica em função das alterações observadas na síndrome de abstinência. Após a interrupção da substância, no caso da dependência física, ocorrem manifestações fisiológicas intensas, ao passo que, quando a dependência é psicológica, surgem reações subjetivas e comportamentais. No entanto, teorias mais recentes defendem que a dependência é um fenômeno multidimensional, que envolve aspectos subjetivos, comportamentais, reações fisiológicas relacionadas ao equilíbrio homeostático e alterações neuroquímicas. Cada uma dessas dimensões está relacionada à capacidade de adaptação do sistema nervoso ao consumo recorrente de uma determinada substância.

Um importante fenômeno clínico observado tanto no abuso quanto na dependência é a tolerância, que consiste na progressiva redução do efeito de uma droga quando a mesma dose é mantida. A tolerância induz o indivíduo a aumentar progressivamente a dose da substância para obter o mesmo efeito produzido pela dose inicial.

A intoxicação por uma substância consiste no desenvolvimento de uma síndrome reversível, específica para cada substância, em decorrência de seu consumo. Em geral, ocorrem alterações cognitivas, afetivas, comportamentais e fisiológicas.

A síndrome de abstinência, por sua vez, representa um conjunto de reações que decorrem da interrupção do uso de uma substância ou da redução de sua dose. Dependendo da substância, a síndrome de abstinência tem início em poucos dias, horas ou mesmo minutos. As alterações observadas em um quadro de abstinência também variam em função da substância utilizada. Em geral, essas alterações são opostas àquelas produzidas pelo uso da mesma substância, por exemplo: a intoxicação por benzodiazepínicos causa sonolência, enquanto a síndrome de abstinência relacionada a esses medicamentos cursa com insônia. Os pacientes em estado de abstinência apresentam intensa "fissura" (ou avidez) pela substância e buscam um alívio imediato desses sintomas, mesmo tendo consciência dos malefícios da substância a médio ou longo prazo.

Outros transtornos mentais induzidos por substância apresentam a mesma sintomatologia daqueles considerados primários, isto é, sem causa conhecida. Por exemplo, a cocaína pode levar a uma síndrome maníaca – no transtorno do humor induzido por substância – que é clinicamente indistinguível daquela observada no transtorno bipolar (ver Capítulo 5). Alternativamente, essa mesma droga pode causar um quadro delirante-alucinatório – no transtorno psicótico induzido por substância – que é idêntico ao observado na esquizofrenia ou em outro transtorno mental psicótico (ver Capítulo 4).

Várias substâncias psicoativas podem causar transtornos mentais, provocando o desenvolvimento de síndromes específicas. Essas drogas de abuso podem ser agrupadas em 11 classes distintas: álcool; anfetaminas (ou simpaticomiméticos de ação similar); cafeína; canabinoides (maconha); cocaína; alucinógenos; inalantes; nicotina; opioides; fenciclidina (ou peniciclidina); e o grupo composto por sedativos, hipnóticos ou benzodiazepínicos. Neste capítulo, apresentamos apenas os transtornos mentais relacionados a álcool, anfetamina, cocaína, alucinógenos e opioides.

TRANSTORNOS MENTAIS RELACIONADOS AO ÁLCOOL

O álcool é um depressor do sistema nervoso central, que atua, preferencialmente, em estruturas neurais associadas à ansiedade. Por ser legalmente permitido, é a substância psicoativa mais utilizada no mundo. Estima-se que 13% da população mundial sofram de alcoolismo, acometendo três vezes mais homens do que mulheres.

Na intoxicação, o álcool ocasiona um rebaixamento do nível da consciência, podendo chegar ao coma, e produz, também, incoordenação motora (ataxia), disartria ("fala enrolada"), labilidade afetiva (mudanças súbitas do humor), desinibição do comportamento sexual ou agressivo, perda da capacidade de autocrítica, além de falhas na atenção e na memória (*blackouts*).

Sabe-se que o álcool pode causar dependência e, nesse caso, sintomas de abstinência podem surgir em questão de horas ou dias após a interrupção do seu uso ou diminuição da dose ou frequência. A síndrome de abstinência de álcool caracteriza-se pela presença de tremores (principalmente pela manhã), mal-estar, taquicardia, sudorese, hipertensão arterial, disforia (ansiedade, tristeza ou irritabilidade), crises convulsivas, insônia e pesadelos. O *delirium tremens* é um quadro de abstinência mais grave, caracterizado por tremores intensos, rebaixamento da consciência, febre, sudorese profusa, hipertensão, taquicardia e convulsões. Ocorrem, ainda, ilusões e alucinações visuais – em geral, são vistos animais pequenos e repugnantes, as chamadas zoopsias – e táteis. O álcool também está relacionado a diversos outros quadros psicopatológicos, incluindo a demência e a síndrome de Korsakoff (uma forma especial de síndrome amnéstica, ver Capítulo 2), além de síndromes alucinatórias e delirantes.

Dentre as diversas complicações associadas ao alcoolismo, encontram-se a separação conjugal, o absenteísmo ocupacional (e a consequente perda do emprego), acidentes (especialmente automobilísticos), doenças físicas (pancreatite, gastrite, diarreia, úlcera gástrica, cirrose, hepatite gordurosa, polineuropatia periférica, cardiomiopatia e outras) e suicídio.

O alcoolismo no cinema

Em *Farrapo humano*, Don Birnam (Ray Milland, ganhador do Oscar por esse papel) é um escritor desempregado, com autoestima muito baixa. Ele afirma que só se sente confiante quando bebe. Assim como os alcoolistas de outros filmes e da vida real, costuma esconder garrafas pela casa – no lustre da sala e em um buraco na parede do banheiro. Em uma cena, ele pendura uma garrafa na janela para que sua namorada e seu irmão, que tentam controlar seu vício, não a vejam. Em seguida, sugere que o irmão leve sua namorada a um concerto, para poder ficar em casa sozinho, bebendo. Em desespero, implora nos bares por bebida gratuita, e, diante das negativas dos *barmen*, acaba vendendo sua máquina de escrever – que seria seu ganha-pão – para pagar a bebida. Além disso, muitas vezes tem de roubar para sustentar seu vício. Por exemplo, pega o dinheiro que o irmão deixara em sua casa para a faxineira, furta a bolsa de uma mulher que está em um bar e, em uma loja, pega uma garrafa sem pagar.

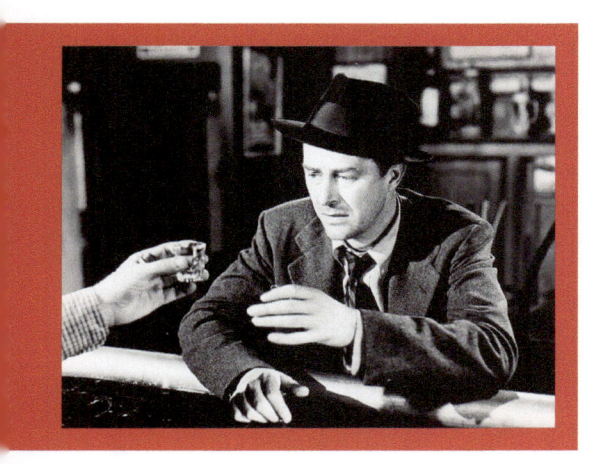

Don é conhecido pelos vizinhos e pelos *barmen* como "alcoólatra". O irmão relata que ele se embebeda há seis anos e que, uma vez, já foi internado em uma clínica. O irmão e a namorada querem cuidar dele, mas Don não quer parar de beber.

Talvez esse seja o filme que melhor ilustre a riqueza dos sintomas presentes no quadro de abstinência do álcool. Don afirma que a manhã é o período do dia em que mais precisa beber, e que o álcool é como um remédio para ele. Esse relato demonstra como os sintomas presentes durante o processo da abstinência são responsáveis pela recaída comumente observada em dependentes.

Há uma cena, em um bar, em que Don está tremendo tanto que nem consegue segurar o copo de bebida. Mais para o final do filme, ao subir uma escada, ele sofre uma queda, sendo então levado para uma instituição psiquiátrica. No leito ao lado do seu, um indivíduo tem um quadro bem característico de *delirium tremens*: suor excessivo, tremor e olhos arregalados – provavelmente apresentando alucinações visuais. Um enfermeiro diz a Don que esse paciente, após o pôr do sol, estará vendo bichos (zoopsias). Em seguida, aponta para outro paciente e diz que aquele vê besouros andando sobre seu corpo. De fato, mais tarde, esse paciente fica muito agitado e grita, tentando expulsar os tais "besouros". Depois de fugir do hospital, à noite, Don "vê" um rato e um morcego dentro de seu apartamento. Fica apavorado e grita. Está suando muito. Tudo muito típico de *delirium tremens*, inclusive o início do quadro no período noturno. O filme ilustra, ainda, uma complicação comum do alcoolismo, o suicídio. Com a intenção de se matar, Don rouba o casaco de sua namorada para resgatar sua arma de fogo, que estava penhorada.

Em *Despedida em Las Vegas*, Ben Sanderson (Nicholas Cage) passa o dia inteiro alcoolizado, chegando a dirigir e beber ao mesmo tempo. Quando pede um empréstimo a um amigo, este sabe que o dinheiro vai ser usado para comprar bebida. O comportamento de Ben altera-se muito quando está embriagado. Em um bar, por exemplo, aborda uma mulher de forma grosseira. Em um cassino, tem uma "explosão" de raiva, empurra uma senhora, vira a mesa e começa a gritar. Em uma cena, de tão bêbado, não percebe que uma prostituta rouba seus anéis enquanto chupa seus dedos.

A dependência de Ben em relação ao álcool fica mais evidente quando ele apresenta sinais de abstinência. De manhã, apresenta tremor, não conseguindo assinar um cheque. Em seguida, vai a um bar, e a ingestão de álcool faz o tremor desaparecer. Essa cena ilustra muito bem como os sinais e sintomas produzidos pela síndrome de abstinência podem ser neutralizados com o consumo da substância responsável pela síndrome.

O alcoolismo traz consequências bastante negativas para Ben. Sua aparência é bastante descuidada. No início do filme, ele aparece vestindo terno e gravata, mas as roupas estão em total desalinho. Além disso, ele, que já havia sido abandonado pela esposa, perde o emprego. Decide, então, cometer suicídio, bebendo até morrer.

A história de *À sombra do vulcão* passa-se em uma cidade do México, em 1938, no dia de finados, ocasião festiva na região. Geoffrey Firmin (Albert Finney) é o cônsul britânico naquela cidade e passa, literalmente, todo o dia ingerindo álcool, bebendo, inclusive, perfume. Tem várias garrafas de bebida escondidas dentro de casa e, constantemente, tem sinais de intoxicação alcoólica: marcha cambaleante, voz pastosa, além de comportamento inadequado, tolo e jocoso. Em uma festa, pega o microfone e começa a fazer um discurso. Em outra cena, tem de ser contido pela ex-esposa para não cair. Mais tarde, cai bêbado no meio da rua, em plena luz do dia. Geoffrey relata que apresenta um tremor matinal, o qual melhora quando ele bebe, caracterizando um sinal típico da síndrome de abstinência do álcool.

No início do filme *28 dias*, Gwen Cummings (Sandra Bullock) está em uma boate com o namorado, bebendo muito, apesar de sua irmã se casar na manhã seguinte e ela ser dama de honra da noiva. Como seria de se esperar, Gwen chega atrasada ao casamento. Na festa, bebe ainda mais e tem um comportamento bastante inconveniente: está eufórica, muito desinibida e sem qualquer autocrítica. Faz um discurso totalmente inadequado e, dias depois, não lembra o que tinha falado – um típico *blackout*. Em uma das cenas, cai sobre o bolo, destruindo-o, despe-se em público, em frente ao local da festa, porque o vestido ficara sujo e, em seguida, rouba o carro dos noivos para ir comprar outro bolo. Dirige alcoolizada e, com o carro, destrói a varanda de uma casa.

Por ordem judicial, Gwen é obrigada a submeter-se a tratamento em uma clínica para dependentes químicos (o título do filme é uma referência ao período padrão de internação compulsória). Tipicamente, os alcoolistas negam a própria dependência, o que é ilustrado por uma afirmação de Gwen ao dizer que, se quisesse, poderia controlar o uso do álcool. Sua mãe também era alcoolista e morrera, provavelmente, por causa do uso abusivo dessa substância. De fato, observa-se que a hereditariedade representa um importante elemento na etiologia do alcoolismo.

Em *Quando um homem ama uma mulher*, Alice Green (Meg Ryan) é dependente de álcool. O aspecto hereditário encontra-se também presente nesse filme, uma vez que o pai de Alice era alcoolista. Ela possui várias garrafas de bebida escondidas pela casa, bebe diariamente, chegando a ingerir um litro de vodca por dia. Tenta resistir à necessidade de consumir bebidas alcoólicas, mas não consegue, caracterizando, assim, o caráter compulsivo de seu comportamento. Em uma cena, por exemplo, joga uma garrafa na lixeira, mas, em seguida, a pega de volta e bebe.

Diversas vezes aparece embriagada. Em certo momento, sai com uma amiga para beber e esquece que seu marido, o piloto Michael Green (Andy Garcia), tinha um voo e ela precisava ficar com as filhas do casal. Em outro, após ter bebido, sai de carro com a filha, mas ao chegar em casa, percebe que a filha não se encontra mais com ela, porém não lembra onde a deixara. Em um passeio de barco que faz com o marido, cai na água em função de sua incoordenação motora. Em outra cena, chega em casa cambaleante, mal se aguentando em pé, e bebe ainda mais. Irrita-se sem motivo com a filha, batendo em seu rosto, e vai tomar banho, caindo, então, desmaiada no banheiro.

O filme *Frances* baseia-se na vida da estrela de cinema Frances Farmer, interpretada por Jessica Lange. Ao longo do filme, observamos Frances em constante estado de intoxicação alcoólica. Ela é presa por dirigir embriagada e por agredir fisicamente um policial que a aborda. Em outra cena, novamente alcoolizada, agride a maquiadora do estúdio após chegar atrasada a uma filmagem. Em consequência desse padrão repetitivo de comportamento, Frances é internada em um hospital psiquiátrico, sendo submetida a tratamentos inadequados para o alcoolismo – insulinoterapia, eletroconvulsoterapia e lobotomia.

TRANSTORNOS MENTAIS RELACIONADOS À ANFETAMINA

A anfetamina e substâncias afins são estimulantes do sistema nervoso central, sendo utilizadas com diferentes finalidades médicas. A efedrina, extraída da planta *Ephedra vulgaris*, já era empregada na antiga cultura chinesa para o tratamento de doenças respiratórias. O metilfenidato, que faz parte desse grupo, é o medicamento de escolha para o transtorno de déficit de atenção/hiperatividade (ver Capítulo 15). Medicamentos à base de anfetamina também são utilizados como inibidores do apetite. Muitas vezes, o abuso de anfetamina ou derivados tem início com a prescrição dessas substâncias em tentativas de perder peso.

A intoxicação por anfetamina produz uma série de alterações comportamentais e mentais que incluem uma forte sensação de prazer, seguida de euforia e sentimentos de grandiosidade, perda da capacidade de autocrítica, inibição da fome, agressividade, agitação, hipervigilância, eliminação da fadiga e diminuição da necessidade de sono. Essas alterações representam uma síndrome maníaca, como a observada no transtorno bipolar (ver Capítulo 5) – neste último, no entanto, por definição, não há uma causa conhecida.

Dentre as alterações fisiológicas observadas na intoxicação por anfetamina, encontram-se taquicardia, aumento da pressão sanguínea, dilatação das pupilas, sudorese, calafrios, náusea e vômitos. Outras complicações podem ocorrer em um estado de intoxicação produzida por anfetamina, dentre elas: alucinações, delírios persecutórios, rebaixamento do nível da consciência (chegando mesmo ao coma), alterações significativas da atividade motora (discinesia), espasmos musculares (distonia), além de convulsões, depressão respiratória, arritmia cardíaca e infarto do miocárdio.

A abstinência de anfetamina desenvolve-se muito rapidamente, podendo ser observada após apenas um evento de intoxicação pela substância (*crash*). Essa síndrome caracteriza-se por humor disfórico (ansiedade, tristeza ou irritabilidade), sendo também observadas alterações fisiológicas como aumento do apetite, insônia ou hipersonia, pesadelos, fadiga e inibição ou agitação psicomotora.

A anfetamina no cinema

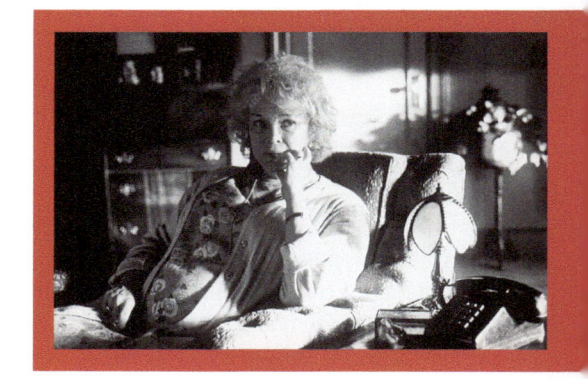

Em *Réquiem para um sonho*, Sara Goldfarb (Ellen Burstyn) é uma viúva de meia-idade, solitária, infeliz e "viciada" em televisão. É oprimida pelo filho, Harry Goldfarb (Jared Leto), que vende objetos dela para poder comprar drogas. Certo dia, Sara recebe um telefonema informando-a de que foi selecionada para participar de um programa de televisão. Entusiasmada, pensa em vestir nessa ocasião um vestido vermelho, que havia usado na formatura do filho no ensino médio. Ao experimentar o vestido, percebe que não cabe mais nele por ter engordado bastante desde então. Inicialmente, tenta fazer dieta, mas sem sucesso. Uma amiga então relata que a filha havia perdido 23 quilos, rapidamente, usando pílulas que eliminavam a fome, receitadas por um médico.

Sara procura esse médico e passa a tomar quatro comprimidos diferentes a cada dia. Só o quarto comprimido a faz dormir, os outros três a deixam excitada. Primeiro, a vemos dançando sozinha no meio da cozinha. Fica hiperativa, o que é ilustrado por imagens dela arrumando a casa, exibidas em ritmo acelerado. Também apresenta sudorese, mesmo sentada na poltrona, diante do televisor. Quando o filho vai visitá-la, Sara está claramente eufórica e agitada. Sorridente o tempo todo, não para de falar. O filho tem de pedir que se sente e diz que ela está "acelerada". Sara diz já ter perdido 13 quilos. Harry percebe que a mãe está usando anfetamina porque fica rangendo os dentes. Ela diz que as pílulas a fazem se sentir bem e com mais energia.

Alguns dias depois, vemos Sara prostrada, sentada na poltrona da sala, em um provável quadro de abstinência, o que a leva a telefonar para o consultório do médico para reclamar que o efeito dos comprimidos estava diminuindo. Ela passa, então, a aumentar a dose das anfetaminas por conta própria. Essa situação ilustra a ocorrência do fenômeno conhecido como tolerância.

Mais tarde, Sara fica mais agitada, e a vemos maquiada e dançando em seu quarto. Possivelmente ela desenvolve um quadro de *delirium*: sua consciência fica rebaixada e ela se mostra confusa, passando a apresentar sintomas psicóticos. Vê e ouve a geladeira se mexer ruidosamente. Vê a si mesma na tela do televisor. Em seguida, vê a própria imagem e a do apresentador de um programa de televisão dentro de sua casa. Por fim, ela se vê no estúdio de televisão, rodeada pela maquiadora, pelas câmeras e pela plateia, e fica desesperada.

Sara sai então de casa e pega o metrô. No trem, diz para os outros passageiros que vai aparecer na televisão. Consegue chegar à estação de televisão, onde pergunta quando vai aparecer no programa. As pessoas percebem que ela está "fora de si" e chamam uma ambulância. No hospital, um médico observa que ela está com as pupilas dilatadas e a encaminha para o setor de psiquiatria.

Alegando que Sara não responde aos medicamentos, o psiquiatra prescreve eletroconvulsoterapia. Essa modalidade terapêutica, no entanto, não é indicada para o tratamento de uma intoxicação por anfetaminas. Nesses casos, são utilizadas drogas antipsicóticas, que têm a capacidade de bloquear as vias dopaminérgicas, as quais ficam hiperativas no uso de anfetaminas. Além disso, com o passar do tempo, a substância tóxica seria progressivamente eliminada pelo organismo, o que levaria a uma remissão da crise psicótica.

O filme *Johnny & June* baseia-se na autobiografia do cantor e guitarrista de *country music* Johnny Cash, representado pelo ator Joaquin Phoenix. Na tela, ele aparece ingerindo comprimidos de anfetamina. Vemos em algumas cenas que Johnny se encontra bastante agitado, chegando mesmo a destruir o camarim imediatamente após uma apresentação. Os efeitos dessas substâncias, porém, não ficam totalmente claros para o espectador, provavelmente porque Johnny também faz uso abusivo de álcool e barbitúricos, os quais, como depressores do sistema nervoso central, apresentam efeito oposto ao da anfetamina. Em uma apresentação, ele sobe ao palco com a coordenação motora muito prejudicada e subitamente cai, quase desmaiado. Esse efeito, muito provavelmente, foi causado pelo álcool ou pelos barbitúricos. Constantemente intoxicado, Johnny não consegue mais trabalhar e chega a ser preso quando a polícia encontra drogas com ele. Johnny mostra alguns sinais de abstinência, especialmente no final do filme, quando é proibido por June (Reese Witherspoon) de consumir qualquer tipo de droga.

TRANSTORNOS MENTAIS RELACIONADOS À COCAÍNA

A cocaína é uma substância natural, extraída das folhas da planta *Erythroxylum coca*, nativa da Bolívia e do Peru. Nesses países, a folha é mascada desde a época dos incas em função de seus efeitos estimulantes, necessários para enfrentar o frio intenso e a rarefação do oxigênio na região andina. Os efeitos associados à intoxicação e à abstinência de cocaína são muito parecidos com os causados pela anfetamina. Ambas envolvem um aumento da atividade do neurotransmissor dopamina nas conexões entre os neurônios (sinapses). A cocaína bloqueia a recaptação da dopamina, enquanto a anfetamina aumenta a sua liberação. Como assinalado na seção anterior, antagonistas da dopamina são utilizados para aliviar os sintomas induzidos pela intoxicação por anfetamina ou cocaína.

A cocaína no cinema

Em *Tensão*, Lenny Brown (James Woods) e Linda Brown (Sean Young) são casados e moram em Nova York. Ele é um vendedor fracassado, que recebe um convite para trabalhar em Los Angeles, no ramo de imóveis. Chegando lá, ganha muito dinheiro em pouco tempo. No entanto, quando o negócio entra em colapso, ele se vê arruinado de uma hora para a outra, pois havia desperdiçado tudo o que ganhara com gastos fúteis e desnecessários.

No dia em que entra em falência, mesmo desanimado, Lenny vai a uma festa, na qual um amigo lhe oferece cocaína. Sob o efeito da droga, Lenny fica eufórico, otimista e autoconfiante. Diz que vai passar a vender aviões e recuperar tudo o que perdera. Em seguida, dança com Linda. Ela está cansada, mas ele quer continuar dançando. Ele então oferece cocaína a ela. Diz que há pouco queria morrer, mas havia recuperado o ânimo e a energia com a substância. Ela também faz uso da droga, e os dois, quando chegam em casa, ficam brincando na piscina o resto da noite, sem dormir.

A partir de então, tanto Lenny como Linda usam cocaína constantemente. Viajam para a Europa e "cheiram" o pó branco no banheiro do avião. Dentro de casa, ele tem uma crise convulsiva logo após o uso da substância, é internado, mas, assim que recebe alta, diante do hospital, volta a usar a droga. Mesmo em dificuldades financeiras, eles continuam comprando cocaína, diretamente de traficantes. Linda conta ter penhorado sua aliança para comprar a droga. Essas cenas demonstram como a cocaína tem um alto poder de indução de "fissura". É bastante comum as pessoas perderem o patrimônio acumulado por gerações simplesmente para obter essa substância.

No filme, os dois só decidem parar de usar cocaína quando, ao procurar um traficante, veem o corpo de um homem assassinado. Vão então para uma cidade do interior, onde o acesso à droga é mais difícil. No entanto, nesse lugar, Linda é visitada por um casal de amigos, que levam cocaína e oferecem a ela. Mesmo grávida, ela usa a droga. De imediato seu comportamento muda, ficando inconveniente e vulgar, e, em seguida, se desequilibra e cai de uma escada, perdendo o bebê.

Lenny e Linda param por algum tempo de usar cocaína, mas passam a consumir calmantes. Mais tarde, porém, ele usa a substância novamente, dessa vez tornando-se paranoide. Ele passa a acreditar que Linda o traiu com outro homem, e a agride fisicamente. No final do filme, Lenny vai jantar com dois homens que podem lhe dar uma oportunidade de trabalho. Está tão ansioso que usa cocaína antes e durante o encontro. Intoxicado com a substância, fica muito irritado e verbalmente agressivo, estragando sua chance de emprego. Ao chegar em casa, continua a usar cocaína e bate em Linda, que vai parar no hospital. Ela o abandona, mas Lenny, mesmo querendo que a esposa volte, não consegue mais parar de usar a droga.

Meu nome não é Johnny é um filme baseado na história (real) de João Guilherme Estrella (interpretado por Selton Mello). Dependente de cocaína, ele tornou-se um dos maiores traficantes da droga no Rio de Janeiro na década de 1990. No filme, após ser preso, ele relata à juíza que vinha consumindo cerca de 100 gramas da substância por semana. O efeito estimulante e euforizante da cocaína pode ser observado nas festas que, diariamente, João oferece aos amigos em seu apartamento. Em determinado momento, menciona que, graças aos efeitos da droga, não havia dormido nos três dias anteriores.

TRANSTORNOS MENTAIS RELACIONADOS A ALUCINÓGENOS

Substâncias alucinógenas – também denominadas perturbadoras, psicodélicas ou psicotomiméticas – são aquelas capazes de alterar a sensopercepção, produzindo ilusões e alucinações. Tecnicamente, as falsas percepções induzidas por alucinógenos representam uma forma especial de vivências alucinatórias, chamadas de alucinoses. Nesse caso, a pessoa tem pleno conhecimento de que essas falsas percepções são produzidas pela droga: sabe que aquilo que se está vendo não é verdadeiro, ou seja, o teste da realidade está preservado.

Existe uma grande variedade de substâncias alucinógenas naturais, como a mescalina (presente no cacto peiote, *Lophophora williamsii*), a psilocina e a psilocibina (encontradas no cogumelo branco e vermelho, *Amanita muscaria*). Além dessas substâncias naturais, já usadas há milênios por antigas culturas da América do Sul e Central com objetivos místicos, outras drogas sintéticas com alto poder alucinógeno foram desenvolvidas pelo homem. A mais potente delas é a dietilamina do ácido lisérgico (LSD), sintetizada em 1938 por Albert Hoffman.

As ilusões e as alucinoses produzidas por substâncias alucinógenas ocorrem em um estado de total alerta. Alterações sensoperceptivas de sistemas visuais são mais comuns, sendo frequentes os relatos de visões relacionadas a formas geométricas, pessoas e objetos. Alterações de outras modalidades sensoriais, como as auditivas e táteis, são mais raras. A intoxicação por essas substâncias produz, ainda, grande aumento da capacidade sensorial (hiperestesia) – as cores se tornam mais intensas e vívidas. Além disso, muitos indivíduos relatam a mistura de diferentes modalidades sensoriais (sinestesia) – por exemplo, cores podem ser "escutadas" e sons podem ser "vistos".

Um sentimento de estranheza em relação a si próprio (despersonalização), bem como em relação ao mundo exterior (desrealização), é comum em casos de intoxicação. Destacam-se, dentre as alterações fisiológicas, dilatação da pupila, visão turva, sudorese intensa, aceleração dos batimentos cardíacos, tremores e falta de coordenação. Durante ou logo após o uso de uma substância alucinógena, podem ocorrer importantes alterações do humor. A experiência de êxtase e euforia produzida pela substância pode dar lugar a reações de ansiedade ou depressão, ao medo de perder o juízo e a ideias paranoides, caracterizando uma *bad trip* (viagem ruim), termo utilizado por usuários desse tipo de substância.

Mesmo bastante tempo depois de consumir uma substância alucinógena, quando esta não produz mais nenhum efeito direto, a pessoa pode voltar a experimentar as alterações perceptivas – ilusões e alucinações visuais – vivenciadas durante a intoxicação. Essa síndrome é chamada de transtorno persistente da percepção induzido por alucinógenos (*flashbacks*).

Os alucinógenos no cinema

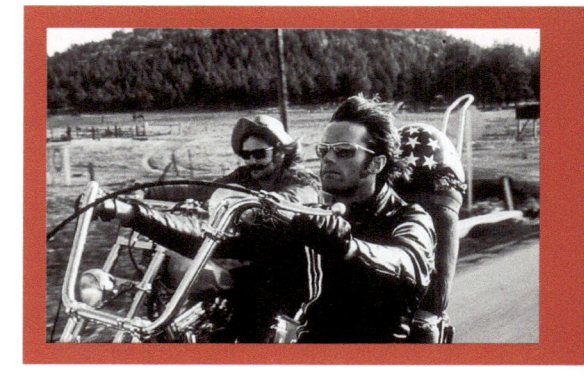

Em *Sem destino*, Wyatt (Peter Fonda) e Billy (Dennis Hopper) viajam de motocicleta pelos Estados Unidos. Saem de Los Angeles e querem chegar a Nova Orleans. Pelo caminho, vão desfrutando a liberdade e consumindo maconha. Em Nova Orleans, levam duas prostitutas para um cemitério, onde os quatro fazem uso de LSD. A seguir, assistimos a diversas imagens fantasiosas, que expressam as alucinações visuais que experimentam. Essas imagens apresentam, basicamente, conotações religiosas e fúnebres, aparecendo, ainda, figuras geométricas coloridas. Essa sequência de cenas é toda "picotada", com muitos cortes rápidos, com a intenção de simular para o espectador os efeitos psicodélicos do LSD. Entretanto, predominam imagens escuras, o que contrasta com o que se esperaria em um quadro por intoxicação por alucinógenos – ou seja, imagens visuais muito vívidas e intensamente coloridas (hiperestesia).

Os quatro personagens comportam-se de forma desinibida, confusa e desorganizada. Uma das prostitutas, Karen (Karen Black), apresenta intensa instabilidade emocional. De início, está bastante alegre, mas, em seguida, começa a chorar, tornando-se, então, extremamente agitada. Ela parece estar em uma *bad trip*, pois, assustada, diz que está morrendo. Wyatt também apresenta alteração do humor e, em uma cena, aparece choramingando próximo a uma estátua.

Em *Medo e delírio*, o jornalista Raoul Duke (Johnny Depp) deve cobrir um evento esportivo em Las Vegas e leva consigo seu advogado, Dr. Gonzo (Benicio Del Toro). Os dois alugam um carro conversível para a viagem e colocam no porta-malas uma maleta bastante "incrementada", contendo maconha, mescalina, LSD, cocaína, estimulantes, álcool e éter, entre outras "iguarias". Do início ao fim do filme, os dois personagens estão totalmente "pirados", usando uma droga após a outra. De fato, esses personagens podem ser incluídos em uma categoria clínica conhecida como dependência múltipla de substâncias, na qual a dependência envolve pelo menos três drogas diferentes, sem ser específica em relação a nenhuma delas.

No início da viagem, Raoul parece estar intoxicado com um alucinógeno. "Vê" morcegos e tenta pegá-los com um mata-mosquito. Em seguida, "vê" porcos voadores. Quando chega ao hotel, os distúrbios perceptivos visuais continuam. Os rostos do guardador de carro e da recepcionista do hotel ficam distorcidos, os desenhos do tapete do saguão se mexem, sangue se espalha pelo chão no bar, os salgadinhos sobre o balcão viram minhocas e as pessoas se transformam em répteis. Raoul fica assustado e, como em uma *bad trip*, parece considerar reais os absurdos que está vendo.

TRANSTORNOS MENTAIS RELACIONADOS A OPIOIDES

A palavra "opioide" deriva de "ópio", suco espesso extraído das sementes de papoula (*Papaver somniferum*). Os opioides são conhecidos desde a Antiguidade como substâncias capazes de inibir a dor, dentre as quais podem ser citadas a morfina e a heroína. Além do efeito analgésico, a intoxicação por opioides caracteriza-se por euforia, sonolência, prejuízo na atenção e na memória, constipação intestinal, constrição das pupilas e fala enrolada, existindo, ainda, o risco de depressão respiratória.

A dependência em relação aos opioides desenvolve-se rapidamente, devido a um acelerado processo de tolerância, indicando que são necessárias doses cada vez maiores para a obtenção do mesmo efeito. Na síndrome de abstinência, encontramos avidez pela droga, ansiedade, irritabilidade, sono agitado, bocejo, sudorese, lacrimejamento, dilatação das pupilas, secreção nasal, dores musculares, ondas de calor e de frio, náusea, vômito, diarreia, perda de peso e febre, além de aumento da pressão arterial e das frequências cardíaca e respiratória.

Os opioides no cinema

Eu, Christiane F., 13 anos, drogada e prostituída baseia-se em um livro autobiográfico. A personagem-título, interpretada pela atriz Natja Brunckhorst, usa heroína pela primeira vez por inalação, mas, logo em seguida, já está injetando a droga em suas veias. O prazer que o uso da heroína proporciona é referido no comentário de um amigo de Christiane, o qual afirma que a droga provoca uma sensação semelhante ao orgasmo. O desejo de usar a droga é tão intenso que ela e o namorado se prostituem na tentativa de conseguir dinheiro para comprá-la. Sucessivamente, ela vende seus discos de música, pega objetos de casa para vender e rouba dinheiro da mãe.

Em um episódio de intoxicação, Christiane cai no banheiro quase inconsciente. Após esse fato, ela e o namorado são forçados pela mãe de Christiane a parar de usar a heroína. Em consequência, o casal entra em síndrome de abstinência. Eles apresentam dor, contrações musculares, inquietação psicomotora, ansiedade, avidez pela droga, sudorese profusa, vômito e intensa secreção nasal. Contudo, assim que se recupera desse quadro, Christiane volta a usar a droga. No final, três amigos dela morrem de *overdose*. Um erro que encontramos no filme se dá no momento em que Christiane comenta que sabia que o namorado havia usado heroína porque estava sempre com as pupilas dilatadas. Na verdade, os opioides fazem com que as pupilas se contraiam, dilatando-se, apenas, nos quadros de abstinência.

Em *O homem do braço de ouro*, Frankie Machine (Frank Sinatra) acaba de sair da prisão, onde esteve por seis meses, condenado por atividades de jogo ilegal – era carteador. O filme revela que, antes da prisão, Frankie era usuário de uma droga injetável, certamente heroína, tornando-se dependente dela, uma vez que apresentava sintomas de abstinência quando interrompia o seu uso. Após ser libertado, resiste por alguns dias a voltar ao consumo da droga, mas acaba por comprá-la. Mais uma vez, observa-se o padrão de comportamento compulsivo que caracteriza os dependentes químicos.

A partir daí, Frankie passa a fazer uso frequente de heroína e a dependência desenvolve-se novamente. Em uma cena, ele apresenta um quadro de abstinência, tremendo e piscando muito. Os sinais motores (tremores) são comuns na síndrome de abstinência dessa substância, mas o aumento da frequência do piscar não é uma característica comum nessa situação. A crise se agrava, e sua avidez pela droga torna-se extremamente intensa. Além disso, tem dores no corpo, sudorese e calafrios. Ele está tão desesperado que Molly (Kim Novak) tem de trancá-lo na casa dela para que não possa comprar a substância e, assim, aliviar os sintomas da síndrome de abstinência. No dia seguinte, Frankie acorda totalmente recuperado.

Ray é um filme baseado na vida de outro músico, Ray Charles, interpretado pelo ator Jamie Foxx (ganhador do Oscar por esse papel). Ray, que é cego, teve o primeiro contato com heroína por intermédio de seus colegas músicos. Essa passagem ilustra muito bem como o meio social, particularmente os amigos, influenciam o comportamento em relação às drogas em geral.

Várias vezes o vemos sob o efeito da heroína: eufórico e sonolento. Em alguns momentos, apresenta coceira pelo corpo, sintoma que também pode ser encontrado em usuários dessa substância. Sua amante morre em consequência de uma *overdose* de heroína. De fato, a morte por depressão respiratória é relativamente comum nesses casos. Ray Charles, como outros artistas de sua época, é preso por porte de droga. Ele é então internado, uma vez que não é capaz de interromper o uso da substância. No hospital, apresenta uma síndrome de abstinência: calafrios, agitação, vômito, ansiedade, insônia e pesadelos, além de coceira pelo corpo. Exceto por este último sintoma, todas as alterações demonstradas são comuns nesse quadro.

Bird retrata a vida do músico de *jazz* Charlie "Bird" Parker, interpretado pelo ator Forest Whitaker. No filme, ele toma um remédio com codeína, um opioide eficaz no controle da tosse, além de fazer uso de heroína desde os 15 anos de idade. Seu braço apresenta muitas marcas de picadas e, em uma cena, aparece piscando muito os olhos, embora tal sinal não seja citado como comum em quadros de intoxicação nem de abstinência. As complicações em sua vida, causadas pela heroína, são múltiplas: tenta o suicídio, chega atrasado ou intoxicado aos *shows* e ainda é preso e condenado pela Justiça.

Diário de um adolescente também baseia-se em uma história real. No início do filme, Jim Carroll (Leonardo Di Caprio) aparece, junto com amigos, inalando um solvente. Na sequência, já está cheirando cocaína. Quando usa heroína pela primeira vez, ele diz sentir uma onda de calor pelo corpo e que "todo o sofrimento, a dor, a tristeza e a culpa desapareceram". Torna-se dependente de heroína e passa a praticar roubos para comprar a droga. Jim também faz uso de pílulas de estimulantes. Várias vezes durante o filme, o vemos intoxicado com alguma substância e, em algumas cenas, também aparece vomitando em casa. Em um jogo de basquete na escola, aparece totalmente sem coordenação motora. Sua vida, então, se degrada rapidamente: é expulso da escola, do time de basquete e da própria casa, pela mãe.

Há uma cena em que Jim compartilha a agulha da injeção de heroína com os amigos, sem medo de contrair alguma infecção. Essa cena ilustra como a AIDS, a sífilis e a hepatite B tornam-se doenças frequentes em usuários de drogas injetáveis. Mais adiante, ele sofre uma crise de abstinência de heroína, cena que exemplifica muito bem algumas alterações associadas a esse quadro, como intensa avidez por consumir a droga, sensação de dor e aumento da salivação. Mesmo melhorando da síndrome de abstinência, Jim sai de casa para comprar a droga. Essa passagem está de acordo com atitudes reais de dependentes de uma ou várias substâncias, que não só procuram a droga para aliviar as sensações negativas induzidas pela síndrome de abstinência, mas também apresentam um comportamento compulsivo associado ao consumo da substância, buscando obter sensações agradáveis. Com o objetivo de conseguir dinheiro para comprar a droga, Jim chega a se prostituir com outro homem. Acaba preso e, na prisão, deixa de usar as drogas. Ao sair, passa a fazer palestras contra o uso de drogas e, mais tarde, torna-se um escritor e músico de sucesso.

Em *Longa jornada noite adentro*, Mary Tyrone (Katharine Hepburn) é dependente de morfina. A substância fora prescrita como analgésico para a artrite reumatoide em suas mãos, mas Mary faz uso abusivo da droga. Quando está nervosa, sente vontade de tomar o medicamento e, em função disso, é constantemente vigiada pelo marido e pelos filhos, que tentam controlar seu comportamento.

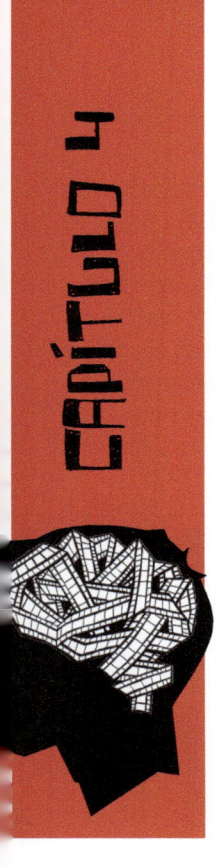

CAPÍTULO 4
TRANSTORNOS PSICÓTICOS

Um dos principais aspectos na nossa relação com o ambiente é a capacidade que temos de processar e interpretar adequadamente os estímulos que se encontram ao nosso redor. A principal característica dos transtornos psicóticos é a perda do contato com a realidade. De fato, os sintomas psicóticos estão associados a alterações que impedem o indivíduo de se relacionar de forma apropriada com o mundo exterior, ou seja, estímulos ou informações do meio externo podem ser processados de forma falsa e, quando apreendidos adequadamente, interpretados de forma distorcida. Uma pessoa que sofre de um transtorno psicótico pode apresentar comportamentos em profunda discordância com o meio onde ela se encontra.

Alucinação e delírio são os dois principais sintomas psicóticos. A alucinação é uma falsa percepção, na qual o paciente vivencia uma experiência sensorial, mas o estímulo físico correspondente a essa experiência está ausente. Por exemplo, um indivíduo que apresenta uma alucinação auditiva pode ouvir vozes sem que outras pessoas estejam de fato falando nas proximidades. As alucinações podem ser classificadas de acordo com as diferentes modalidades sensoriais: auditivas, visuais, táteis, olfativas, gustativas, corporais (envolvendo as vísceras) ou de movimento (cinestésicas). Algumas alucinações podem assumir formas especiais. É o caso da alucinação liliputiana, em que um objeto apresenta-se em escala muito reduzida. O termo *liliputiano* foi criado em alusão ao reino imaginário de Liliput, do livro *As viagens de Gulliver*, onde viviam pessoas de 15 cm de altura. Já na alucinação gulliveriana, termo também cunhado em alusão ao referido livro, o paciente apresenta uma alucinação visual gigantesca. Finalmente, na alucinação extracampina, o paciente detecta um estímulo fora do seu campo perceptual, por exemplo: relata que está vendo alguém do outro lado da parede ou um objeto localizado atrás dele mesmo.

A palavra *delírio* significa "lavrar fora do sulco". O delírio representa uma crença absurda, inadequada e incompatível com a realidade, consistindo em uma convicção que não se submete às evidências impostas pelo mundo real. O tema delirante mais comum é o de perseguição. Nesse caso, o indivíduo acredita que está sendo vigiado, seguido na rua ou que alguém quer lhe fazer algum mal ou mesmo matá-lo. Esses e outros temas delirantes frequentemente encontrados na prática clínica são apresentados no Quadro 4.1.

O DSM-IV-TR inclui entre os transtornos psicóticos a esquizofrenia, o transtorno esquizofreniforme, o transtorno esquizoafetivo, o transtorno delirante, o transtorno delirante compar-

QUADRO 4.1
PRINCIPAIS TEMAS DELIRANTES (ADAPTADO DE CHENIAUX, 2008)

Delírios	Foco da preocupação
Persecutório	Convicção de que está sendo perseguido(a) ou vigiado(a) por pessoas que objetivam lhe fazer algum mal
Grandeza	Convicção de que possui grande riqueza, beleza ou habilidades especiais (p. ex., poderes paranormais), tem amigos influentes ou é uma pessoa importante
Influência	Convicção de que alguém ou alguma força externa controla sua mente, seu corpo ou seu comportamento
Ciúmes	Convicção de que o cônjuge, namorado(a) ou parceiro(a) é infiel
Erotomaníaco	Convicção de que é amado, a distância, por outra pessoa, a qual muitas vezes é alguém famoso ou importante
Místico	Convicção de ter uma relação direta com Deus, ter a missão de salvar o mundo ou ser possuído por um espírito
Somático	Convicção de que tem uma doença grave ou incurável, como câncer ou AIDS
Negação (ou niilista)	Convicção de estar morto, de que o mundo deixou de existir ou de que os órgãos internos apodreceram ou pararam de funcionar
Identificação	Convicção de que uma pessoa que lhe é familiar foi substituída por um sósia ou impostor (síndrome de Capgras) ou de que uma pessoa estranha é, na verdade, uma pessoa conhecida (síndrome de Fregoli)

tilhado, o transtorno psicótico breve, entre outros. Embora todos os transtornos psicóticos apresentem sintomas psicóticos, esses sintomas, eventualmente, ocorrem também em outros transtornos mentais, como os transtornos do humor (ver Capítulo 5), o *delirium* e a demência (ver Capítulo 2). Um paciente que sofre de esquizofrenia, por exemplo, pode, no entanto, não apresentar, durante determinado período, sintomas psicóticos, ou esses sintomas podem não ser predominantes.

ESQUIZOFRENIA

A esquizofrenia constitui a categoria nosológica central entre os transtornos psicóticos. Esse grave transtorno mental atraiu a atenção de importantes psiquiatras ao longo da História, com destaque para Emil Kraepelin (1856-1926), Eugen Bleuler (1857-1939) e Kurt Schneider (1887-1967). Podemos afirmar que a atual definição de esquizofrenia é o resultado da combinação dos conceitos clássicos desses três autores.

Kraepelin, antes de Bleuler criar o termo *esquizofrenia*, chamou esse transtorno mental de demência precoce. Para ele, essa doença apresentava um curso marcado pela cronicidade e uma deterioração progressiva da personalidade, à semelhança do que se observava nas demências (discutidas no Capítulo 2), e cada surto deixava uma sequela irreversível. Tem origem aqui a noção de que o esquizofrênico, entre as crises, não volta completamente ao normal. Os surtos esquizofrênicos constituem um agravamento dos sintomas psicóticos, mas, entre eles, os sintomas negativos (ver adiante) se mantêm de forma contínua e pioram com o passar do tempo. Ainda de acordo com Kraepelin, esse processo parademencial – isto é, similar a uma demência – da esquizofrenia, diferentemente da grande maioria das verdadeiras demências, que começam na velhice, se inicia, em geral, no final da adolescência ou no início da vida adulta. Daí o termo *precoce*, utilizado por Kraepelin.

Mais tarde, Eugen Bleuler propôs que a alteração primária desse transtorno era uma dissociação dos diferentes aspectos de cognição, emoção e comportamento e, com base nessa proposta, criou o termo *esquizofrenia*, que significa "mente cindida", em substituição a *demência precoce*. Em contraposição ao pensamento de Kraepelin, Bleuler acreditava que a doença nem sempre apresentava um início precoce nem evoluía necessariamente para a demência. Além de criar o termo utilizado até hoje, Bleuler listou o que chamou de "sintomas fundamentais", que seriam específicos da esquizofrenia, afirmando que, a presença de apenas um deles já seria suficiente para o diagnóstico. Por começarem todos com a letra "A", esses sintomas fundamentais receberam a denominação de "os seis A's bleulerianos". São eles: 1) perda das **A**ssociações do pensamento (o paciente apresenta uma desagregação do pensamento, o discurso torna-se incoerente e ininteligível, havendo uma perda do nexo lógico entre as ideias); 2) **A**mbivalência afetiva ou **A**mbitimia (coexistência de sentimentos contraditórios, como ficar contente e triste ao mesmo tempo e com a mesma intensidade); 3) **A**mbitendência (desejar coisas opostas, querer e não querer ao mesmo tempo); 4) **A**utismo (um isolamento em relação ao ambiente e às outras pessoas, um ensimesmamento); 5) **A**volição (incapacidade de iniciar comportamentos dirigidos a um objetivo); e 6) **A**tenção prejudicada. Além desses, Bleuler descreveu dois outros sintomas presentes em pacientes com esquizofrenia: a paratimia, ou inadequação afetiva (p. ex., a pessoa sorri quando fala de eventos tristes sem qualquer razão aparente), e a dupla-orientação delirante (acreditar estar em dois lugares ou ser duas pessoas ao mesmo tempo).

Kurt Schneider desempenhou também importante papel na elaboração de uma lista de sintomas específicos da esquizofrenia, chamados por ele de "sintomas de primeira ordem", dentre os quais estão algumas formas especiais de alucinações: "vozes" que dialogam entre si ou que comentam o que o paciente está pensando ou fazendo. Schneider incluiu, ainda, algumas alterações da consciência do eu: o paciente tem a vivência de que seus pensamentos foram roubados, de que todos sabem o que está pensando, mesmo sem ele falar nada, e de que seus pensamentos, impulsos ou sentimentos, na verdade, não são seus, tendo sido impostos por alguém ou uma força externa. O paciente, quando descreve essas alterações, não está sendo metafórico: sente-se literalmente influenciado e vivencia seus pensamentos, impulsos e sentimentos não como conceitos, mas como coisas, como se fossem objetos físicos que pudessem ser retirados ou colocados por outras pessoas.

Embora Bleuler e Schneider tenham apontado sintomas que consideravam patognomônicos em relação à esquizofrenia, isto é, sintomas cuja presença determinaria, obrigatoriamente, esse diagnóstico, tal conceito não é mais aceito. Ainda se reconhece que os sintomas bleulerianos e schneiderianos são especialmente comuns nesse transtorno mental, mas, hoje em dia, acredita-se que não existam sintomas exclusivos da esquizofrenia. Assim, qualquer uma das alterações observadas nesse transtorno pode, eventualmente, estar presente em outros transtornos mentais.

Uma perspectiva mais atual acerca dos sintomas presentes na esquizofrenia é a sua classificação em dois grandes grupos: sintomas positivos e sintomas negativos. Os sintomas positivos (ou produtivos) são aqueles associados a uma ativação exacerbada e distorcida de determinadas funções. Os sintomas negativos (ou deficitários), por sua vez, representam uma drástica redução ou mesmo o desaparecimento de certas funções. O conceito de sintomas positivos e negativos foi proposto pelo neurologista John Hughlings-Jackson (1835-1911), que propôs que essas duas classes de sintomas estariam relacionadas a uma organização hierárquica do sistema nervoso. Estruturas neurais mais recentes filogeneticamente, ou hierarquicamente superiores, teriam a capacidade de inibir a atividade de estruturas mais antigas ou hierarquicamente inferiores. Calcado nesse modelo, a lesão de uma estrutura hierarquicamente superior ocasionaria a ocorrência de sintomas positivos (exacerbação de determinadas funções) devido à emergência da atividade desinibida de estruturas neurais mais antigas. Já os sintomas negativos (redução ou perda de outras funções) seriam uma consequência da baixa, ou mesmo da ausência, de atividade da estrutura neural comprometida.

Os sintomas positivos da esquizofrenia podem ser subdivididos em duas dimensões: a "dimensão psicótica", que abrange as alucinações e os delírios; e a "dimensão de desorganização", que inclui a presença de comportamentos bizarros ou catatônicos (p. ex., a flexibilidade cerácea, em que o paciente passivamente permite que o coloquem em posições desconfortáveis, mantidas sem dificuldade aparente), a desagregação do pensamento, a dupla-orientação delirante e sintomas relacionados à incongruência do afeto, como a ambitimia e a paratimia.

Os sintomas negativos presentes na esquizofrenia incluem um empobrecimento da expressão afetiva, da vontade e do conteúdo do pensamento, além de um isolamento social. Pacientes com esses sintomas mostram-se desatentos, apáticos (redução da motivação) e incapazes de experimentar prazer (anedonia), e exibem pobreza na fala (alogia), diminuição dos movimentos espontâneos, expressão facial imutável e ausência de respostas afetivas (embotamento afetivo).

Pode-se subdividir a esquizofrenia em pelo menos quatro subtipos: paranoide, hebefrênica ou desorganizada, catatônica e residual. A forma paranoide é a mais comum, geralmente ocorre em idade mais avançada (em torno dos 30 anos) e caracteriza-se pela presença de alucinações e delírios, com uma relativa preservação do funcionamento cognitivo ou afetivo. Já o subtipo hebefrênico tem início mais precoce (*hebe* significa "jovem") e, em consequência, apresenta efeitos mais devastadores, caracterizando-se por discurso e comportamento desorganizados, além de afeto embotado ou inadequado (em geral, o indivíduo mostra-se excessivamente imaturo e pueril, apresentando risos inadequados). O subtipo catatônico apresenta acentuada perturbação psicomotora, associada a imobilidade ou agitação. Frequentemente há negativismo (ou seja, resistência a cooperar com a entrevista e com as mais simples solicitações por parte do examinador), além de mutismo. Na esquizofrenia residual predominam os sintomas negativos, que ocorrem após o desaparecimento dos sintomas psicóticos (alucinações e delírios) presentes no início do curso do transtorno mental.

A esquizofrenia no cinema

Encontramos cinco filmes que ilustram e possibilitam discussões sobre a esquizofrenia: *Estamira*; *Uma mente brilhante*; *Visões de um crime*; *Spider, desafie sua mente*; e *Benny & Joon, corações em conflito*.

O filme brasileiro *Estamira* é considerado o mais fiel à realidade clínica da esquizofrenia, exatamente por se tratar de um documentário. A personagem-título é uma mulher de 63 anos, que vive e trabalha há 20 anos no aterro sanitário de Jardim Gramacho, o qual recebe diariamente mais de 8 mil toneladas de lixo da cidade do Rio de Janeiro. Ela sobrevive coletando restos de alimentos nesse local e pedindo esmolas nas ruas.

Estamira tem o diagnóstico de esquizofrenia e, no passado, recebeu acompanhamento em um ambulatório de um hospital psiquiátrico no bairro do Engenho de Dentro, na cidade do Rio de Janeiro. Aliás, sua mãe também havia sido internada naquela mesma unidade, o que é bastante significativo, já que a hereditariedade representa um importante fator de risco para a esquizofrenia. Segundo depoimento da filha de Estamira, o transtorno de sua mãe teve início quando começou a acreditar que alguém havia feito macumba contra ela, passando, posteriormente, a afirmar que o FBI a estava perseguindo e que era filmada nos ônibus por câmeras escondidas. Ou seja, o quadro inicial era caracterizado pela presença de delírios de perseguição.

Durante a maior parte do documentário, Estamira está diante das câmeras falando, exibindo diversas alterações psicopatológicas, e sua aparência é descuidada: suas roupas estão sujas e os cabelos em desalinho. O tom de sua voz varia pouco (hipoprosódia) e, algumas vezes, é bastante afetado e artificial (maneirismo verbal), o que é evidenciado em uma cena em que fala: "Anda-se. Nunca mais encostarás em mim!". Além disso, cria palavras e expressões que não existem (neologismos), como "Trocadil" (seria o demônio?), "Esta-serra" (mistura de Estamira e serra) e "gravador sanguíneo".

Estamira apresenta uma atividade delirante bastante evidente. Há ideias ao mesmo tempo místicas e de grandeza. Ela diz ter uma missão, que vai revelar a verdade, que não é uma pessoa comum, que está em toda a parte, que ninguém pode viver sem ela, que pode revelar quem é Deus e que todos dependem dela. As ideias místicas, em outros momentos, têm uma conotação de perseguição, por exemplo, quando afirma que o "Trocadil" só faz maldades com as pessoas, que ele cegou o cérebro das pessoas e que ele é Deus. Um delírio de influência também pode estar presente, visto que em certo momento aponta para o próprio peito e diz que um controle remoto entra em seu corpo. Em uma tomada, quando fala "Eu estou aqui e estou lá", podemos pensar em uma dupla-orientação delirante ou alteração da consciência de unidade do eu.

No filme encontramos, ainda, evidências de atividade alucinatória, principalmente auditiva. Em uma cena, Estamira olha para o lado como se estivesse ouvindo alguma coisa e, algumas vezes, fala sozinha; chega a dizer que escuta os astros. Em seu discurso, encontramos alguns bons exemplos de dissociação do pensamento: "Ninguém pode viver sem Estamira. Eu sinto orgulho e tristeza por isso. Porque eles, os astros negativos ofensivos, sujam os espaços e quer-me. Quer-me e suja tudo". E também: "Eu transbordei de raiva. Eu transbordei de ficar invisível, com tanta hipocrisia, com mentira, contra tantas perversidades, com tanto 'Trocadil'. Eu, Estamira. As doutrinas erradas, trocadas, ridicularizam o homem. Ridicularizam mesmo. É isso mesmo. Fez o homem expor ao ridículo. Fez o homem pior que o 'quadrúpulos'. Então que deixassem os homens como fosse antes de revelado o único condicional".

Estamira revela que, certa vez, pensou em suicídio, uma ocorrência bastante comum na esquizofrenia. Diz que se recusa a tomar medicamentos, dando uma explicação delirante para isso: a de que os remédios são da "quadrilha que quer dopar as pessoas". Esse depoimento ilustra uma situação bastante corriqueira na abordagem dos pacientes com esquizofrenia: a falta de adesão ao tratamento.

Uma mente brilhante é a biografia do matemático John Nash, ganhador do prêmio Nobel de Economia. No começo do filme, assistimos a Nash entrando na Universidade de Princeton, para a qual ganhou uma bolsa de estudos, em 1948. Lá, elabora uma teoria inovadora (teoria dos jogos), que posteriormente produzirá grande impacto no pensamento econômico mundial. Nash, interpretado pelo ator Russel Crowe, é apresentado como uma pessoa estranha, totalmente voltada para o estudo, introvertida, isolada e que não tem amigos íntimos. Frequentemente diz não gostar das pessoas e não demonstra nenhuma habilidade para abordar uma mulher. Todas essas características podem ser, em princípio, consideradas sintomas negativos da esquizofrenia.

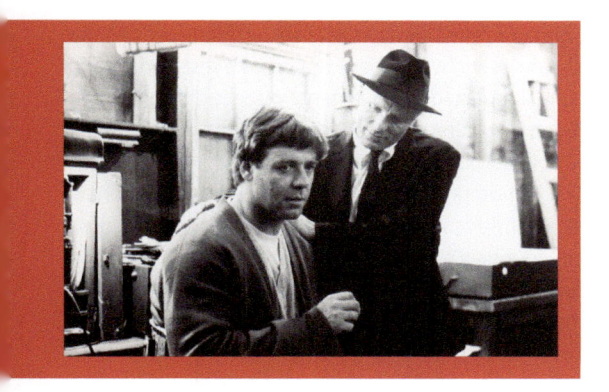

Em 1953, Nash começa a apresentar vivências extraordinárias, quando passa a ver o personagem William Parcher (Ed Harris), que se apresenta como funcionário do Departamento de Defesa. William relata que os soviéticos têm um plano de detonar uma bomba atômica nos Estados Unidos e pede que Nash seja um espião. Nash constantemente procura em textos de jornais e revistas padrões que possam ser códigos dos soviéticos, assim, a sala em que trabalha fica cheia desses periódicos. Em uma cena, entra em um carro onde está William, o qual é perseguido por outro carro, havendo, então, um tiroteio, e Nash acredita que está sendo vigiado pelos soviéticos. Em outro momento, enquanto está ministrando uma palestra, fica assustado porque identifica como espiões soviéticos alguns homens que entram no auditório.

No auge dessa situação, vemos Nash ser fisicamente contido, por ordem de um psiquiatra, sendo em seguida internado. No hospital, recebe o diagnóstico de esquizofrenia. Só então a plateia descobre que toda a história de espionagem era apenas uma fantasia. Até mesmo seu colega de quarto na universidade e a sobrinha deste, que apareceram em várias cenas, não eram reais, o que também nos surpreende, pois somos enganados pelo que seriam alucinações e delírios da doença.

Todavia, o filme retrata esses fenômenos psicóticos de forma muito pouco fiel ao que de fato acontece na esquizofrenia. Em primeiro lugar, Nash frequentemente apresenta alucinações visuais: vê William, os espiões soviéticos, seu colega de quarto e sua sobrinha. No entanto, na esquizofrenia, as alucinações visuais são raras, sendo ainda mais incomum o fato de Nash ao mesmo tempo ver e ouvir essas pessoas. Alucinações ou falsas percepções que envolvem simultaneamente mais de uma modalidade sensorial – visão e audição, por exemplo – praticamente nunca ocorrem em transtornos psicóticos, podendo aparecer em alguns casos de transtorno conversivo (ver Capítulo 7). Na esquizofrenia, são mais comuns as alucinações auditivas e, nesse caso, quando o paciente está ouvindo uma "voz", dificilmente ele vê quem está falando. De fato, as alucinações que Nash apresentou, na vida real, foram de natureza auditiva (Nasar, 1998). A adição de imagens visuais às alucinações auditivas de Nash provavelmente foi um recurso para tornar o filme mais interessante, afinal, o cinema é uma arte essencialmente visual. Porém, tal recurso levou a uma distorção em relação à experiência alucinatória que um esquizofrênico, de fato, apresenta. Há uma cena em que Nash beija a testa da garotinha que ele acredita ver, adicionando uma terceira modalidade sensorial à sua alucinação, o tato. Afinal, ele não sentiu que estava beijando o ar.

O delírio que Nash apresenta no filme também tem características diferentes das que observamos na esquizofrenia. Trata-se de um delírio muito bem organizado e sistematizado, com um conteúdo possível: tão possível que o espectador inicialmente o aceita como verdade. Vale lembrar que a trama de espionagem, embora fantasiosa, se passa no auge da guerra fria. Na esquizofrenia, contudo, o delírio costuma ser bizarro, de conteúdo impossível e caótico.

Na internação, Nash é submetido a insulinoterapia, modalidade terapêutica abandonada há várias décadas. Com o uso de medicação antipsicótica, após a alta hospitalar, ele melhora, mas apresenta efeitos colaterais nas áreas cognitiva e sexual, o que é bastante comum. Com o passar dos anos, passa a ser crítico em relação às alucinações, o que pode acontecer na esquizofrenia, e evolui razoavelmente bem, o que não acontece, contudo, na maioria dos casos. Além disso, casa-se com sua lindíssima aluna, Alicia Nash (Jennifer Connelly). No entanto, esquizofrênicos casam-se com menor frequência do que as pessoas em geral, o que está relacionado à imaturidade, à dependência e à afetividade restrita desses pacientes.

Em *Visões de um crime*, Romulus Ledbetter (Samuel L. Jackson) ficou esquizofrênico e abandonou sua família e sua carreira como músico para morar em uma caverna, na periferia de Nova York, tornando-se um mendigo. Sua aparência é bizarra: cabelo e barba estão muito compridos e sempre usa um estranho chapéu. Ele anda pelas ruas de forma desengonçada, não se considera doente e recusa qualquer ajuda médica. De fato, muitos indivíduos que sofrem de esquizofrenia, quando não contam com a assistência da família ou de instituições, acabam vivendo nas ruas. Romulus (considerado por alguns um trocadilho do roteirista para *homeless*, "sem-teto" em inglês) apresenta um delírio de perseguição e acredita que um suposto Cornelius Gould Stuyvesant quer matá-lo e, então, dominar o mundo. Stuyvesant, segundo Romulus, mora em uma torre – na verdade, o edifício da Chrysler, em Nova York – e fica observando-o lá de cima. No início do filme, em pleno inverno nova-iorquino, Romulus recebe a visita de um assistente social, mas tem certeza que ele foi enviado por Stuyvesant. Quando encontra um cadáver pendurado em uma árvore em frente à sua caverna, afirma que Stuyvesant é o assassino. Romulus também apresenta delírios de influência: diz que Stuyvesant afeta a mente das pessoas com os raios Y e, quando o assistente social se aproxima, diz para ele não entrar em sua mente.

Romulus aparenta estar apresentando alucinações auditivas, ou faz referência a elas, em várias cenas: ouve as correntes de Stuyvesant sendo arrastadas; grita com Stuyvesant, respondendo a seus chamados; reclama de vozes que escuta e ouve um enxame de traças e anjos em sua mente. Há uma cena, na casa do fotógrafo que é suspeito do assassinato, em que a plateia também ouve a voz, que diz "é tarde demais". Algumas vezes no filme há referências a alucinações olfativas. Romulus diz que o assistente social e as outras pessoas que estavam próximas à sua caverna têm o "cheiro da desgraça". Em uma recepção na casa do suposto assassino, sente um "cheiro fétido de mentira e maldade".

Embora não seja comum na esquizofrenia, Romulus tem também alucinações visuais. Vê luzes saindo do edifício da Chrysler, vê os raios Y e vê uma luz verde, que relaciona a uma nova arma, os raios Z. Como já discutido em relação ao filme *Uma mente brilhante*, mais improvável ainda na esquizofrenia é a combinação de alucinações visuais e auditivas. Dificilmente ocorre uma integração de diferentes modalidades sensoriais nas alucinações, ou seja, as alucinações são tipicamente unimodais, sendo a modalidade auditiva a mais comum. Mesmo assim, Romulus várias vezes vê e, simultaneamente, ouve sua ex-esposa, com a qual fica conversando.

Diferentemente do que se observa na esquizofrenia, a afetividade de Romulus parece estar bastante preservada: assistimos ao personagem consolando um amigo do rapaz que apareceu morto e, no final do filme, abraçando emocionado sua filha. Mais inverossímil ainda é a preservação do pragmatismo do personagem. Embora esteja gravemente psicótico, Romulus se comporta como um excelente detetive e, antes mesmo da polícia, desvenda quem é o assassino. Seriam os esquizofrênicos de Hollywood mais espertos?!.

Em *Spider, desafie sua mente*, em nenhum momento é enunciado que Dennis "Spider" Cleg (Ralph Fiennes) sofre de esquizofrenia. Entretanto, a presença de diversas manifestações da doença, principalmente sintomas negativos, sugere esse diagnóstico. No início do filme, Spider está saindo de uma longa internação psiquiátrica e vai morar em uma pensão. Sua aparência é descuidada e bizarra: está despenteado, com a barba por fazer e com as roupas em desleixo, e veste quatro camisas, uma sobre a outra. Sua mímica facial e gesticulação são pouco expressivas, falando baixo e pouco, em um tom que praticamente não se altera. Isola-se das outras pessoas e apresenta um comportamento bizarro: guarda objetos em uma meia, que coloca, possivelmente, dentro da cueca que está vestindo; faz anotações em um caderninho, usando símbolos ininteligíveis; habitualmente pega objetos no chão da rua e os guarda nos bolsos; espalha pedaços de corda e barbante pelo quarto da pensão, simulando uma teia de aranha (de onde vem seu apelido, *Spider*, aranha em inglês); e apresenta um andar amaneirado, isto é, há uma perda da graça natural dos movimentos.

No entanto, poucos sintomas psicóticos aparecem no decorrer do filme. Em uma cena em que sente um cheiro de gás, podemos deduzir que está apresentando uma alucinação olfativa. Não há indícios de alucinações auditivas, somente de ilusões visuais, que podem ser observadas nas cenas em que Spider vê o rosto da mãe em vez do rosto da dona da pensão. Ocorrem, ainda, falsas recordações referentes à sua infância: seu pai matando a esposa, mãe de Spider, e tendo como amante uma prostituta.

É possível que Spider apresente um quadro de esquizofrenia residual, visto que os sintomas psicóticos não são mais proeminentes, mas os sintomas negativos, como uma sequela, permanecem presentes. O início da doença de Spider situa-se na infância, o que é menos comum, embora plausível. Em geral, os primeiros sintomas da esquizofrenia surgem a partir da puberdade.

Em *Benny & Joon, corações em conflito*, Juniper "Joon" Pearl (Mary Stuart Masterson) apresenta um transtorno mental grave, possivelmente esquizofrenia, embora em nenhum momento esse termo seja usado. Ela vive com o irmão, de quem é dependente, e, segundo ele, fala sozinha e ouve vozes. Todavia, apenas na cena em que está fugindo com Sam (Johnny Depp), quase no final do filme, ela parece apresentar alucinações auditivas: tapa um ouvido, parece responder às vozes, chora e fica agitada. Nessa ocasião, Joon é internada.

Um aspecto importante na esquizofrenia é o comportamento bizarro que esses pacientes apresentam, o que, entretanto, não é bem ilustrado nesse filme. Em uma cena, Joon usa uma máscara de mergulho enquanto mistura diversos alimentos no liquidificador. Quando termina de usar esse eletrodoméstico, coloca uma raquete de pingue-pongue na cintura e, já em outra cena, está na rua, no meio de trânsito, com a máscara de mergulho, fazendo sinais para os carros com a raquete. Essas situações foram incluídas no roteiro provavelmente por serem engraçadas e tornarem o filme, uma comédia, mais agradável. No entanto, de maneira alguma parecem expressar uma desorganização do comportamento característica da esquizofrenia.

O irmão afirma que Joon não gosta que sua rotina seja alterada e que os objetos sejam retirados do lugar. Esse comportamento, porém, é mais comum nos transtornos do espectro autista (discutidos no Capítulo 15). O comportamento de Joon é bastante infantil: implica com as empregadas, joga objetos sobre uma delas; interrompe uma conversa do irmão com amigos falando coisas tolas e inadequadas; fica irritada com o irmão por achar que ele está roubando no jogo de pingue-pongue; e joga a raquete sobre um abajur, quebrando-o. Puerilidade (ou infantilidade) é comum na esquizofrenia, especialmente no subtipo hebefrênico ou desorganizado, mas não é uma manifestação específica desse transtorno.

Faltam, no entanto, sintomas negativos em Joon. Sua aparência é bem cuidada e a afetividade está preservada, como se observa em sua mímica e comportamento. Podemos afirmar que ela é, inclusive, bastante altruísta: ajuda Sam a escrever uma carta; compra um peixinho para o irmão – o outro que ele tinha morrera –; e tenta arrumar uma namorada para ele. Além disso, apaixona-se por Sam e, após fazerem amor, decide fugir com ele. (É muita afetividade e iniciativa para um paciente com esquizofrenia!) Sua capacidade de abstração também aparece preservada, ilustrada pela elaboração de uma metáfora ao comparar a retirada do suco da uva para fazer a uva-passa com o "esvaziamento" de uma vida. No final do filme, Joon consegue viver sozinha em um apartamento, tornando-se uma pessoa inteiramente independente, o que seria muito improvável em um caso real de esquizofrenia.

TRANSTORNO ESQUIZOFRENIFORME

O transtorno esquizofreniforme apresenta os mesmos sinais e sintomas encontrados na esquizofrenia, diferindo, apenas, com relação à duração: enquanto o transtorno esquizofreniforme, por definição, dura de um a seis meses, na esquizofrenia, as alterações estão presentes por pelo menos seis meses. Na prática, o diagnóstico de transtorno esquizofreniforme é sempre provisório. Estudos longitudinais indicam que, se não houver remissão da sintomatologia, os pacientes que receberam esse diagnóstico evoluem para esquizofrenia, transtorno esquizoafetivo ou transtornos do humor.

O transtorno esquizofreniforme no cinema

Não encontramos nenhum filme que pudesse ilustrar o transtorno esquizofreniforme.

TRANSTORNO ESQUIZOAFETIVO

O transtorno esquizoafetivo caracteriza-se por uma superposição de sintomas de esquizofrenia e de transtornos do humor (ver Capítulo 5). Em outras palavras, ocorrem ao mesmo tempo sintomas psicóticos considerados típicos da esquizofrenia e uma síndrome maníaca ou depressiva. Trata-se, no entanto, de uma categoria nosológica bastante controversa, pois não se sabe exatamente que tipo de relação haveria entre o transtorno esquizoafetivo e a esquizofrenia, ou, ainda, entre o transtorno esquizoafetivo e os transtornos do humor. Nesse sentido, existem seis possibilidades quanto à definição de transtorno esquizoafetivo: 1) uma forma atípica de esquizofrenia (com sintomas afetivos); 2) uma forma atípica de transtorno do humor (com sintomas esquizofrênicos); 3) uma terceira psicose (independente tanto da esquizofrenia quanto dos transtornos do humor); 4) uma comorbidade entre a esquizofrenia e um transtorno do humor (o paciente teria os dois transtornos mentais ao mesmo tempo); 5) um grupo heterogêneo constituído tanto por pacientes com esquizofrenia como por pacientes com transtornos do humor; e 6) um ponto intermediário em um *continuum* entre a esquizofrenia e os transtornos do humor. Dados encontrados na literatura científica sustentam, principalmente, as duas últimas hipóteses (Cheniaux et al., 2008).

O transtorno esquizoafetivo no cinema

Não encontramos nenhum filme que pudesse ilustrar o transtorno esquizoafetivo. Na vida real, o pianista australiano David Helfgott, retratado no filme *Shine – Brilhante,* recebeu o diagnóstico de transtorno esquizoafetivo (Eley, 1997). No entanto, no filme, o personagem só apresenta sintomas maníacos, não estando presentes sintomas psicóticos característicos da esquizofrenia. Assim, utilizamos esse filme para ilustrar o transtorno bipolar (ver Capítulo 5).

TRANSTORNO DELIRANTE

No transtorno delirante, o delírio é praticamente a única alteração observada. Alucinações, em geral, estão ausentes e, se estiverem presentes, não dominam o quadro. Alterações emocionais ou do comportamento são meramente consequências diretas da crença delirante.

O delírio no transtorno delirante, diferentemente do observado na esquizofrenia, tem um conteúdo possível, ou seja, não é bizarro. Assim, muitas vezes, o delirante pode convencer uma pessoa normal de que sua crença é verdadeira. Além disso, seu delírio é bem sistematizado, ou seja, é bem estruturado e encadeado com outras ideias delirantes ou pensamentos saudáveis. Por exemplo, no caso de um delírio de perseguição, o indivíduo é capaz de dizer quem o persegue, como é a perseguição e o motivo pelo qual está sendo perseguido.

Em função da temática do delírio, o transtorno delirante pode ser classificado em cinco subtipos: perseguição, ciúmes, erotomaníaco, grandeza e somático. Na introdução deste capítulo, já fizemos referência a alguns tipos de delírio (ver Quadro 4.1). No delírio de perseguição, o indivíduo tem a convicção de que alguém quer lhe fazer algum mal. No delírio de ciúmes, mais comum em homens, o indivíduo acredita que está sendo traído pelo cônjuge ou namorado(a). No delírio erotomaníaco, mais comum em mulheres, o paciente se julga amado por uma pessoa importante, rica ou famosa. Delírios de grandeza estão relacionados a ideias sobre si mesmo, de riqueza, poder ou habilidades extraordinárias. O indivíduo que apresenta um delírio somático, também chamado hipocondríaco, julga que sofre de uma doença física grave, como câncer ou AIDS.

O transtorno delirante no cinema

Dos filmes que podem ilustrar os cinco subtipos do transtorno delirante, *Camille Claudel* e *Teoria da conspiração* são exemplos que ilustram o subtipo persecutório. O primeiro filme baseia-se na vida da grande escultora Camille Claudel. A personagem-título, interpretada por Isabelle Adjani, era aluna e amante de Auguste Rodin (Gérard Depardieu). Todavia, os dois separam-se porque Rodin não quer abandonar a esposa. Claudel passa, então, a acreditar que Rodin a persegue de inúmeras formas. Inicialmente, sente uma dor abdominal e diz ao médico que alguém está envenenando sua comida. Acredita que Rodin, com sua influência política, esteja prejudicando sua carreira. Quando uma jornalista a procura para uma entrevista, Claudel acha que ela é amante de Rodin e que ele a enviara. Quando o rio Sena transborda e inunda seu ateliê, diz que Rodin quer afogá-la. Acusa-o de ter roubado a Gioconda. Em certa ocasião, vai à casa de Rodin e fica do lado de fora, gritando, até ser retirada pela polícia. Sente-se ameaçada o tempo todo, isola-se em seu ateliê e coloca tábuas nas janelas. É internada em um hospital psiquiátrico e diz ao médico ter medo do "bando de Rodin". Durante a internação, afirma que ele interfere para adiar sua alta. Acaba morrendo no hospital, após 30 anos de internação.

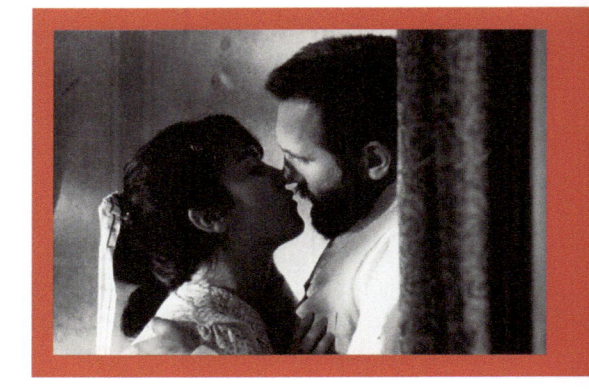

Em *Teoria da conspiração*, Jerry Fletcher (Mel Gibson) é um motorista de táxi que fala sem parar com os passageiros, sempre contando sobre conspirações. Diz, por exemplo, que o fluoreto na água não serve para fortalecer os dentes, mas para tirar a vontade das pessoas; que as notas de 100 dólares são rastreadas; que os pais de todos os ganhadores do prêmio Nobel foram forçados a doar sêmen para um banco de esperma; que *chips* serão colocados sob a pele das pessoas para que possam ser rastreadas; e que a guerra do Vietnã ocorreu devido a uma aposta de Onassis. Além disso, ele afirma haver uma relação entre a ocorrência recente de terremotos, a viagem do presidente norte-americano à Turquia e a decolagem de um ônibus espacial, pois acredita que a NASA quer matar o presidente.

Jerry não parece ser uma pessoa com características mentais saudáveis, como observado em uma cena na qual acaba dirigindo na contramão, para desespero do passageiro. Ele nunca volta para casa pelo mesmo caminho, sua geladeira tem cadeado, assim como a garrafa de café que fica dentro dela, possui inúmeros exemplares do livro *O apanhador no campo de centeio* e imprime um jornal sobre conspirações, com apenas cinco assinantes.

Apesar de delirante, Jerry é de fato raptado, mas consegue fugir e passa a ser perseguido. No final, descobrimos que ele havia sido usado em um programa de lavagem cerebral do governo norte-americano para criar assassinos, o que, provavelmente, desencadeou sua doença. A perseguição de que foi vítima não tinha nenhuma relação com suas teorias de conspiração, e ele, aos poucos, vai recuperando a memória, que havia perdido.

No entanto, o filme apresenta algumas inverossimilhanças em relação ao transtorno delirante. Embora seus delírios apresentem conteúdos possíveis, como no transtorno delirante, eles são numerosos demais. No transtorno delirante, em geral, ocorre apenas um delírio e, quando há mais de um, comumente estão relacionados entre si. Além disso, a explicação para a doença de Jerry, com base na lavagem cerebral que havia sofrido, é muito pouco provável.

Os filmes *Capitu*, *Dom* e *Perdoa-me por me traíres* ilustram o subtipo de ciúmes. *Capitu* é bastante fiel ao livro em que se baseia, *Dom Casmurro*, de Machado de Assis. Os amigos Bentinho (Othon Bastos) e Escobar (Raul Cortez) foram colegas no seminário. Bentinho é casado com Capitu (Isabella Cerqueira Campos), e Escobar, com Sancha (Marília Carneiro). Após a morte de Escobar, em uma ressaca no mar, Bentinho começa a apresentar uma crença inabalável de que Capitu o traíra com seu amigo e de que seu filho, Ezequiel (Wagner Lancetta), seria, na verdade, filho de Escobar. Bentinho baseia-se em uma semelhança física que acredita existir entre Ezequiel e Escobar. Além disso, certa vez, ao voltar para casa, Bentinho se deparara com Escobar saindo de lá. Embora o amigo tenha dito que o estava procurando, ele fica desconfiado. Sua convicção é tão intensa que, inicialmente, tem uma ideação suicida e, depois, pensa em matar Ezequiel, chegando a afirmar que não é seu pai. Bentinho acusa Capitu de adultério, mas ela nega e diz que ele enlouqueceu. No final, Bentinho e Capitu separam-se.

O filme, assim como o livro, deixa em aberto se houve ou não a traição. Embora contasse apenas com provas circunstanciais, Bentinho não tinha dúvidas quanto à infidelidade de Capitu.

Essa desproporção entre as informações de que dispunha e a intensidade de sua crença caracteriza a existência de um delírio. Um delírio de conteúdo possível, que até poderia coincidir com a realidade.

O próprio título do filme *Dom* é uma referência à mesma obra machadiana. Dom é também o apelido do personagem de Marcos Palmeira, que, sem nenhuma prova convincente, acredita que sua esposa, Ana (Maria Fernanda Cândido), o está traindo com seu melhor amigo, Miguel (Bruno Garcia). Tal ideia surge quando nasce seu filho e Dom acha estranho que Miguel fique exageradamente feliz com esse fato. Expõe à esposa sua incerteza quanto a ser o verdadeiro pai da criança e chega a cortar alguns fios do cabelo desta para fazer um teste genético de paternidade. Por causa dessa desconfiança, Dom não quer mais que sua esposa, que é atriz, continue trabalhando. Ela não concorda com essa imposição e aceita atuar em um filme dirigido por Miguel, deixando Dom completamente desesperado. No final, Ana não suporta mais o delírio de seu marido e decide abandoná-lo, levando consigo a criança, reproduzindo, assim, o destino de Capitu.

Perdoa-me por me traíres é baseado em peça homônima de Nelson Rodrigues. Gilberto (Nuno Leal Maia) é extremamente ciumento e não quer que sua mulher, Judite (Vera Fischer), vá visitá-lo no trabalho sob a alegação de que é impossível um homem vê-la e não desejá-la. Do trabalho, telefona várias vezes para casa a fim de certificar-se de que a mulher está lá e, quando está em casa, revista sua bolsa. Seu delírio torna-se evidente quando pergunta onde a mulher anota os nomes de seus amantes. Em uma cena em que Judite está tomando banho, Gilberto quer entrar no banheiro, mas percebe que a porta está trancada, o que lhe dá a certeza de que ela tem um amante, pois, desde o início do casamento, há três anos, só tomavam banho juntos. Ele, então, a agride fisicamente. Em outra cena, Judite telefona para o irmão de Gilberto, mas o marido pensa que ela está falando com o suposto amante. No final do filme, o irmão decide interná-lo, e o próprio Gilberto acaba reconhecendo que está doente. Essa atitude, no entanto, contrasta com a realidade clínica, pois o delirante não apresenta nenhuma crítica quanto a seu estado mórbido.

O filme *Bem me quer, mal me quer* retrata corretamente um transtorno delirante do subtipo erotomaníaco. Angélique (Audrey Tautou) é uma estudante de arte e está apaixonada por um cardiologista, que, para seu azar, já é casado. Ela, no entanto, acredita que sua paixão é correspondida e que ele irá se separar da mulher. O filme apresenta inicialmente a versão de Angélique e, só mais tarde, descobriremos que o cardiologista nunca esteve apaixonado por ela. Na verdade, ele mal sabia de sua existência.

Angélique está tomando conta de uma casa enquanto a dona está fora do país, e essa casa fica em frente à do cardiologista. Sua ideação delirante provavelmente começa no momento que o cardiologista lhe entrega uma rosa. Na realidade, ele havia acabado de receber a notícia da gravidez de sua esposa e estava levando um buquê de rosas para ela e, por estar tão feliz com a notícia, dá uma das rosas para uma desconhecida que encontra em frente à sua casa. Essa desconhecida é Angélique, que passa, então, a persegui-lo.

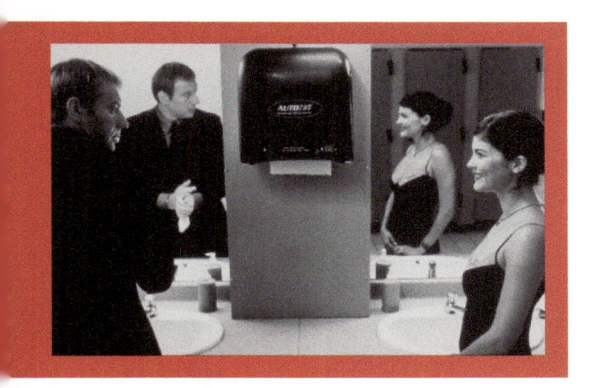

Em um congresso médico, Angélique vai ao banheiro (misto) e, instantes depois, o cardiologista entra e a cumprimenta. Quando percebe que ele vai embora, corre para fora do prédio e fica no ponto de ônibus. Ao vê-la, o cardiologista oferece uma carona, já que no encontro no banheiro ela dissera que eles se conheciam porque moravam perto um do outro. No trajeto, o rádio toca uma música, que Angélique elege como a música do romance dos dois. Quando panfletos de turismo chegam para ela, pelo correio, acredita que foi o cardiologista que os enviou, como uma proposta para viajarem juntos para Florença, na Itália. Tudo o que ele faz é interpretado como um sinal de amor. Angélique diz para a melhor amiga que tem um relacionamento com o cardiologista e que sua esposa engravidou apenas para "prender" o marido, explicando, assim, porque ele ainda não havia rompido o casamento.

A partir de certo ponto, a perseguição torna-se implacável. Angélique envia ao cardiologista uma rosa e, posteriormente, um quadro que pintou com a imagem dele, junto com um bilhete em que faz referência ao amor dos dois. Além disso, deixa dezenas de mensagens em sua secretária eletrônica de casa com a música que ouviram no rádio do carro. Essa perseguição faz a esposa do cardiologista acreditar que ele realmente tem uma amante e, por isso, ela o deixa.

Algum tempo depois, Angélique envia a ele uma passagem de avião e espera-o no aeroporto. Como ele não aparece, pensa em se atirar em um rio, mas acaba apenas jogando a mala. Ela, que havia comprado um vestido de noiva, o rasga ao voltar para casa. Rasga também fotos do cardiologista e não faz mais nada na vida a não ser esperar por ele, descuidando totalmente da casa de que está tomando conta.

Angélique decide procurar uma paciente do médico que o havia acusado de agressão. Durante uma intensa discussão, a paciente acaba morrendo de infarto. Em outra cena, atropela propositalmente a esposa do cardiologista, grávida de cinco meses, causando a perda do bebê. Quando vê o cardiologista beijando a esposa, tenta o suicídio com gás dentro de casa. Por ironia, ele, que ainda não sabe quem o persegue, é quem a salva. No final, quando descobre que Angélique é sua perseguidora e diz a ela que eles não têm nenhum envolvimento, e nunca terão, ela bate em sua cabeça com um objeto pesado. Ele entra em coma, mas se recupera, embora fique com uma sequela neurológica. Em seu julgamento, Angélique é considerada penalmente irresponsável, por sofrer de "erotomania", e é enviada para um manicômio judiciário. Após alguns anos, finge que está recuperada e recebe alta.

O transtorno delirante do subtipo de grandeza pode ser ilustrado em dois filmes: *Dom Juan de Marco* e *Rede de intrigas*. No primeiro, um rapaz de 21 anos (Johnny Depp) afirma categoricamente ser Don Juan, o maior amante do mundo, e que já fez amor com mais de mil mulheres. Ele usa uma fantasia com uma máscara e fala com sotaque espanhol. Quando é encontrado no alto de um prédio querendo se matar, por ter sido abandonado por sua amada, o psiquiatra Jack Mickler (Marlon Brando) o convence a sair de lá. Ele é então internado, mas nega estar delirante e recusa-se a tomar qualquer remédio.

Nas sessões com Jack, o suposto Don Juan faz um longo relato de falsas recordações: conta que nasceu no México, que seu primeiro amor foi uma mulher casada, que seu pai morreu em um duelo, que sua mãe entrou para um convento, que foi vendido como escravo para um sultão árabe, que fazia amor com a mulher do sultão e que foi rejeitado por uma mulher na ilha de Eros. Conversando com a avó do rapaz, Jack descobre que nada disso era verdade. Seu pai havia morrido em um acidente, nunca haviam morado no México, e assim por diante. Jack descobre, também, que seu paciente estava apaixonado por uma mulher cuja foto viu na página central de uma revista masculina. Essa mulher usa uma máscara. Jack encontra na casa do rapaz um livro com a história do verdadeiro Don Juan. No final, o personagem de Johnny Depp afirma a um juiz que não acredita mais ser Don Juan, mas parece estar mentindo apenas para conseguir alta hospitalar.

Em *Rede de intrigas*, Howard Beale (Peter Finch) é o âncora de um telejornal. Sua esposa havia morrido, e ele passara a beber muito. Para piorar, sua audiência cai muito e ele recebe aviso prévio (vai ser demitido). Certa noite, no ar, durante o noticiário, anuncia que vai cometer suicídio na semana seguinte. Seu comportamento muda radicalmente. Comporta-se como um "profeta irado", falando durante o telejornal das coisas erradas no país e no mundo. Apresenta um episódio de alucinação auditiva: a "voz" lhe diz que deve falar a verdade para as pessoas. Howard sente-se muito bem, mas vários de seus colegas acham que ele não está normal. No ar, pede para as pessoas gritarem "estou louco da vida e não aguento mais isso!", e milhões o obedecem em todo o país. Ele torna-se um sucesso na televisão e é aproveitado de forma inescrupulosa pela emissora. Mesmo quando não está no ar, continua a se comportar como se tivesse uma missão e precisasse falar a verdade para as pessoas. Howard apresenta alguns desmaios, especialmente ao final do programa, única alteração que não se encaixa bem em um quadro de transtorno delirante.

A falecida, outro filme baseado em uma peça de Nelson Rodrigues, apresenta um transtorno delirante do subtipo somático. Zulmira (Fernanda Montenegro) tem sintomas de um mero resfriado: tosse, nariz entupido, etc. Consulta-se com um médico, que garante que ela não tem nada sério. No entanto, ela tem certeza de que tem uma doença muito grave e de que vai morrer em questão de dias. Tem tanta certeza de que seus dias estão contados que contata uma funerária para encomendar seu caixão e enterro. De fato Zulmira morre em pouco tempo, mas esse pode ser um daqueles casos em que o delírio, de conteúdo possível, coincide com a realidade.

TRANSTORNO PSICÓTICO INDUZIDO

O transtorno psicótico induzido, classicamente conhecido como *folie à deux*, ocorre em função da transferência do delírio de uma pessoa para outra. A primeira apresenta um transtorno psicótico crônico, como esquizofrenia ou transtorno delirante, e tem uma convicção tão extraordinária em relação a um delírio que acaba contagiando com essa falsa crença a outra pessoa, a qual não sofria originalmente de um transtorno psicótico. Comumente as duas pessoas possuem uma ligação muito íntima – são marido e esposa, irmãos ou mãe e filho – e vivem em isolamento social. Em geral, a primeira pessoa é mais influente e assertiva, enquanto a outra é mais crédula e sugestionável. Se a dupla se separa, o indivíduo que não era originalmente psicótico tende a abandonar o delírio.

O transtorno psicótico induzido no cinema

Voltando ao filme *A falecida*, a convicção de Zulmira de que tinha uma doença grave e iria morrer em breve era tão intensa que acabou contagiando seu marido, que, após uma relutância inicial, acabou tomando essa ideia como verdadeira, tanto que, mais adiante, o vemos chorando, desesperado, abraçado a ela.

TRANSTORNO PSICÓTICO BREVE

O transtorno psicótico breve caracteriza-se pela ocorrência de delírios ou alucinações de início abrupto e curta duração (menos de um mês). Em geral, o quadro é precedido por algum evento de estresse, sendo, portanto, considerado reativo a tal acontecimento. Geralmente a evolução é boa, com total recuperação, sem sequelas, após o desaparecimento dos sintomas psicóticos.

O transtorno psicótico breve no cinema

Em *Betty Blue*, a personagem-título (Béatrice Dalle) fica decepcionada quando descobre que, ao contrário do que pensava, não estava grávida. Em um episódio isolado, diz estar ouvindo vozes dentro de sua cabeça e, posteriormente, arranca um dos seus próprios olhos. Levada para o hospital, fica em estupor, isto é, totalmente paralisada. O filme parece ilustrar um transtorno psicótico breve pelo fato de os sintomas psicóticos terem início súbito e serem precedidos por um evento de estresse (a frustração quanto a não estar grávida). No entanto, para uma formulação mais adequada desse diagnóstico, seria necessário que a remissão dos sintomas ocorresse dentro do período de um mês, o que não fica claro, já que o filme termina sem que se saiba a duração total do episódio.

"LOUCURAS MAL DEFINIDAS" NO CINEMA

O que o leigo chama de "louco" – ou "maluco", "pirado", entre outros inúmeros sinônimos – em geral coincide com o que, em psiquiatria, se qualifica como psicótico. Contudo, diversos filmes apresentam personagens que, ao menos aparentemente, são "loucos", mas cujas características clínicas não se enquadram em nenhum dos transtornos mentais psicóticos conhecidos e, por isso, não servem como exemplos ilustrativos desses transtornos. As características desses personagens baseiam-se na criatividade dos roteiristas e não na observação de pacientes reais. Nesta seção, que discute "loucuras mal definidas", apontamos as discrepâncias entre a realidade dos transtornos psicóticos e o imaginário popular que se expressa nas telas dos cinemas sobre o que seria a "loucura".

Em *Clube da luta*, depois que seu apartamento explode, Jack (Edward Norton) vai morar com Tyler Durden (Brad Pitt), que acabara de conhecer. Os dois juntos fundam o "clube da luta", onde homens se reúnem para lutar. Eles formam um exército e criam um projeto para destruir as empresas de cartão de crédito. Tyler então desaparece e Jack tenta encontrá-lo. No caminho, percebe que as pessoas pensam que ele é Tyler e acaba descobrindo que ambos são a mesma pessoa, que Tyler é uma "alucinação". Sem dúvida, a atividade alucinatória está muito mal caracterizada no filme. Como em *Uma mente brilhante* e *Visões de um crime*, as alucinações envolvem mais de uma modalidade sensorial ao mesmo tempo: Jack não só vê Tyler como também ouve sua voz, conversa com ele e ainda luta com ele (e se machuca!). Há uma cena em que Jack aparece brigando sozinho, pensando que está atracado com Tyler. No primeiro terço do filme, Tyler queima a mão de Jack, ou melhor, este acha que Tyler está queimando sua mão, quando, na verdade, é ele mesmo quem está se queimando.

Em suma, nada parecido com um transtorno psicótico de verdade. Também não se pode pensar em um transtorno dissociativo – em particular um transtorno dissociativo de identidade (ver Capítulo 8) –, pois nesse transtorno as identidades de uma mesma pessoa se alternam, o que não ocorre nesse filme, já que Jack e Tyler são concomitantes e interagem várias vezes.

Em *Os 12 macacos*, a psiquiatra Kathryn Railly (Madeleine Stowe) é chamada para examinar, na delegacia de polícia, um prisioneiro, James Cole (Bruce Willis), que estava muito agitado e enfrentara seis policiais. James afirma que veio do futuro e, obviamente, é levado para uma instituição psiquiátrica. Ele conta aos médicos que tem a missão de encontrar e deter o "exército dos 12 macacos", um grupo que iria espalhar um vírus pelo mundo, matando, assim, 5 bilhões de pessoas. Em certo momento, James questiona se as pessoas do futuro não estariam apenas em sua mente, admitindo a possibilidade de estar louco. Kathryn passa a acreditar na história contada por James depois que ele prevê o que o noticiário da televisão iria, mais tarde, informar. O país inteiro estava preocupado com um menino que teria caído em um poço, mas James, vindo do futuro, já sabia que o garoto, na verdade, estava escondido em um celeiro. Ela, então, passa a ajudá-lo a encontrar o tal exército, nos conduzindo à conclusão de que não há doença mental. Nesse sentido, James veio mesmo do futuro e realmente um vírus iria exterminar quase toda a humanidade. Pelo menos, essa é a história contada no filme. James tinha apenas uma informação errada: o vírus não seria roubado pelo "exército dos 12 macacos", e sim pelo assistente de um famoso virologista.

Em *K-Pax, o caminho da luz*, Prot (Kevin Spacey) aparece na estação central de Nova York e é levado pela polícia para o Instituto Psiquiátrico de Manhattan, onde é examinado pelo psiquiatra Mark Powell (Jeff Bridges). Prot diz ser de um planeta chamado K-Pax, de outro sistema solar, e ter 337 anos de idade, escreve e fala em uma língua alienígena, conta que viaja usando a energia da luz e dá explicações científicas que, de tão verossímeis, deixam perplexos os astrônomos que o entrevistam. Prot também apresenta comportamentos bizarros: come uma banana com casca e conversa com um cachorro. Quando se comprova que ele, diferentemente de todos os seres humanos, pode ver a luz ultravioleta, somos induzidos a acreditar que se trata, realmente, de um extraterrestre. No entanto, Mark acaba por descobrir a verdadeira identidade de Prot: ele matou o assassino de sua mulher e de sua filha e, em seguida, jogou-se em um rio. Acreditava-se que ele havia cometido suicídio, mas o corpo nunca fora encontrado. No final, Prot anuncia que vai voltar a seu planeta e marca a data de sua viagem, mas quando esse dia chega, entra em estupor. Sem dúvida, o fato de ele acreditar ser de outro planeta representa uma ideia delirante. Todavia, um verdadeiro delírio não contém detalhes tão numerosos e complexos como o de Prot. Seria mais verossímil supor que ele é realmente um extraterrestre do que um psicótico. Além disso, estupor com data marcada não existe.

Em *O pescador de ilusões*, Parry (Robin Williams) enlouquecera após a morte da esposa, assassinada diante de seus olhos. Ele passa um ano inteiro em mutismo, em um quadro de estupor, internado em um hospital psiquiátrico. Esse estado, contudo, é bastante inverossímil, pois, na vida real, ninguém consegue ficar tanto tempo sem se mexer e não morrer de inanição ou de alguma complicação clínica.

Parry, então, vira mendigo. Na primeira cena em que aparece, está regendo um coro de mendigos. Ele diz a Jack Lucas (Jeff Bridges) que é o "zelador de Deus" e que tem a missão de recuperar o cálice sagrado, o qual estaria na biblioteca de um milionário. Trata-se, aqui, de um delírio ao mesmo tempo de grandeza e místico. Examinando as alucinações de Parry, verificamos, entretanto, que elas são muito atípicas. Como em outros filmes, encontramos alucinações visuais e auditivas combinadas, simultâneas, o que não costuma ocorrer em quadros psicóticos: Parry vê "homenzinhos" (alucinações liliputianas), e conversa com eles, e também vê o que chama de "cavaleiro vermelho". Vale dizer ainda que alucinações visuais são raras na esquizofrenia e em outros transtornos psicóticos, sendo muito mais comuns nos quadros de *delirium* (ver Capítulo 2) e na intoxicação por alucinógenos (ver Capítulo 3).

Sintomas negativos de esquizofrenia estão ausentes no quadro clínico de Parry: ele tem um enorme prazer em ficar deitado, nu, na grama do Central Park, à noite, para olhar as estrelas; e se apaixona por uma moça tímida, sendo que quando está com ela, expressa normalmente seus sentimentos. No final, após ser atacado por um bando, Parry volta a ficar catatônico. Porém, súbita e milagrosamente, recupera-se quando Jack aparece no hospital com o cálice, roubado da casa de um milionário. Um quadro de estupor, em um transtorno psicótico, certamente não poderia sofrer uma influência tão forte de acontecimentos externos.

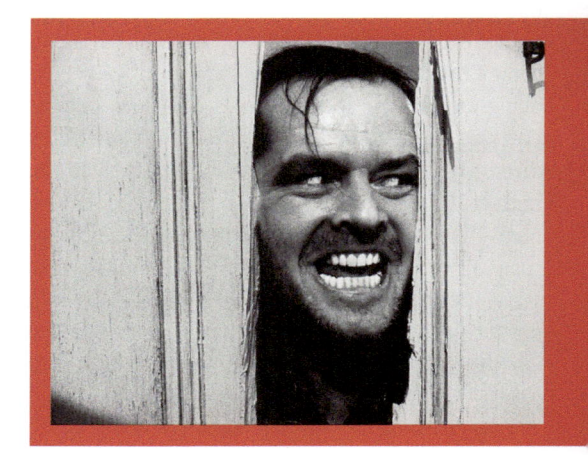

O iluminado é um filme de terror baseado em um livro de Stephen King. Jack Torrance (Jack Nicholson) é contratado para trabalhar como zelador, durante um inverno inteiro, em um hotel que fica fechado durante esse período, onde ficará com a esposa e o filho. Nesse hotel, um antigo zelador matara a família com um machado e cometera suicídio. Todos os três personagens enlouquecem: o filho tem visões com as duas filhas do antigo zelador, que falam com ele; na boca do filho "mora" um menininho que lhe mostra coisas nos sonhos e conversa com ele; o filho é um "iluminado", que consegue se comunicar com os outros sem falar e vê coisas que aconteceram no passado nos lugares onde agora se encontra. Jack passa a irritar-se sem qualquer motivo e fica com um *olhar de louco*. Ele tem a visão de um *barman*, conversa com ele, vê uma mulher no banheiro, que se transforma em uma velha e, então, o abraça. Jack vê também uma festa cheia de pessoas, na qual encontra o antigo zelador, com quem conversa.

Por fim, Jack diz que vai esmagar a cabeça de sua esposa e, com um machado, passa a persegui-la e ao filho. Até a esposa de Jack apresenta uma visão. Outra vez, encontramos o "erro" de combinar alucinações visuais, auditivas e táteis. Melhor atribuir todos os acontecimentos no hotel a fantasmas mesmo, e não a doença mental.

Em *Repulsa ao sexo*, Carol Ledoux (Catherine Deneuve) fica sozinha em casa quando sua irmã viaja. Ela parece estar triste e distraída. Tranca-se em casa e não sai mais à rua. A partir daí apresenta vivências extraordinárias. Vê e ouve as paredes rachando, e parece estar sempre com medo. Um homem que estava apaixonado por ela arromba sua casa e Carol bate em sua cabeça com um candelabro, matando-o. Ela tem uma alucinação em que vê outro homem em sua casa e tem relações sexuais com ele. Saem mãos da parede, que a agarram. O proprietário do apartamento em que vive com a irmã tenta agarrá-la e ela o mata com uma navalha. No final do filme, é encontrada morta. Nesse outro filme de terror, tudo pode ter acontecido apenas na cabeça de Carol. Mas que transtorno mental teria tais características?

Em *Taxi driver*, Travis Bickle (Robert De Niro), aos 26 anos, trabalha a noite toda como taxista porque não consegue dormir. É um homem solitário, que costuma ver filmes pornográficos no cinema. Pouco conversa com os colegas taxistas quando os encontra em uma cafeteria. Interessa-se por Betsy (Cybill Shepherd) e a leva a um cinema-pornô, chocando-a com isso. Travis então começa a *enlouquecer*. Acha que a cidade precisa ser limpa da "escória" e, para isso, compra armas, passando a andar com elas sob as roupas e dentro das botas. Acaba matando um bandido que assalta uma loja em que ele está. Resolve salvar Iris (Jodie Foster) de sua vida de prostituta. Raspa o cabelo no estilo *moicano*, ficando com uma aparência bizarra, e tenta matar, sem sucesso, um candidato à presidência, para quem Betsy trabalhava. Mata, então, o cafetão de Iris, assim como o dono do hotel onde ela trabalha e um de seus clientes. Leva tiros, entra em coma e é considerado um herói. Ao recuperar-se, volta a trabalhar como taxista.

Apesar de estar *muito louco*, nenhum delírio ou alucinação fica evidente em Travis. Enojar-se com toda aquela imundície moral na cidade não representa uma distorção da realidade. Além disso, o seu comportamento de "fazer justiça com as próprias mãos" não estava relacionado a nenhuma convicção mística de ter uma missão ou de ser o salvador da humanidade.

Em *Meu amigo Harvey*, Elwood Dowd (James Stewart) tem 42 anos de idade e é solteiro. Ele "vê" um coelho gigante, de 1,90 m (o que seria uma alucinação gulliveriana), com quem sempre conversa, alegando que o coelho pode prever o futuro e parar o tempo. No início do filme, quando sai de casa, abre o portão e, gentilmente, deixa o coelho passar primeiro. Anda segurando um chapéu que tem dois furos, adaptado para as orelhas do coelho. Em uma cena, Elwood recebe uma carta pelo correio e a rasga sem nem sequer abri-la. Passa os dias em bares bebendo e compra bebida para o coelho também. A família sente-se envergonhada, pois Elwood faz questão de apresentar o coelho a todas as visitas. Convida todos que encontra para tomar um drinque com ele no bar ou para jantar em sua casa, é muito gentil com todos e entrega seu cartão para todo mundo. Ficamos sabendo que a doença de Elwood se iniciara após a morte de sua mãe. Em determinado momento, a irmã de Elwood o leva para uma instituição psiquiátrica para interná-lo, mas o psiquiatra da instituição, no final, também começa a ver o coelho! Não é necessário dizer que se trata de uma comédia. Procurar um diagnóstico psiquiátrico para o personagem de James Stewart só iria estragar a graça do filme.

Esse mundo é um hospício é uma deliciosa comédia de humor negro. Mortimer Brewster (Cary Grant) é um crítico de teatro que escreve livros contra o casamento, mas que, ironicamente, está se casando quando o filme começa. Suas tias são consideradas as velhinhas mais doces do mundo, mas ninguém sabe que elas envenenam, por piedade, senhores idosos solitários que vão procurar um quarto para alugar em sua casa. Elas oferecem a eles vinho, que temperam com arsênico, estricnina e cianureto. Contam que já mataram 11, que foram enterrados no porão da casa, como se esse fato fosse a coisa mais natural do mundo.

O tio de Mortimer pensa que é Theodore Roosevelt, presidente dos Estados Unidos. Vez por outra, sobe a escada com o braço esticado, segurando uma espada inexistente, e grita "atacar!". Também toca corneta, incomodando os vizinhos. Ele é quem cava as covas no porão, achando que está construindo comportas para o canal do Panamá, e enterra os velhinhos, acreditando que todos morreram de febre amarela. O irmão de Mortimer é um assassino procurado pela polícia, pois também matou 11 pessoas e acaba de fugir de um manicômio judiciário.

No final, as tias revelam a Mortimer que ele fora adotado e que, na verdade, era filho da cozinheira. Ele, então, fica feliz por não ser parente biológico de tanta gente louca. Como em *Meu amigo Harvey*, não faz sentido rotular os personagens com diagnósticos psiquiátricos. Contudo, é interessante que o filme apresente a ideia – por sinal, verdadeira – de que transtornos mentais graves carregam um importante componente hereditário.

CAPÍTULO 5

TRANSTORNOS DO HUMOR

Afetividade e humor são conceitos estreitamente relacionados. Os afetos consistem em estados psíquicos subjetivos que se caracterizam pela propriedade de serem agradáveis ou desagradáveis. O humor, por sua vez, representa um somatório de todos os afetos presentes na consciência em um dado momento, constituindo o estado afetivo basal. Caracteriza-se por ser difuso e persistente e não relacionado a um objeto específico. O humor imprime ao indivíduo um importante componente motivacional e é capaz de influenciar, praticamente, todas as outras funções mentais, assim como o seu comportamento.

Tradicionalmente, pode-se descrever o humor de acordo com duas dimensões: intensidade e valência. Como ilustrado na Figura 5.1, a intensidade ou ativação do humor pode variar entre um polo de alta e outro de baixa intensidade. A valência, por sua vez, pode ser subdividida em positiva, quando o estado afetivo é agradável para o próprio indivíduo (p. ex., alegria), ou negativa, quando se apresenta desagradável (p. ex., tristeza, raiva e ansiedade). O termo *euforia* refere-se a um humor positivo de grande intensidade, enquanto o termo *disforia* está relacionado a uma valência negativa de humor.

Nos transtornos do humor, observa-se uma expressão exacerbada de alegria, irritabilidade ou tristeza, da qual decorrem as demais alterações psicopatológicas. Dentre os transtornos do humor, também conhecidos como transtornos afetivos, encontram-se o transtorno bipolar, o transtorno depressivo maior, o transtorno ciclotímico e o transtorno distímico.

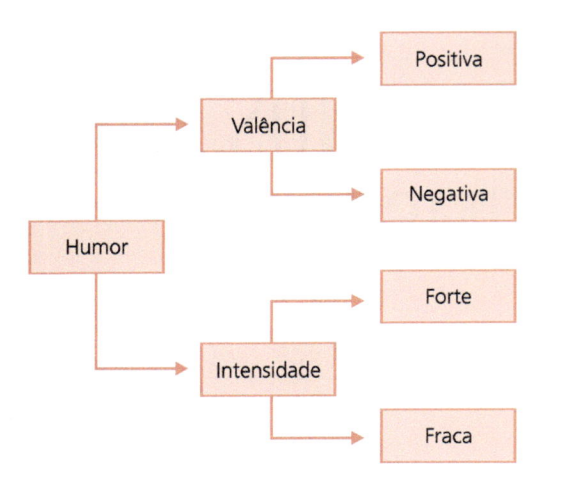

FIGURA 5.1
Classificação do humor de acordo com sua valência e intensidade.

TRANSTORNO BIPOLAR

No transtorno bipolar ocorrem duas síndromes com características clínicas completamente opostas: mania e depressão. Dentre as alterações observadas em um episódio maníaco, destacam-se: alegria ou irritabilidade excessiva; sensação subjetiva de aumento da energia; exacerbação da libido; desinibição do comportamento; gastos financeiros excessivos; aumento da autoestima; agitação e agressividade; fala excessiva e acelerada; e diminuição da necessidade de sono. A mania é chamada de eufórica quando predomina o humor alegre, e de disfórica quando o paciente exibe, principalmente, irritabilidade. A mania eufórica é a única condição clínica em toda a medicina na qual o indivíduo, além de não apresentar sofrimento, sente-se melhor do que quando está normal.

Em um episódio depressivo, encontram-se os seguintes sinais e sintomas: tristeza e choro fácil; fraqueza, desânimo ou falta de energia; lentidão da fala e dos movimentos; perda da libido; pessimismo; baixa autoestima; ideias de culpa; perda do apetite e emagrecimento (ou aumento do apetite e do peso); pensamentos e atos suicidas; insônia (ou sonolência excessiva); e desesperança. Na depressão, o sofrimento é intenso, mesmo que o indivíduo acabe por não relacionar seu sofrimento a um transtorno mental.

Existem, contudo, episódios em que o indivíduo apresenta sintomas maníacos de menor intensidade, nos quais não se observa um prejuízo significativo em sua vida social ou ocupacional: são os chamados episódios hipomaníacos. Uma pessoa que apresenta um episódio dessa natureza pode se tornar mais produtiva, criativa e sociável do que o habitual. Todavia, o paciente não permanece indefinidamente assim, podendo piorar até um nível de mania franca ou, futuramente, apresentar um episódio depressivo.

Há, ainda, o que se denomina de episódio misto, no qual sintomas maníacos e depressivos aparecem misturados em um mesmo episódio. Por exemplo, o indivíduo sente-se triste e sem esperança, mas está, ao mesmo tempo, inquieto, falando muito e rapidamente.

Os episódios maníacos (ou hipomaníacos) e depressivos alternam-se no curso do transtorno bipolar. Cada um desses episódios costuma durar alguns meses, podendo ser intermediados por períodos de total normalidade. Os episódios depressivos são mais frequentes e mais longos que os episódios maníacos (ou hipomaníacos). Todavia, são os episódios maníacos (ou hipomaníacos) que definem o transtorno bipolar. Assim, esse diagnóstico pode ser formulado mesmo que nunca tenha havido um episódio depressivo. O transtorno bipolar pode ser classificado em tipo I e tipo II. O transtorno bipolar tipo I caracteriza-se pela ocorrência de, pelo menos, um episódio maníaco no curso da doença. No tipo II, nunca houve um episódio maníaco, apenas episódios hipomaníacos e depressivos.

O transtorno bipolar altera enormemente o comportamento do indivíduo, prejudicando sua capacidade para o trabalho ou estudo, assim como o relacionamento com outras pessoas. Trata-se de um transtorno mental grave e crônico, que leva ao suicídio em 10% dos casos, principalmente durante os episódios depressivos ou mistos. Nos quadros de depressão muito grave, especialmente se há estupor (abolição dos movimentos voluntários) – que pode causar a morte por inanição –, ou ideação suicida, indica-se a internação psiquiátrica. A mesma conduta costuma ser necessária nos episódios de mania, uma vez que o paciente apresenta um comportamento altamente perigoso para si mesmo e para as outras pessoas, e, em geral, não tem consciência do fato de estar doente, não colaborando, assim, de forma espontânea com nenhum tratamento.

O transtorno bipolar no cinema

Para ilustrar o transtorno bipolar, vamos dar ênfase aos filmes que retratam episódios maníacos. Os episódios depressivos do transtorno bipolar e do transtorno depressivo maior são clinicamente indistinguíveis.

Mr. Jones é o filme que melhor ilustra o transtorno bipolar. No filme, o Sr. Jones (Richard Gere) exibe, inicialmente, sintomas maníacos. Logo na primeira cena, ele aparece correndo de bicicleta, demonstrando estar cheio de energia. Chega eufórico a uma construção, onde dá dinheiro para outro trabalhador que acabara de conhecer, sensibilizado pelo fato de essa pessoa ter sete filhos. Ainda na obra, apresenta um comportamento de alto risco. Fica andando sobre uma tábua bem no alto, sem qualquer proteção, e chega a se apoiar sobre um só pé. É salvo por um colega e, então, levado pela polícia, contra a sua vontade, a um hospital psiquiátrico, no qual é internado.

No hospital, Jones mostra-se desinibido e falante, conversando em um volume muito alto. Em pouco tempo, sai de alta por não concordar com a internação. Continua eufórico e desinibido e apresenta aumento da libido e da atividade motora. Convida a psiquiatra para sair e aborda mulheres desconhecidas na rua. Brinca com a caixa do banco, pedindo um hambúrguer em vez de dinheiro, e convida-a para almoçar. Deixa troco de alto valor para um vendedor de cachorro-quente, vai com a caixa do banco a uma loja de pianos, onde fica tocando vários deles, um após o outro. À noite, vai a um concerto e sobe ao palco, cantando e regendo a orquestra, porque acha que o maestro estava conduzindo em um ritmo excessivamente lento a sinfonia de Beethoven. Obviamente volta a ser internado.

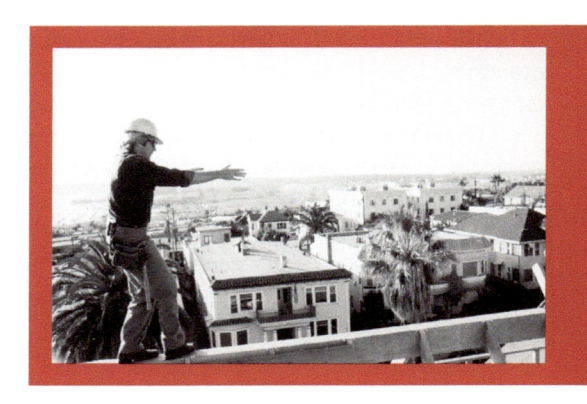

Durante a nova hospitalização, Jones conta que vinha sendo repetidamente internado nos últimos 20 anos. A primeira vez fora após uma tentativa de suicídio, com medicamentos. De fato, alguns pacientes com transtorno bipolar são internados diversas vezes, especialmente se não seguem o tratamento de forma adequada, como parece ser o caso de Jones. Além disso, em geral o primeiro episódio do transtorno bipolar observado é o de depressão, o que aconteceu com o personagem.

Ainda durante a internação, Jones diz que não tem nenhuma doença, que é assim e gosta de ser assim. Fala, ainda, que, durante a depressão, sente falta da euforia. Esse aspecto também é muito comum no transtorno bipolar: o não reconhecimento por parte do paciente de que apresenta um transtorno mental. O fato de os episódios de mania eufórica serem muito prazerosos contribui bastante para essa atitude.

Jones vai ao tribunal porque sua internação foi involuntária. Diante do juiz, fala em momentos inoportunos e diz não ser bipolar, porque ninguém no hospital o viu em depressão. Essa afirmação é incorreta, visto que o diagnóstico de transtorno bipolar pode ser formulado após um único episódio maníaco ou hipomaníaco, mesmo que nunca tenha ocorrido, ou venha a ocorrer, um episódio depressivo. De fato, dados epidemiológicos indicam que cerca de 10% dos pacientes bipolares jamais apresentaram um episódio de depressão.

É prescrito lítio para Jones – ainda hoje o medicamento número um para o tratamento do transtorno bipolar –, mas ele joga o frasco do remédio na lata de lixo. De fato, a não adesão ao tratamento parece ser a regra entre os pacientes com esse transtorno.

Mais adiante, no entanto, Jones apresenta um episódio depressivo. Aparece triste, chorando, com a barba por fazer, e anda curvado, sendo, então, reinternado. No hospital, apresenta ideias de culpa: acredita que magoou seus pais. Apesar de deprimido, sai correndo para salvar a vida da psiquiatra, que estava sendo atacada por outro paciente. Esse comportamento, contudo, parece bastante improvável em seu estado, em função da falta de energia e de iniciativa que, entre outras coisas, caracterizam a depressão. Fica um longo tempo internado, o que é tecnicamente inadequado, visto que, embora deprimido, não apresentava naquele momento um risco importante de suicídio. Nesse sentido, ele poderia ter seguido o tratamento em ambulatório.

Após recuperar-se da depressão, volta a ficar maníaco. Mexe com uma mulher na rua e a beija diante do namorado. Depois, rouba a moto de um desconhecido e volta para o alto da mesma construção da cena inicial do filme.

O filme *As loucuras do rei George* retrata as alterações de comportamento do rei George III, da Inglaterra, interpretado por Nigel Hawthorne. Pode-se observar em várias cenas que o rei apresenta euforia e desinibição típicas de um episódio maníaco. Exemplos podem ser encontrados nas cenas em que ele invade um jogo de críquete de crianças; levanta-se às 4 horas da madrugada e vai acordar os serviçais; sai correndo pelos gramados do palácio praticamente sem roupas; obriga os serviçais a rezarem com ele; pega o penico de uma serviçal e urina diante dela; sai da plateia em um concerto no palácio e vai tocar piano junto com a orquestra. Sua libido está exacerbada. Por exemplo, ele agarra e beija uma serviçal. Em outro momento, fala obscenidades. Fala muito. Apresenta também irritabilidade: em certo momento, sai correndo atrás do filho para bater nele. Tem ideias de grandeza: acha que pode controlar o frio com o poder de sua mente. Chega a admitir que pode estar louco, mas, na maior parte do tempo, nega a doença. De fato, a falta de crítica é a regra na mania.

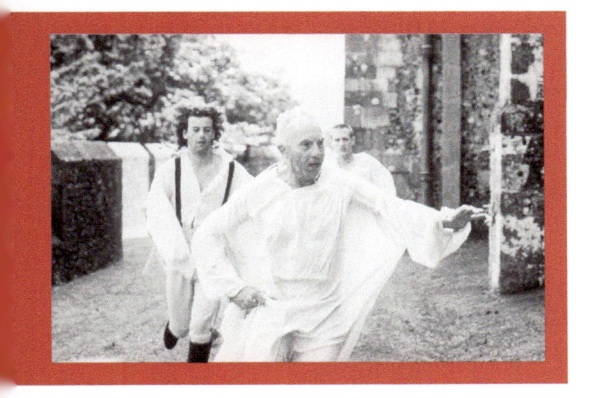

Atualmente, existe a hipótese de que, na vida real, o rei George III sofresse de porfiria, doença que pode afetar tanto a pele como o sistema nervoso. De fato, ele apresentava alguns sinais associados a essa doença, como a presença de uma coloração azulada na urina. No entanto, alguns autores (Salzmann, 1970; Brownstein, 1997) defendem a ideia de que George III, além de porfiria, sofreria também de um transtorno bipolar, e que as alterações do seu comportamento não tiveram qualquer relação com a porfiria.

Em *Politicamente incorreto*, Jay Billington Bulworth (Warren Beatty) é um senador norte-americano candidato à reeleição. No início do filme, aparenta estar deprimido, acredita que sua carreira política está acabada e planeja se matar. De repente, seu comportamento muda, e ele torna-se maníaco. Passa várias noites seguidas sem dormir, mas não aparenta cansaço. Perde o apetite. Torna-se muito desinibido e descontraído. Nos eventos públicos de sua campanha pela reeleição, fala apenas verdades, revelando, por exemplo, como os políticos enganam as pessoas. Passa também a cantar *rap* durante a campanha, fazendo rimas o tempo todo, e, além disso, veste-se como um cantor de *rap*. Sua libido está elevada e se interessa por Nina (Halle Berry), indo com ela e suas amigas a uma boate de negros. Devido a esse comportamento (honesto), torna-se o político mais popular do país. Obviamente, essa é uma obra de ficção...

Sede de viver conta a história de Vincent van Gogh, um dos maiores gênios da pintura, interpretado por Kirk Douglas. Alguns autores (Jamison; Wyatt, 1992) acreditam que van Gogh sofria de transtorno bipolar. No filme, observamos alguns sintomas maníacos. Frequentemente van Gogh se mostra irritado, insulta amigos do irmão na casa dele e, diversas vezes, discute com outro pintor, Paul Gauguin (Anthony Quinn). Após uma dessas discussões, ele corta a própria orelha. Van Gogh conta que, muitas vezes, passa a noite inteira sem dormir, pintando. Gauguin, de fato, fica impressionado com a quantidade de quadros produzidos pelo colega em pouco tempo.

Mais tarde, possivelmente deprimido, van Gogh interna-se em um manicômio por vontade própria. Há uma cena, durante a internação, em que ele parece estar totalmente desinteressado: está sentado em uma cadeira diante de uma janela, mas sem olhar através dela. Depois de um período de desânimo, ainda hospitalizado, volta a produzir muito. No final do filme, van Gogh fica novamente deprimido e se mata com uma arma de fogo. Em sua carta-suicida, escreve: "Estou desesperado. Não consigo ver nenhum futuro. Não vejo saída". Sabe-se que van Gogh apresentava também crises convulsivas, o que aparece em uma cena do filme, mas isso não invalida um diagnóstico de transtorno bipolar.

Em *Amadeus*, filme-biografia do gênio da música Wolfgang Amadeus Mozart, o personagem-título, interpretado pelo ator Tom Hulce, parece apresentar um quadro hipomaníaco. No início do filme, Mozart aparece correndo atrás de uma mulher e, depois, agarrando-a debaixo de uma mesa, durante uma recepção na qual deveria estar regendo a orquestra para o arcebispo. Tais comportamentos indicam, claramente, uma elevação da libido. Com frequência está eufórico: ri muito e alto. Tem comportamento insolente diante do arcebispo, é arrogante e jocoso. Gasta mais do que pode, contraindo muitas dívidas, e sua autoestima é muito elevada. Por exemplo, em uma cena, diz que uma de suas óperas foi a melhor já feita. Tem uma energia quase inesgotável: consegue trabalhar muito, o dia inteiro, e ainda vai todas as noites a festas.

Outro personagem que apresenta episódios hipomaníacos é Allie Fox (Harrison Ford), em *A Costa do Mosquito*. Ele é um inventor, tem várias patentes registradas, e algumas de suas invenções parecem bizarras. Um fazendeiro encomendou algo para a refrigeração de aspargos, mas Allie aparece com um aparelho que faz gelo. Ele está sempre alegre, ativo e otimista. Acha que está tudo errado nos Estados Unidos e decide se mudar com a mulher e os filhos para a selva. Apesar de todas as dificuldades e dos grandes riscos, insiste em morar com a família longe da civilização. Depois que o local onde estavam vivendo é destruído, Allie quer ficar morando em uma praia e decide criar um "povoado em harmonia com a natureza". Todavia, repetidamente fica irritado quando contrariado e apresenta um comportamento impulsivo. Castiga o filho quando este aceita, contra a sua vontade, a ajuda de um nativo. Em outra ocasião, queima uma igreja por acreditar que o sacerdote estava fazendo lavagem cerebral nas pessoas.

O filme *Shine – Brilhante* conta a história do pianista australiano David Helfgott (Geoffrey Rush, ganhador do Oscar por esse papel), que, supostamente, teria sofrido de transtorno esquizoafetivo. Como discutido no Capítulo 4, o transtorno esquizoafetivo caracteriza-se pela presença de sintomas da esquizofrenia e de um transtorno do humor. Entretanto, o filme apresenta exclusivamente sintomas maníacos, estando ausentes os sintomas psicóticos característicos da esquizofrenia. Dessa forma, utilizamos esse filme para ilustrar sintomas presentes no transtorno bipolar.

David foi considerado um prodígio na infância. Quando adolescente, disputava competições na Austrália, indo, depois, para a Inglaterra estudar música, onde após tocar brilhantemente em uma competição, desmaia e é, em seguida, submetido a eletroconvulsoterapia. Até aqui, não há nenhuma cena que possa caracterizar a presença de transtorno bipolar. Somente quando David já é adulto ficam evidentes os sintomas maníacos. Internado em uma instituição psiquiátrica, ele está eufórico e falante. Após a alta, o vemos, impulsivamente, passar a mão nos seios de uma mulher de quem não era íntimo, expressando desinibição e aumento da libido. Em outro momento, aparece em um bar, onde fala muito e rápido, está eufórico e ri muito. Abraça pessoas desconhecidas, entre elas uma garçonete, e faz os outros fregueses rirem. Ainda no bar, apresenta uma alteração da forma do pensamento chamada fuga de ideias, que é típica da mania. Na fuga de ideias, o paciente está com o pensamento acelerado e passa muito rapidamente de um assunto para o outro, embora em nenhum momento ocorra uma perda de coerência ou da lógica na associação das ideias. O exemplo foi o seguinte: quando lhe perguntam se sabe tocar piano, David começa citando alguns compositores e fala "...Schubert. Nada de errado com Schubert, exceto a sífilis. Depois teve febre tifoide, e esse foi o seu fim. Nós o perdemos. Como somos descuidados, nós o perdemos". Em outra cena, apresenta novamente uma fuga de ideias: após falarem em mapa astral, diz "As estrelas. Adoro as estrelas. Astronômico. Não devo esquecer os planetas. Mercúrio, Netuno... A música das esferas. Se a música for o alimento do amor... Muito gastronômico, não é?".

David vai morar na casa da garçonete. Lá, por causa de um problema com a água quente, que não está funcionando, ele sai do banho, deixando o chuveiro ligado, e vai para o jardim, onde fica pulando sobre uma cama elástica, vestido apenas com uma capa de chuva toda aberta, expondo sua nudez diante das outras pessoas. Nessa cena, são marcantes o aumento de energia, a desinibição e a falta de autocrítica. A amiga o apresenta a uma astróloga, e ele a abraça como se tivesse uma grande intimidade com ela. Mais tarde, passa a trabalhar no bar, tocando piano. Abraça todos os fregueses, brinca com eles e, constantemente, provoca risos.

Em *Uma mulher sob influência*, Mabel Longhetti (Gena Rowlands) é uma mulher casada, com graves problemas mentais. Ela é muito tola e se comporta como uma criança, tem muitos trejeitos e faz caretas. Cuida mal dos filhos, pois quer brincar o tempo todo. Além disso, apresenta um comportamento sexual promíscuo. Apesar de todas essas excentricidades, nenhum sintoma psicótico é observado em Mabel. Mesmo assim, ela fica internada em uma instituição psiquiátrica por seis meses. Volta tristonha e tenta o suicídio, cortando os punhos. É hospitalizada novamente, sendo, dessa vez, submetida a eletroconvulsoterapia. Após a alta, demonstra que não apresentou nenhuma melhora em relação ao quadro clínico inicial.

Alguns críticos de cinema sugerem que Mabel sofria de transtorno bipolar. Todavia, isso não está bem caracterizado. O comportamento irresponsável e um aumento da libido são alterações observadas na mania, mas faltam na personagem outros importantes sinais e sintomas, como euforia, agitação psicomotora, logorreia e aceleração do pensamento. Já a puerilidade é uma manifestação bastante inespecífica, podendo ocorrer, por exemplo, na esquizofrenia e no retardo mental. A tristeza e o comportamento suicida sugerem depressão, mas outros componentes dessa síndrome não são exibidos no filme. Dessa forma, não está claro qual seria o diagnóstico psiquiátrico mais adequado para o caso de Mabel.

TRANSTORNO DEPRESSIVO MAIOR

No transtorno depressivo maior (ou depressão unipolar) ocorre apenas sintomatologia depressiva, que pode ser em um episódio único de depressão ou vários episódios recorrentes. Os sintomas são os mesmos observados nos episódios de depressão do transtorno bipolar. A única diferença é que, no transtorno depressivo maior, não há episódios maníacos ou hipomaníacos no curso do transtorno.

O transtorno depressivo maior no cinema

Aqui incluímos filmes com personagens apresentando um episódio de depressão, mas sem uma história de mania ou hipomania.

Geração Prozac baseia-se em uma autobiografia. Elizabeth Wurtzel (Christina Ricci) é uma jovem estudante que está começando o curso de jornalismo na Universidade de Harvard. Mesmo sendo ainda caloura, consegue publicar um artigo em uma importante revista. No início do filme, Elizabeth apresenta abuso de drogas e promiscuidade sexual, e acredita que esses comportamentos servem para aliviar sua depressão. Em seguida, os sintomas depressivos ficam mais evidentes. Ela diz: "Você acorda um dia com medo de viver"; e ainda: "Estou sendo afogada por uma onda escura". Refere estar cansada, exausta, e fala que, quando está alegre, parece fingimento. "Eu só vejo o lado negativo de tudo", comenta. Não consegue mais escrever. Em uma cena, encontra-se prostrada no leito e diz ter dificuldade de se levantar pela manhã. De fato, os deprimidos tipicamente se sentem pior no período matinal. Além disso, Elizabeth apresenta irritabilidade, alteração que, embora não faça parte da síndrome depressiva, pode estar presente durante um episódio de depressão. Passa a fazer uso de um antidepressivo, o Prozac (fluoxetina), e, após uma melhora inicial, tenta o suicídio, cortando os punhos. De fato, a experiência clínica demonstra que alguns pacientes com depressão, mesmo sofrendo muito e totalmente sem esperanças, não têm energia ou iniciativa suficientes para tentar se matar. Quando começam a melhorar, há um incremento no nível de energia e, em consequência, aumenta significativamente o risco de suicídio. No final, Elizabeth retoma o tratamento com o medicamento e recupera-se da depressão, conseguindo voltar a escrever.

Em *As horas*, são apresentadas três histórias em três épocas diferentes, cada uma com um personagem sofrendo de depressão. Entre esses personagens, o único não fictício é o da escritora Virginia Woolf, interpretada por Nicole Kidman (ganhadora do Oscar por esse papel). A escritora mora na Inglaterra, na primeira metade do século XX, e faz tratamento médico, pois havia tentado o suicídio duas vezes. Parece muito introspectiva, seu apetite está diminuído e refere dificuldade de concentração. Relata, ainda, "ouvir vozes". Embora alucinações não façam parte do quadro depressivo, alguns pacientes podem apresentar essa classe de sintomas, constituindo, assim, uma depressão psicótica. No final, deixa uma carta de suicídio e se afoga em um rio.

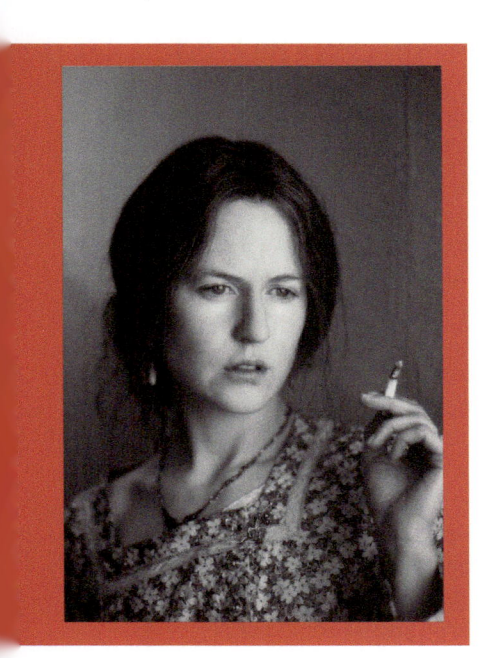

Outro personagem de *As horas* é Laura Brown (Julianne Moore), que vive em Los Angeles, em 1951. Ela é dona de casa e está grávida de segundo filho, mas parece triste. Sente-se muito mal porque não consegue preparar um bolo de aniversário para o marido. Prostrada, deita-se na cama durante o dia e demonstra em sua fisionomia um desespero contido. Decide, então, cometer suicídio. Deixa o filho com uma amiga e vai com muitos comprimidos para um hotel. Entretanto, muda de ideia e volta para casa. Depois que o segundo filho nasce, abandona a família e muda-se para o Canadá. Essa fuga, no entanto, parece pouco provável para uma pessoa com depressão, ou seja, desanimada e sem energia.

O terceiro personagem é Richard (Ed Harris), que, em 2001, sofre de AIDS. Ele está muito debilitado fisicamente e não toma os medicamentos de forma regular. Diz que não quer viver e comete suicídio pulando pela janela. Descobrimos, então, que ele era filho de Laura Brown. A depressão de Richard poderia ser secundária à infecção pelo HIV, atingindo o sistema nervoso central. Contudo, ele possuía uma predisposição genética para a doença.

Sylvia, paixão além das palavras é um filme sobre a vida da escritora Sylvia Plath (interpretada por Gwyneth Paltrow), autora de um dos livros de poesia mais lidos no século XX. Logo após conhecer seu futuro marido, também poeta, Sylvia conta a ele que havia tentado se matar três anos antes, ingerindo comprimidos para dormir. Diz-lhe, ainda, que, certa vez, tentou se afogar, mas a maré a levou de volta para a praia. Após descobrir uma traição do marido, pensa novamente em se afogar, mas não o faz em função dos dois filhos do casal. Então, surge uma crise depressiva. Ela apresenta insônia terminal (ver Capítulo 12), ou seja, acorda precocemente, de madrugada, e não consegue mais voltar a dormir. Chora no meio da noite e se sente culpada pela infidelidade do marido. Diz estar cansada, exausta, e pensa em tomar muitos comprimidos para se matar, mas acaba mudando de ideia. No final, depois que o marido afirma que não vai voltar para ela, pois sua amante está grávida, Sylvia comete suicídio: mata-se com o gás da cozinha. Aqui, novamente, os sintomas depressivos estão associados a eventos de estresse, que, porém, representam fatores desencadeantes e não a causa da depressão.

Em *Interiores*, Eva (Geraldine Page) é abandonada pelo marido e, posteriormente, internada em um hospital psiquiátrico, sendo submetida a eletroconvulsoterapia. Ela apresenta insônia e cansa-se com facilidade. Tenta o suicídio com gás e é reinternada. Quando o ex-marido se casa novamente, ela comete suicídio, afogando-se no mar. Diante da gravidade dos sintomas, não se trata de uma mera reação a eventos vitais de perda. Além disso, o filme fornece algumas informações de que Eva já apresentava problemas mentais antes da separação.

No início de *O homem errado*, Alfred Hitchcock, o diretor do filme, aparece e diz que será contada uma história real. Rose Balestrero (Vera Miles) apresenta um quadro de depressão, que tem início logo após a prisão injusta de seu marido – Manny Balestrero (Henry Fonda) –, acusado de assaltos a uma seguradora e a várias lojas comerciais. Ela tem ideias deliroides de culpa: diz que, se tivesse economizado dinheiro, o marido não precisaria ter ido à seguradora – onde foi falsamente reconhecido – para pedir um empréstimo para pagar o tratamento dentário dela. Rose parece apática, alheia ao ambiente e voltada para dentro. Os sinais de depressão são tão evidentes que o advogado sugere que Manny a leve a um médico. Ela não consegue dormir, não está comendo, perdeu o interesse por tudo e parece triste, mas diz que não está doente. Acha que decepcionou as pessoas e acredita que o marido foi preso porque querem puni-la. O médico recomenda internação.

Quando o verdadeiro culpado é preso e Manny é inocentado, ele vai ao hospital dar a boa notícia à esposa. Ela, no entanto, reage com indiferença. Pessimista e sem esperança, diz: "Nada pode me ajudar". Sua apatia é tão grande que nem mesmo quer voltar para casa. De fato, a experiência clínica demonstra que, mesmo quando a depressão é desencadeada por um evento estressor – a prisão injusta do marido, nesse caso –, seu curso torna-se autônomo e deixa de ser influenciado, positiva ou negativamente, por novos eventos. Somente depois de dois anos de internação, Rose tem alta, saindo, então, totalmente recuperada.

Em *Pequena Miss Sunshine*, Frank (Steve Carell) tentou o suicídio, cortando os punhos, após decepções na vida amorosa e acadêmica. Ele é homossexual, seu namorado o trocara por outro homem, que, algum tempo depois, recebera um prêmio cobiçado por ele. Logo após receber alta de uma internação psiquiátrica, no início do filme, Frank fala pouco, parece triste e diz sentir-se um fracassado.

Em *Um grande garoto*, Fiona (Toni Collette) aparece chorando sem qualquer motivo e tenta o suicídio com comprimidos, sendo encontrada desacordada. Deixara uma carta-suicida para o filho. Após esse episódio, volta a ficar mal, e, segundo o menino, passa o dia inteiro sentada, aos prantos.

TRANSTORNO CICLOTÍMICO

O transtorno ciclotímico (ou ciclotimia) caracteriza-se pela sucessão de numerosos períodos com sintomas hipomaníacos e outros com sintomas depressivos. Esses períodos são de curta duração, e as alterações, de leve intensidade. Geralmente em questão de dias, o humor muda do polo da alegria ou da irritabilidade para o da tristeza e vice-versa. Todavia, não são preenchidos os critérios para o diagnóstico de um episódio depressivo maior, maníaco ou misto. O transtorno ciclotímico é crônico, apresentando uma duração mínima de dois anos. O humor raramente está normal: por definição, os sintomas não ficam ausentes por mais de dois meses consecutivos. Esse transtorno do humor, que no passado era classificado como um transtorno da personalidade (ver Capítulo 14), pode ser visto como uma forma atenuada do transtorno bipolar. Em muitos casos, o transtorno ciclotímico precede o início do transtorno bipolar.

O transtorno ciclotímico no cinema

Não encontramos nenhum filme que possa ilustrar o transtorno ciclotímico.

TRANSTORNO DISTÍMICO

O transtorno distímico (ou distimia) caracteriza-se por sintomas depressivos de menor intensidade do que os observados em um episódio de depressão maior. Além disso, apresenta longa duração, no mínimo dois anos, de acordo com os critérios diagnósticos do DSM-IV-TR. O curso é contínuo, e não episódico. Em muitos casos, o indivíduo distímico permanece por décadas com os sintomas depressivos. A distimia corresponde ao que, tradicionalmente, era denominado de neurose depressiva ou de personalidade depressiva.

O fato de uma pessoa apresentar um quadro de distimia não impede que ela também desenvolva eventualmente um episódio de depressão maior, situação conhecida como depressão dupla. Na verdade, esse é, em geral, o momento em que o paciente procura auxílio especializado, uma vez que pessoas que sofrem de distimia desde a infância ou adolescência costumam acreditar que esse é seu estado de humor natural, ou seja, os sintomas já fazem parte de sua personalidade. Quando um indivíduo que apresenta um quadro crônico de distimia apresenta um episódio depressivo maior, o diagnóstico deve ser reformulado. O diagnóstico de transtorno depressivo maior, então, substitui o de distimia.

O transtorno distímico no cinema

Em *Sideways, entre umas e outras*, Miles Raymond (Paul Giamatti) é uma pessoa muito pessimista. Não acredita que a editora vá publicar o livro que escreveu ou que seu relacionamento com Maya (Virginia Madsen) vá dar certo. Ele passa o filme todo bebendo e, várias vezes, fica bêbado. Sua autoestima é baixa. Divorciara-se da esposa havia dois anos, mas não tinha saído com nenhuma outra mulher desde então. Diz que as mulheres não o acham atraente, que, na sua idade, só quem tem dinheiro consegue conquistá-las, o que não é o seu caso. Não acredita que Maya goste dele, embora ela claramente se mostre interessada por ele. Depois, acha que ela vai deixar de gostar dele quando souber que seu livro não será publicado. Miles diz que, se tivesse filhos, estragaria a vida deles. Quando sabe que o livro foi, de fato, recusado pela editora, fica muito perturbado e sua autoestima fica ainda pior. Seu melhor amigo, companheiro de viagem, refere que Miles está "deprimido" há dois anos e que sempre foi uma pessoa "negativa". Miles consulta um psiquiatra, passando a fazer uso de um ansiolítico e de um antidepressivo. Há um forte contraste entre os dois personagens: de um lado, Miles, isolado, não conseguindo desfrutar a vida; do outro, seu amigo, cheio de energia e querendo fazer sexo o tempo todo.

Em *Ensina-me a viver*, existe também um grande contraste entre Maude (Ruth Gordon), uma idosa de quase 80 anos, alegre e cheia de vida, e o adolescente Harold Chasen (But Cort). Harold é uma pessoa sombria, está sempre simulando suicídios com o objetivo de assustar sua mãe e conta que já fez isso cerca de 15 vezes. Na primeira cena do filme, aparece pendurado pelo pescoço dentro de casa, como se tivesse se enforcado. Tem prazer em ir a enterros e em assistir a demolições. Não tem amigos, não se interessa em conhecer garotas e compra um carro funerário para dirigir.

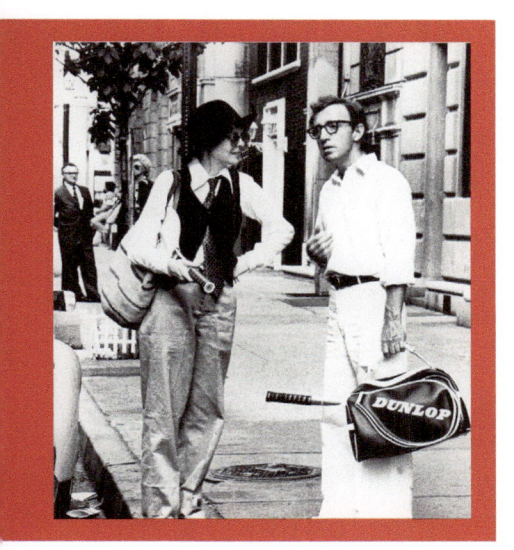

Em *Noivo neurótico, noiva nervosa*, Alvy Singer (Woody Allen) vê a vida de forma bastante pessimista: "cheia de solidão, miséria, sofrimento e tristeza", ou "dividida entre o horrível e o miserável". Diz-se obcecado pela morte, tendo comprado diversos livros com a palavra *morte* no título. No consultório do analista, que frequenta há 15 anos, fica choramingando e reclamando. Sua autoestima é baixa, e, parafraseando Groucho Marx, diz que não gostaria de ser sócio de nenhum clube que aceitasse alguém como ele. Annie Hall (Diane Keaton) diz que ele é incapaz de aproveitar a vida. Sabe-se que, antes de *Annie Hall* – título original em inglês –, o filme teve o título provisório de *Anedonia*, palavra que significa a perda da capacidade de sentir prazer.

Outro adolescente distímico pode ser encontrado em *Pequena Miss Sunshine*. Dwayne (Paul Dano) se recusa a falar há nove meses e seu ídolo é Nietzsche. Não tem amigos e odeia todo mundo, inclusive os próprios familiares. Como não fala, comunica-se por escrito. Escreve para seu tio Frank (Steve Carell), quando ele chega para se hospedar em sua casa: "Bem-vindo ao inferno".

CAPÍTULO 6

TRANSTORNOS DE ANSIEDADE

A ansiedade é um sinal de alerta extremamente útil diante de situações de perigo real ou potencial. Em níveis adequados, serve como uma advertência quanto à presença de ameaças internas ou externas, fazendo com que a pessoa fique atenta e se prepare para lidar de forma apropriada com tais situações. Entretanto, torna-se patológica quando é desproporcional à situação que a provocou ou quando é tão intensa ou duradoura que acaba interferindo nas atividades diárias do indivíduo, bem como produzindo prejuízos psicossociais e fisiológicos (Landeira-Fernandez; Cruz, 2007).

Os transtornos de ansiedade estão entre os transtornos mentais mais prevalentes. Nas classificações atuais, esses transtornos correspondem a uma fragmentação do que antigamente era chamado de neurose, cujo espectro incluía, além dos transtornos de ansiedade, os transtornos dissociativos, somatoformes e a distimia (ver Capítulos 8, 7 e 5, respectivamente).

Nos transtornos de ansiedade não ocorrem sintomas psicóticos, como delírios ou alucinações, e a ansiedade é a manifestação fundamental. A Figura 6.1 apresenta quatro grandes grupos de sinais e sintomas que caracterizam uma reação de ansiedade: o componente subjetivo, que está relacionado a uma sensação vaga, difusa e desagradável de apreensão ou tensão expectante; a alteração da capacidade cognitiva do indivíduo, que leva a uma perda da capacidade de concentração, prejudicando, assim, processos de aprendizagem e memória; a alteração

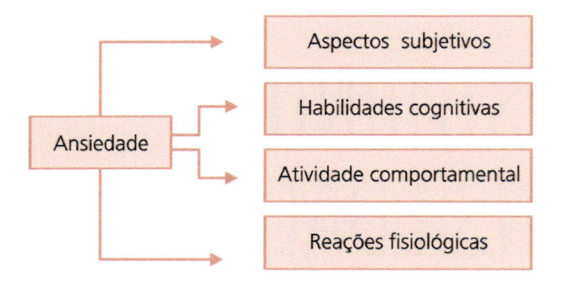

FIGURA 6.1
Grupos de sinais e sintomas que caracterizam uma reação de ansiedade.

Ansiedade:
- Aspectos subjetivos
- Habilidades cognitivas
- Atividade comportamental
- Reações fisiológicas

de atividades comportamentais, como inquietação, definida pela movimentação das mãos, dos pés ou de qualquer outra parte do corpo, ou por andar de um lado para o outro; e reações fisiológicas associadas, como sudorese, palpitação, náusea e a sensação de vazio no estômago.

Tanto o DSM-IV-TR como a CID-10 definem diferentes transtornos de ansiedade, dentre os quais estão o transtorno de pânico, a agorafobia sem história de transtorno de pânico, a fobia social, a fobia específica, o transtorno obsessivo-compulsivo, o transtorno de estresse agudo, o transtorno de estresse pós-traumático e o transtorno de ansiedade generalizada.

TRANSTORNO DE PÂNICO

O transtorno de pânico possui dois componentes principais: os ataques de pânico inesperados e recorrentes; e o medo e a preocupação constantes quanto a apresentar novos ataques de pânico.

Um ataque de pânico consiste em uma crise aguda de ansiedade de grande intensidade, de início abrupto e curta duração, com destaque para os seguintes sintomas: falta de ar (dispneia), vertigem, sensação de desmaio, palpitação, tremor, sudorese, náusea, formigamento (parestesia), ondas de calor ou calafrios e dor no peito. Essas alterações expressam um estado de descarga autonômica. Além das manifestações físicas, o indivíduo pode apresentar uma sensação de estranheza em relação a si mesmo ou a seu corpo (despersonalização) ou, ainda, em relação ao ambiente (desrealização). A crise costuma durar entre 5 e 20 minutos, alcançando um pico de intensidade em menos de 10 minutos. A intensa taquicardia e a sensação de aperto no peito levam, muitas vezes, o indivíduo a acreditar que está tendo um ataque cardíaco e que está prestes a morrer. É comum também apresentar medo de enlouquecer ou uma sensação de estar perdendo o controle sobre suas próprias ações.

Os ataques de pânico não são exclusivos do transtorno de pânico, podendo ocorrer na fobia específica, na fobia social e no transtorno de estresse pós-traumático. Nesse caso, o ataque de pânico é desencadeado por um objeto, um evento ou uma situação específica. Já no transtorno de pânico, os ataques ocorrem de forma inesperada ou imotivada, ou seja, surgem sem uma razão aparente, podendo ocorrer, inclusive, em situações de alto relaxamento (p. ex., durante o sono).

O transtorno de pânico apresenta um curso crônico, com ataques recorrentes durante meses ou anos. Outra característica essencial desse transtorno é o medo constante que o indivíduo apresenta de ter novos ataques de pânico, levando-o a um estado de constante ansiedade. Essa ansiedade antecipatória, contudo, é diferente daquela presente no ataque de pânico, uma vez que é menos intensa e mais duradoura.

O suicídio e o abuso de álcool ou de outras substâncias psicoativas são algumas das complicações mais comumente observadas no transtorno de pânico. Entretanto, a mais comum delas é a agorafobia. De fato, esse tipo de fobia frequentemente se desenvolve como uma consequência de ataques de pânico recorrentes.

Originalmente, *agorafobia* tinha como significado o medo de espaços abertos (do grego *ágora* – praça pública onde se realizavam as assembleias políticas na antiga Grécia – e *phobos* – medo). Contudo, seu conceito, hoje em dia, é mais extenso e compreende o comportamento de esquiva em relação a lugares ou situações dos quais a fuga seria difícil ou embaraçosa, ou nos quais o socorro poderia não estar disponível no caso de uma crise de pânico (ou algum de seus sintomas). Em geral, o paciente evita passar por túneis ou pontes, andar de trem, metrô ou avião e estar em meio a uma multidão ou em uma fila. Em casos mais graves, recusa-se a ficar sozinho ou sair de casa. Quando o indivíduo encontra-se em uma dessas situações, comumente apresenta uma sensação de profundo desamparo. No entanto, a presença de um acompanhante de confiança pode alterar o comportamento desses indivíduos. Por exemplo, alguns pacientes que apresentam quadros de agorafobia conseguem sair de casa, fazer grandes viagens e realizar grande parte de suas atividades diárias desde que acompanhados de um familiar próximo ou de um amigo íntimo.

O transtorno de pânico no cinema

Em *Copycat, a vida imita a morte*, Helen Hudson (Sigourney Weaver) é uma psicóloga da polícia, especializada em assassinos seriais, que faz palestras e escreve livros sobre o assunto. O filme tem início durante uma dessas palestras, que está ocorrendo no auditório de uma universidade. Ao final de sua apresentação, Helen é atacada no banheiro da universidade por Daryll Lee Cullum (Harry Connick Jr.). O evento parece altamente traumático: Helen fica pendurada pelo pescoço por um longo tempo e presencia a morte violenta de um policial. Ela é, então, resgatada e consegue sobreviver, mas permanece, pelos 13 meses seguintes, restrita ao interior de sua casa. O filme ilustra de forma clara os sintomas presentes na agorafobia. Por exemplo, podemos observar todas as reações de ansiedade de Helen ao tentar pegar o jornal que se encontra no corredor de seu prédio. Seu quadro de agorafobia é tão intenso que, no terço final do filme, quando o assassino serial invade seu apartamento, ela não consegue sair de lá para fugir dele.

O filme apresenta, também, duas cenas bastante ilustrativas de ataque de pânico. Na primeira, logo no início do filme, Helen está em seu quarto e, de forma inesperada, apresenta os sintomas do ataque. Além das reações de mal-estar associadas à ansiedade, ela fica repetindo, compulsivamente e sem parar, os nomes dos presidentes norte-americanos em voz alta (ela apresenta esse mesmo comportamento na cena em que sai de seu apartamento por uns instantes para pegar o jornal). Durante esse ataque, a personagem busca desesperadamente por seu secretário, que não se encontra ali. Helen também toma um remédio (muito provavelmente um benzodiazepínico de alta potência, como o clonazepam, que, tanto no uso por via sublingual como no oral, pode abortar uma crise de pânico) e uma bebida destilada. O ataque dura poucos minutos, e, em seguida, ela se dirige ao computador para buscar contato com alguém de um grupo de pessoas que sofre desse mesmo transtorno mental. A presença de ataques de pânico inesperados ou imotivados, somada ao comportamento de esquiva, é forte evidência de que Helen sofre de um transtorno de pânico com agorafobia. A curta duração do ataque, a busca por uma pessoa que possa transmitir segurança e a associação do pânico ao álcool são, de fato, características desse tipo de transtorno. Entretanto, a presença de sintomas compulsivos (ficar repetindo os nomes dos presidentes) não é comum nesse transtorno, mas sim no transtorno obsessivo-compulsivo (ver adiante).

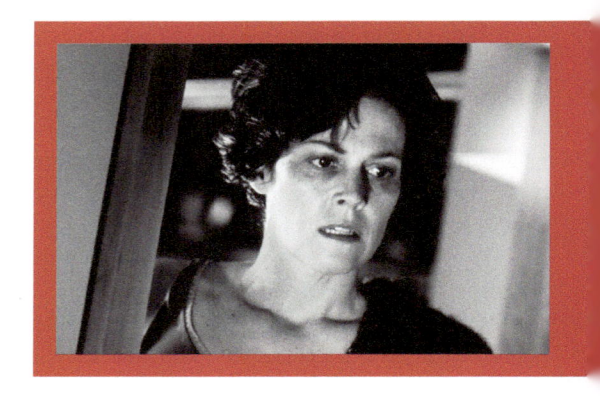

Em outra cena, Helen recebe em sua casa a visita de policiais, que pedem a sua ajuda para encontrar um assassino serial. Quando dizem que ela precisa acompanhá-los até a delegacia, o que implicaria ter de sair de casa, apresenta outro ataque de pânico. Durante esse ataque, recebe um saco de papel de seu secretário para que respire dentro dele e, em seguida, desmaia. Durante o ataque, embora a sensação de tontura seja comum, desmaios são raros, diferentemente do que observamos no filme. Entretanto, a estratégia de respirar em um saco de papel é recomendável. Nesse tipo crise, a pessoa tende a hiperventilar e, com isso, expulsa uma grande quantidade de gás carbônico (dióxido de carbono, CO_2), levando a uma alcalose respiratória devido à redução da pressão parcial de CO_2 (pCO_2) do sangue arterial. A alcalose, por sua vez, provoca uma série de reações autonômicas, como aumento dos batimentos cardíacos, sensações de tontura, sudorese, entre outras. Essas sensações corporais são acompanhadas de interpretações catastróficas (p. ex., a impressão de que está ocorrendo um acidente vascular cerebral [popularmente conhecido como derrame], um ataque cardíaco, etc.), que realimentam as reações intensas de ansiedade. Quando se pede ao paciente que respire dentro de um saco de papel, o objetivo é fazer com que inale o seu próprio CO_2, aumentando assim a pCO_2 e, consequentemente, corrigindo a alcalose respiratória responsável pelas reações autonômicas.

Deve-se mencionar que o fato de Helen ter vivenciado um episódio traumático de grande magnitude (a agressão sofrida no banheiro) poderia nos fazer pensar em um transtorno de estresse pós-traumático (ver adiante). No entanto, faltam as principais características clínicas desse transtorno mental, como a revivência da experiência traumática por meio de pensamentos intrusivos e de pesadelos repetitivos. Além disso, durante uma videoconferência, Helen não demonstra qualquer reação de ansiedade ao falar com Daryll, que se encontra preso após tentar matá-la no banheiro, chegando mesmo a enviar uma de suas calcinhas para ele, como parte de um acordo que fizeram para tentar capturar outro assassino serial.

Em *Máfia no divã*, Paul Vitti (Robert De Niro) é um poderoso mafioso, que escapa de um atentado, no qual morre um amigo seu. Pouco tempo depois, durante uma conversa com outro membro da máfia, apresenta uma crise em que sente intensa falta de ar e é levado a um serviço de emergência. Ele acredita ter sido um ataque cardíaco, mas o médico, após realizar os devidos exames, diz que foi um ataque de pânico. Quando vai se consultar com o psiquiatra Ben Sobel (Billy Crystal), Paul dá mais detalhes sobre a crise: além de uma sensação de sufocação, apresentou tontura, dor no peito e sensação de morte iminente. Ben confirma o diagnóstico de transtorno de pânico e refere que os ataques costumam estar relacionados ao estresse; no caso de Paul, estaria ligado à ameaça à sua vida. De fato, o primeiro ataque no transtorno de pânico surge, frequentemente, em períodos de maior estresse. Paul relata, ainda, medo de ter novos ataques, o que é bastante típico, e sintomas intercríticos (sintomas entre as crises, no caso, entre os ataques de pânico), como insônia, choro fácil e disfunção erétil, os quais poderiam estar relacionados a uma ansiedade antecipatória.

No início de *Alguém tem que ceder*, o "sessentão" Harry Sanborn (Jack Nicholson) tem um ataque cardíaco de verdade, quando está na cama com uma mulher bem mais jovem, e é hospitalizado. Contudo, mais para o final do filme, ele apresenta dois ataques de pânico. O primeiro ocorre após uma discussão com Erica Barry (Diane Keaton), com quem havia se envolvido amorosamente. Ele apresenta dor no peito e falta de ar, sendo levado para um pronto-socorro, onde a médica que o atende diz que a "hiperventilação" foi causada por estresse. Após nova discussão com Erica, Harry tem novo ataque de pânico e volta ao hospital, onde a médica diz que ele teve um "ataque de ansiedade", que pode se parecer com um ataque cardíaco. Todavia, como esses ataques foram precipitados, claramente, por situações de conflito interpessoal, não tendo sido, portanto, imotivados ou inesperados, um diagnóstico de transtorno de pânico não fica bem caracterizado.

AGORAFOBIA SEM HISTÓRIA DE TRANSTORNO DE PÂNICO

A fobia é um medo persistente e irracional relacionado a um objeto, atividade ou situação específica. Embora o paciente reconheça que sua reação de medo é excessiva e injustificada, ele adota um comportamento persistente de esquiva. Há três formas de transtornos fóbicos: a agorafobia, a fobia social (ou transtorno de ansiedade social) e a fobia específica (ou fobia simples).

Como já discutido anteriormente, a agorafobia é uma complicação comum em pacientes que apresentam transtorno de pânico. Entretanto, cerca de metade dos casos de agorafobia não estão associados a ataques de pânico, mas a outros sinais e sintomas de ocorrência súbita, como convulsão, tonteira, queda, perda do controle da urina ou fezes, vômito, disfunção cardíaca, etc. As características da agorafobia sem história de transtorno de pânico são as mesmas descritas para o transtorno de pânico com agorafobia, exceto que, nessa condição, não existem ataques de pânico, como descritos na seção anterior. Algumas das principais situações agorafóbicas são: estar em meio a uma multidão ou em lugares públicos e viajar sozinho ou para longe de casa.

A agorafobia sem ataques de pânico no cinema

Em *Uma lição de amor*, Annie Cassell (Dianne Wiest), que aparenta ter mais de 50 anos, não sai de casa desde os 28 anos de idade. Seu vizinho Sam (Sean Penn) sofre de retardo mental e tem uma filha (Dakota Fanning), que Annie sempre ajuda a cuidar, mas, como Annie não sai de casa, Sam sempre tem de levar a menina para a casa dela. Devido aos seus problemas intelectivos, Sam corre o risco de perder a guarda da filha e precisa do depoimento de Annie a seu favor no tribunal. Inicialmente, em função do medo de sair de casa, Annie se nega a ajudá-lo. Todavia, em um segundo momento, comparece ao tribunal e, após o depoimento, a advogada de Sam, Rita (Michelle Pfeiffer), leva Annie de carro para casa. Com o carro parado em frente à sua casa, Annie parece tensa e com medo de sair para a calçada. Assustada, grita quando Rita faz menção de abrir a porta.

Nos casos mais graves da agorafobia, o indivíduo pode não conseguir sair de casa ou sentir-se muito desamparado quando está sozinho. É possível que Annie sofra de agorafobia, mas faltam informações essenciais sobre o caso para que seja possível formular esse diagnóstico. Através de Sam, tomamos conhecimento de que o pai de Annie era "mau". De fato, ela chora quando questionada por um advogado no tribunal sobre o pai, mas não fica claro de que exatamente ela tem medo.

Por definição, a agorafobia está associada a ataques prévios de pânico ou de sintomas semelhantes aos que ocorrem nesses episódios. No entanto, nada disso é referido em relação a Annie. Existem sintomas presentes em outros transtornos mentais que também podem fazer com que a pessoa se isole e não saia de casa. Isso ocorre, por exemplo, na depressão, por falta de interesse por contatos sociais; na fobia social, pelo medo de ser avaliado de forma negativa pelas outras pessoas; e em transtornos psicóticos com delírios de perseguição, em função do medo de que lhe façam algum mal.

FOBIA SOCIAL

A fobia social já foi chamada de timidez patológica. Caracteriza-se por um medo persistente, excessivo e incapacitante de agir de forma ridícula ou inadequada na presença de outras pessoas. O indivíduo tem a expectativa de que será avaliado negativamente em situações sociais nas quais tenha de desempenhar alguma atividade e teme ser humilhado ou demonstrar embaraço. A exposição a essas situações sociais produz uma reação imediata de ansiedade, que pode assumir a forma de um ataque de pânico. Em função disso, essas situações sociais são invariavelmente evitadas.

Dentre as situações mais temidas por pacientes que sofrem de fobia social destacam-se: falar em público (a mais comum); trabalhar na frente de outros; olhar diretamente nos olhos de estranhos; reclamar de algo desagradável; realizar um teste ou participar de uma entrevista; ir a uma festa; *paquerar*; conhecer novas pessoas; falar ao telefone com estranhos; comer em público; urinar em banheiro público; escrever na frente de outras pessoas (p. ex., assinar cheques); ser observado ou ser o centro das atenções; devolver a uma loja objetos comprados com defeito; e tremer ou enrubescer diante dos outros. As alterações físicas mais comuns na fobia social são sudorese, rubor, boca seca, tremor e urgência urinária.

A fobia social pode ser classificada em dois subtipos: a generalizada, relacionada à maioria das situações sociais, e a não generalizada (ou circunscrita), quando o medo está restrito a apenas uma situação social. As descrições do subtipo generalizado da fobia social e do transtorno da personalidade esquiva (ver Capítulo 14) são bastante semelhantes. Dessa forma, muito frequentemente um mesmo paciente preenche os critérios diagnósticos para as duas categorias nosológicas ao mesmo tempo.

A fobia social no cinema

Sonhos de um sedutor, *Adaptação* e *Laura, a voz de uma estrela* são filmes que retratam casos de fobia social. Os dois primeiros filmes ilustram o subtipo circunscrito ou não generalizado, nos quais encontramos homens extremamente inibidos, especificamente no que se refere à abordagem de mulheres. O terceiro ilustra o subtipo generalizado, no qual uma jovem muito tímida e introvertida apresenta uma intensa ansiedade nas mais variadas situações de interação social.

Em *Sonhos de um sedutor*, Allan Felix (Woody Allen) foi abandonado pela esposa e quer encontrar um novo amor. Seu melhor amigo consegue promover alguns encontros para ele, mas o problema é que Allan fica muito ansioso antes mesmo de sair com uma mulher, pois tem um grande medo de ser rejeitado. Durante os encontros, sua ansiedade é ainda maior. Em uma dessas situações, vemos Allan claramente nervoso, o tempo todo esbarrando em coisas e derrubando objetos. Em outra cena, em uma boate, ele se sente atraído por uma moça que está na pista de dança e se aproxima dela praticamente obrigado por sua amiga Linda Christie (Diane Keaton). Entretanto, quando chega perto da moça, não sabe o que dizer. Algum tempo depois, apaixona-se por Linda. Ela vai visitá-lo em sua casa, e, antes mesmo de ela chegar, Allan já está muito ansioso. Quando estão sentados lado a lado em um sofá, o simples fato de desejar beijá-la o deixa ainda mais ansioso. Treme muito, está muito indeciso se deve ou não beijá-la e não sabe quando fazê-lo.

Em *Adaptação*, Charlie Kaufman (Nicolas Cage) também é muito tímido em relação às mulheres. Está apaixonado por uma moça, mas, quando ela o convida a subir para seu apartamento, ele recusa. Não consegue se declarar ou tentar beijá-la, recriminando-se e sentindo-se humilhado por sua incapacidade.

Em *Laura, a voz de uma estrela*, Laura (Jane Horrocks) recebeu de sua mãe (Brenda Blethyn) o apelido de "Little Voice" (pequena voz), porque quase não falava. De fato, ela é extremamente tímida e introvertida, e apresenta vários sinais e sintomas que preenchem os critérios diagnósticos para o transtorno de ansiedade social, do subtipo generalizado, e para o transtorno da personalidade esquiva. Como discutido anteriormente, existe uma grande sobreposição dessas duas categorias diagnósticas.

Laura não tem amigos ou namorado, não sai de casa, e fica a maior parte do tempo em seu quarto, ouvindo discos antigos de grandes cantoras, como Judy Garland. Várias cenas mostram o sentimento de ansiedade que experimenta em situações sociais. Por exemplo, quando ouve sua mãe conversando com um funcionário da companhia telefônica a seu respeito, Laura fica claramente envergonhada e sai correndo para seu quarto. Quando Billy (Ewan McGregor) mostra-se interessado nela e vai até sua casa, Laura fica o tempo todo com a cabeça baixa. Em outra cena, Billy aparece em sua janela, e ela fala com ele apenas de forma monossilábica. Certa noite, a mãe de Laura (Brenda Blethyn) leva o namorado, Ray Say (Michael Caine), para casa, e Laura nem sequer o cumprimenta. Ele fala com Laura, que finge não estar ouvindo, e, nessa ocasião, a mãe reclama que ela não é sociável. Na manhã seguinte, Ray tenta puxar assunto com Laura, mas ela responde apenas com a cabeça ou, quando começa a falar, o faz de forma titubeante e em volume excessivamente baixo.

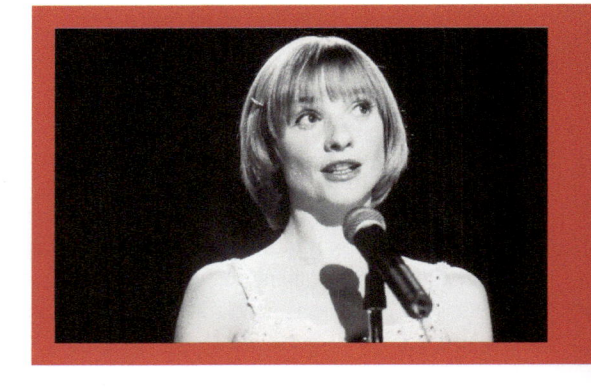

Embora quase nunca fale, Laura tem uma linda voz e canta de forma extraordinária, imitando Judy Garland e outras cantoras do passado. Quando Ray, que é um inexpressivo empresário do meio artístico, descobre esse talento, consegue obrigá-la a fazer uma apresentação no clube de um amigo seu. No palco, vemos Laura caminhar muito tensa até o microfone e somente começar a cantar quando as luzes são inteiramente apagadas e ninguém na plateia pode vê-la. No momento em que as luzes são novamente acesas, ela para de cantar e sai, literalmente, correndo.

Laura apresenta, também, dois episódios dissociativos (ver Capítulo 8). O primeiro ocorre quando se apresenta no clube pela segunda vez. Embora no início demonstre a timidez habitual, quando imagina seu adorado pai, já falecido, na plateia, transforma-se e fica totalmente desinibida diante do público. Sua fisionomia e postura corporal mudam, e ela até rebola, parecendo, inclusive, ser outra pessoa. (*Cura súbita – porém transitória – da fobia social!?*) O outro episódio dissociativo acontece quando há um incêndio em sua casa. Laura tenta salvar das chamas seus discos e fica falando sem parar, reproduzindo diálogos de filmes antigos, como *O Mágico de Oz*, estrelado por Judy Garland, como se estivesse incorporando os personagens dos filmes naquele momento.

FOBIA ESPECÍFICA

A fobia específica caracteriza-se pela presença de ansiedade clinicamente significativa provocada pela exposição a um objeto ou situação bem definida, levando a um comportamento de esquiva. Todavia, de acordo com os critérios do DSM-IV-TR, essa ansiedade não pode ser mais adequadamente justificada pela ocorrência de outros transtornos mentais, como o transtorno obsessivo-compulsivo, o transtorno de estresse pós-traumático, o transtorno de ansiedade de separação, a fobia social, o transtorno de pânico ou a agorafobia sem história de transtorno de pânico. Consequentemente, a fobia específica, na prática, funciona como uma categoria diagnóstica residual entre os transtornos de ansiedade.

O medo pode estar relacionado a elementos do ambiente natural, como tempestades, altura ou água, podendo, também, estar associado a insetos (baratas), aranhas e outros pequenos animais (cães, gatos, ratos, morcegos, aves, etc.), assim como cobras, lagartixas e outros répteis. Uma terceira categoria envolve sangue, ferimentos ou injeção. Finalmente, o medo também pode estar relacionado a uma situação em particular, como cruzar pontes ou entrar em elevadores e lugares fechados.

Pacientes que apresentam fobias específicas relatam que o medo não está relacionado especificamente ao estímulo fóbico, mas sim às consequências catastróficas que esse estímulo pode gerar caso o paciente entre em contato com o objeto ou situação temida. Por exemplo, pessoas com medo de água temem se afogar. Aquelas com medo de altura apresentam pensamentos do tipo "vou cair". Outras, com medo de lugares fechados, imaginam que ficarão sufocadas. Quando exposto a um estímulo fóbico, o paciente apresenta uma reação imediata de ansiedade, que é crescente e pode chegar ao nível de intensidade de um ataque de pânico.

A fobia específica no cinema

Em *Um corpo que cai*, John "Scottie" Ferguson (James Stewart) sofre de acrofobia, isto é, medo de altura. O transtorno começou quando ele, que era policial, estava no alto de um edifício perseguindo um bandido, logo na primeira cena do filme. Nessa perseguição, ele escorrega no telhado e fica pendurado a uma grande altura. Para piorar a situação, outro policial, ao tentar socorrê-lo, acaba caindo lá de cima e morre. Segundo a ex-noiva de John, Marjorie "Midge" Wood (Barbara Bel Geddes), um médico havia dito que, se ele sofresse um novo "choque emocional", conseguiria curar-se da acrofobia. No entanto, na vida real, curas de quadros fóbicos não acontecem dessa maneira. Em função de seus sintomas, John abandona a carreira policial. Há uma cena em que ele tenta mostrar que está melhor e sobe em um banco-escada, perto da janela, mas isso apenas faz com que sinta intensa vertigem. De fato, sintomas relacionados com vertigem e tonturas são comuns na acrofobia.

Em *Dublê de corpo*, encontramos um quadro de claustrofobia, ou seja, medo de lugares fechados. Jake Scully (Craig Wasson) é um ator de quinta categoria. Durante a filmagem de um filme de terror de baixo orçamento, ele, que interpreta um vampiro, tem uma crise de ansiedade dentro de um caixão e fica paralisado, não conseguindo gritar nem sair do interior do caixão. Mais tarde, está dentro de um elevador e, quando este fica lotado, começa a sentir-se ansioso. A reação de pânico e a resposta de congelamento repetem-se duas outras vezes no filme: atravessando um túnel, quando ele está correndo atrás de um homem que roubou a bolsa de uma mulher, e, no final do filme, quando está lutando contra o vilão, que o puxa para dentro de uma cova em um cemitério. Nesta última cena, porém, de forma inesperada do ponto de vista clínico, Jake consegue se recuperar e enfrentar o bandido. O filme localiza na infância a origem da claustrofobia de Jake. Ele estava brincando de esconde-esconde com os irmãos mais velhos e ficou preso entre um congelador e a parede no porão, onde, com muito medo, não conseguia se mexer nem gritar.

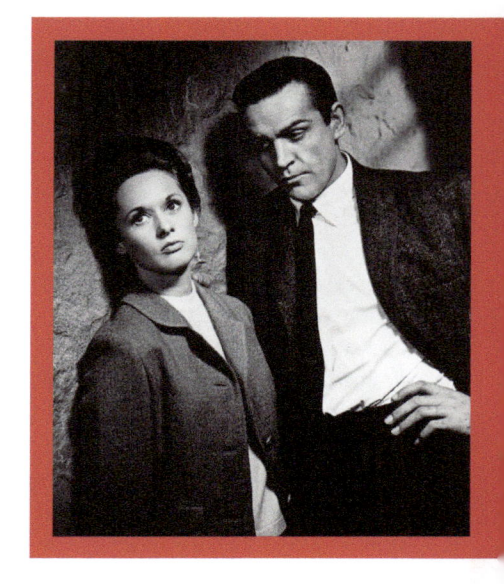

Em *Marnie, confissões de uma ladra*, Tippi Hedren faz o papel-título. Ela emprega-se sucessivamente em vários escritórios, nos quais pratica roubos. Marnie é uma pessoa doente, apresentando fobia em relação à cor vermelha: sente-se mal quando vê flores vermelhas na casa da mãe, quando cai tinta dessa cor em sua blusa, no escritório; e quando vê essa cor na camisa de um jóquei, no hipódromo. Marnie também tem medo de tempestades. Ela está trabalhando no escritório com Mark Rutland (Sean Connery) e fica apavorada quando começam relâmpagos e trovões. Também nesse filme a origem das fobias está associada à infância. Quando criança, ela viu sua mãe, que era prostituta, ser agredida por um cliente e, tentando defendê-la, Marnie o matou, batendo em sua cabeça com um objeto. O sangue do morto foi o que determinou a fobia em relação à cor vermelha. Na noite em que ocorreu a morte, estava caindo um temporal, com relâmpagos e trovões, o que explicaria seus outros medos.

TRANSTORNO OBSESSIVO-COMPULSIVO

O transtorno obsessivo-compulsivo é definido pela presença de ideias obsessivas ou comportamentos compulsivos. As obsessões são eventos mentais, como pensamentos, impulsos ou imagens, que se apresentam de forma repetitiva ou persistente. Essas ideias são vivenciadas como absurdas, irracionais, sem sentido, repulsivas, desagradáveis ou ansiogênicas, e invadem a consciência do indivíduo contra a sua vontade, produzindo, assim, uma luta interna ou resistência. Embora as obsessões sejam intrusivas, o paciente reconhece que são produto de sua própria mente, e não impostas a partir do exterior, distinguindo-se, assim, do fenômeno denominado *inserção* (ou *imposição*) *do pensamento*, observado em alguns casos de esquizofrenia. São exemplos de obsessões: dúvidas (se trancou a casa, desligou o gás, executou uma tarefa de forma completa ou perfeita); medo de contaminação (maçanetas, banheiros, dinheiro); impulsos agressivos, imagens assustadoras, presságios quanto a tragédias; pensamentos ou imagens obscenas; impulsos sem sentido (gritar, despir-se em público); e pensamentos ou imagens sem sentido (números, letras, músicas).

As compulsões são comportamentos repetitivos e intencionais, geralmente realizados em resposta a uma obsessão, que ocorrem de acordo com certas regras ou de uma maneira estereotipada. O comportamento objetiva neutralizar ou prevenir o desconforto ou evitar algum evento ou situação pavorosa. Via de regra, o comportamento compulsivo não está realisticamente relacionado a seu objetivo, ou é claramente excessivo, e o indivíduo reconhece que ele é irracional ou exagerado, tentando, pelo menos no início, resistir à execução do ato compulsivo. As compulsões mais comuns são: contar, verificar, limpar, tocar, arrumar, repetir mentalmente palavras, frases ou orações, e praticar atos ritualísticos.

Os atos compulsivos podem ser semelhantes às superstições (bater três vezes na madeira para não acontecer algo ruim, não passar debaixo de uma escada, etc.) e aos rituais religiosos. A diferença fundamental é que as superstições e os rituais religiosos são coletivos, inserem-se na cultura, e os atos compulsivos são idiossincráticos, exclusivos de um indivíduo.

Algumas ideias obsessivas e atos compulsivos estão frequentemente associados. Por exemplo, a preocupação excessiva com contaminação leva a um comportamento de limpeza. O medo de ter deixado o gás ligado faz o indivíduo voltar várias vezes para casa a fim de confirmar que o desligou. Presságios quanto a tragédias ocasionam a repetição mental de frases como "tudo vai dar certo", ou "nada de mal vai acontecer".

O transtorno obsessivo-compulsivo no cinema

Três filmes retratam bem o transtorno obsessivo-compulsivo: *O aviador*, *Melhor é impossível* e *Os vigaristas*. Os comportamentos compulsivos são apresentados com muito mais frequência em comparação às ideias obsessivas, pois o cinema, sendo eminentemente visual, enfatiza mais as imagens do que as palavras.

O filme *O aviador* é baseado na vida de Howard Hughes, cineasta e magnata da aviação, interpretado por Leonardo Di Caprio. Suas compulsões são predominantemente relacionadas a limpeza, e os exemplos são vários: coloca papel celofane no manche do avião que pilota para se proteger da sujeira das mãos de outras pessoas; usa um sabonete que levou de casa para lavar as mãos em um banheiro público, onde também se recusa a pegar uma toalha para um deficiente físico; vê sujeira na lapela de um homem com o qual está conversando e pede que ele a limpe, emprestando-lhe um lenço de pano, o qual, depois, joga fora. Após Katharine Hepburn (Cate Blanchett), com quem estava tendo um caso, o deixar, Hughes tem uma crise e queima todas as suas roupas, inclusive as que estava vestindo no momento. Lava as mãos tão violentamente que elas chegam a sangrar e, novamente em um banheiro público, não consegue tocar na maçaneta da porta para sair. Com o agravamento de sua doença, em sua própria casa, não toca mais em nada e passa a usar um lenço de papel para pegar qualquer objeto.

Outras compulsões de Hughes são mostradas. Ele fica repetindo a mesma frase – "mostre-me todas as plantas" – em voz alta, sem conseguir parar. Bate com o pé no rodapé da parede. Pigarreia. Por fim, após uma situação de grande estresse, tem uma grave crise e se tranca em sua sala de exibição de filmes, onde fica repetindo frases e cria vários rituais para se alimentar e urinar (urina dentro de garrafas de leite vazias, que coloca perfiladas).

Melvin Udall (Jack Nicholson, ganhador do Oscar por este papel), em *Melhor é impossível*, também apresenta muitas compulsões de limpeza e intenso medo de contaminação. Ele frequentemente usa luvas para não tocar diretamente em nada e, em casa, lava as mãos com água muito quente e usa dois sabonetes a cada lavada, jogando-os fora imediatamente após o uso (possui inúmeros sabonetes no armário do banheiro). Anda na rua com medo de que esbarrem nele. Leva talheres descartáveis de casa, para não usar os da lanchonete onde almoça. Ao pegar um táxi, não segura na maçaneta da porta. Recusa-se a colocar um paletó oferecido como empréstimo em um restaurante, com medo de contrair alguma doença.

Melvin ainda apresenta diversos rituais compulsivos. Quando entra em casa, vira a chave na fechadura da porta quatro vezes para cada lado e liga e desliga a luz o mesmo número de vezes. Anda nas calçadas da rua evitando pisar nas divisões entre as pedras. Quando se levanta pela manhã, tem de bater com os pés no chão entre os sapatos antes de calçá-los. Ele diz que odeia pílulas e, inicialmente, não quer fazer tratamento para seu transtorno obsessivo-compulsivo. Todavia, no final do filme, aceita tomar um remédio, provavelmente clomipramina (um antidepressivo tricíclico) ou um inibidor seletivo da recaptação da serotonina (p. ex., fluoxetina), e refere melhora.

Em *Os vigaristas*, Roy (Nicolas Cage) ganha a vida aplicando golpes. Ele é mais um personagem cheio de compulsões relacionadas a limpeza. Em uma consulta médica, diz que se incomoda muito com sujeira, especialmente nos móveis. De fato, demonstra que qualquer pequena sujeira o deixa transtornado e aparece limpando toda a casa, com excesso de zelo, usando escovinhas. Não permite que ninguém ande com sapatos sobre o tapete de sua casa. Em uma cena, pede para um amigo limpar o telefone após usá-lo e, em outra, chega a ter um ataque de pânico quando esse mesmo amigo suja sua casa com farelos de comida. A presença de folhas na piscina já o irrita muito, mas suas compulsões não acabam aqui. Quando vai abrir uma porta, ele a abre e fecha três vezes, ao mesmo tempo que emite sons ininteligíveis ou conta até três, fazendo o mesmo com uma janela e com a tranca da porta de sua casa.

Roy ainda apresenta tiques motores e verbais: pisca os olhos, faz movimentos com a cabeça, fala a palavra "pigmeu" quando algo dá errado, além de emitir outros sons. Embora tiques não façam parte do transtorno obsessivo-compulsivo, é bastante alta a taxa de comorbidade entre esse transtorno e os transtornos de tiques (ver Capítulo 15).

Um aspecto bastante curioso nesse filme é o fato de Roy apresentar fotofobia, isto é, mostra-se muito incomodado pela claridade. Na verdade, essa alteração não é encontrada no transtorno obsessivo-compulsivo nem em qualquer outro transtorno mental. A fotofobia pode ocorrer, por exemplo, em quadros de enxaqueca, o que não é o caso de Roy. Diversas vezes o vemos tomando comprimidos para o seu transtorno obsessivo-compulsivo; no entanto, mesmo quando parece melhor, ele está muito longe da cura.

TRANSTORNO DE ESTRESSE PÓS-TRAUMÁTICO

O transtorno de estresse pós-traumático desenvolve-se após a exposição a um evento traumático que ultrapassa o limite da experiência humana usual. Dentre os exemplos de eventos traumáticos dessa natureza encontram-se: ter ameaçada a própria vida ou a de uma pessoa próxima; ter sua casa destruída; ser vítima de estupro, tortura ou outra forma de violência grave; sofrer grandes acidentes (em meios de transporte, indústrias, etc.); vivenciar desastres naturais; ser aprisionado em campos de concentração; participar de combate militar; entre outros. O evento traumático é vivenciado com intenso medo ou horror, ou, ainda, com a sensação de impotência.

Os sintomas do transtorno de estresse pós-traumático surgem semanas ou meses após o trauma e caracterizam-se pelo aspecto persistente ou crônico, em oposição ao transtorno de estresse agudo (apresentado na seção seguinte), que é de curta duração (até um mês).

Entre os principais sintomas presentes no transtorno de estresse pós-traumático está a revivência da experiência traumática por meio de pensamentos intrusivos, pesadelos repetitivos ou *flashbacks* dissociativos (ou seja, o indivíduo comporta-se como se o evento traumático estive acontecendo naquele momento). Sinais fisiológicos de ansiedade (episódios de intensa descarga autonômica) podem ocorrer durante a revivência do trauma. Os pacientes apresentam uma persistente esquiva em relação a pensamentos, atividades ou situações relacionados ao trauma e tendem a se retrair socialmente. Muitas vezes, mostram-se apáticos e distantes afetivamente, exibindo uma incapacidade de sentir carinho ou demonstrar afeto às pessoas amadas. Sentimentos de um futuro abreviado – ou seja, não ter esperança de obter uma carreira profissional ou uma família – são comuns. Os pacientes estão em constante hipervigilância e exibem respostas exageradas de sobressalto, apresentando dificuldade de concentração, irritabilidade e episódios de raiva, além de dificuldade em conciliar e manter o sono. Finalmente, abuso de álcool ou de drogas e tentativas de suicídio também podem ocorrer.

O transtorno de estresse pós-traumático no cinema

Vários filmes de guerra retratam alguns dos sintomas presentes no transtorno do estresse pós-traumático. De fato, a história desse transtorno está intimamente associada a eventos bélicos. Por exemplo, Jacob Mendez da Costa (1833-1900) descreveu, em 1871, a *síndrome do coração irritável* em soldados que lutavam na guerra civil norte-americana. Mais tarde, essa mesma síndrome foi denominada *neurose de guerra*. Selecionamos três filmes de guerra que demonstram alguns sintomas do transtorno de estresse pós-traumático: *Nascido em 4 de julho*, *O franco atirador* e *Fantasmas da guerra.* Discutimos também, nesta seção, dois outros filmes: *Um corpo que cai* e *Sem medo de viver.*

Nascido em 4 de julho baseia-se em um livro autobiográfico de Ron Kovic, no qual ele relata suas experiências traumáticas vividas na guerra do Vietnã. No filme, o pelotão de Ron (Tom Cruise) mata, por engano, civis vietnamitas, inclusive mulheres e crianças, e, no mesmo dia, Ron mata, também por engano, um companheiro. Algum tempo depois, ele é ferido em combate e fica paraplégico, permanecendo em um hospital para veteranos de guerra por aproximadamente seis meses.

Ao retornar para casa, Ron mostra-se irritadiço e passa a fazer uso abusivo de álcool. Certa noite, embriagado, fica extremamente agitado, grita e provoca uma briga em um bar. Ele está constantemente angustiado, apresenta dificuldade para dormir e tem pesadelos com a situação de combate. A revivência do trauma é várias vezes desencadeada por estímulos auditivos, como o som de um helicóptero (que o lembra dos helicópteros militares). Em uma cena, ele é convidado a fazer um discurso durante as festividades da independência dos Estados

Unidos (4 de julho) e, durante a parada, apresenta respostas exageradas, de sobressalto, às explosões dos fogos de artifício (que o remetem às explosões de bombas no combate militar). Ao fazer seu discurso, o choro de uma criança também evoca nele a lembrança do evento traumático, com um colorido tão vívido que se sente como se estivesse novamente na situação. Essas recordações factuais trazem consigo, ainda, a revivência do sofrimento, com a mesma intensidade e carga emocional da ocasião em que o evento traumático ocorreu. Como resultado desse *flashback* dissociativo, Ron tem dificuldade de se concentrar e, consequentemente, não consegue dar continuidade ao discurso. Em outras cenas, apresenta comportamento de esquiva em relação a elementos associados ao trauma, por exemplo, quando se nega a falar a respeito da guerra com outro veterano.

O filme demonstra que Ron, por iniciativa própria, alcança condições de superar o transtorno mental. A melhora do quadro fica clara quando ele procura os pais do colega que matou para expiar seu sentimento de culpa. No final do filme, vemos que não apresenta mais qualquer comportamento de esquiva em relação ao trauma, tanto que Ron chega a escrever um livro contando sua história na guerra e, como ativista antiguerra, voluntariamente fala o tempo todo de suas recordações do Vietnã.

O filme *O franco atirador* apresenta a história de como três amigos de escola, Michael (Robert De Niro), Steven (John Savage) e Nick (Cristopher Walken), desenvolveram diferentes sintomas psiquiátricos como consequência de eventos traumáticos ocorridos também na guerra do Vietnã. Durante o combate, os três são aprisionados por vietnamitas, que, em uma cena memorável, se divertem obrigando-os a fazer "roleta russa". Os americanos, porém, conseguem fugir e matam os inimigos.

Algum tempo após a fuga, vemos Steven sem as duas pernas. Ele prefere viver em um hospital para deficientes, afastando-se de sua esposa e amigos. Como já observado, o isolamento social pode ser um sintoma do transtorno de estresse pós-traumático. Michael também apresenta sintomas relacionados ao transtorno de estresse pós-traumático: demonstra esquiva persistente em relação a qualquer coisa que possa lembrar seu trauma e passa a ter pouco interesse pelas atividades que costumava fazer, como caçar. Em uma cena, vemos Michael evitando ir a uma festa preparada para ele, ilustrando, assim, seu retraimento social.

Em certo momento, Michael decide voltar ao Vietnã, onde se encontra com Nick, que decidira permanecer lá. Nesse encontro, Nick mostra-se "aéreo" e parece não reconhecer o amigo. Um comportamento como esse, no entanto, não é observado no transtorno de estresse pós-traumático. Poderia até ocorrer em um transtorno de estresse agudo (ver adiante), mas, mesmo assim, somente nos minutos ou dias seguintes ao trauma. Não observamos em Nick qualquer sintoma de transtorno de estresse pós-traumático, muito pelo contrário, ele participa de apostas nas quais se submete à "roleta russa", reproduzindo, voluntariamente, o evento traumático pelo qual havia passado. Essa situação é justamente o oposto do que ocorre no transtorno de estresse pós-traumático, no qual qualquer elemento que traga consigo a lembrança do trauma é evitado.

Em *Fantasmas da guerra*, Emmett (Bruce Willis) também é um veterano da guerra do Vietnã. O filme não mostra nenhum evento traumático específico, mas Emmett, em uma conversa com a sobrinha Samantha (Emily Lloyd), faz um relato tenebroso de suas experiências na guerra, contando ter presenciado a morte de vários amigos e ter visto seus corpos despedaçados. São observadas algumas alterações em Emmett que podem estar relacionadas ao transtorno de estresse pós-traumático, por exemplo, quando ele diz que, após ter visto tantas mortes, "parou de sentir". Além disso, seu interesse, de uma forma geral, parece estar reduzido. Na cerimônia de formatura do ensino médio da sobrinha, Emmett mostra-se apático. Ele não trabalha, não tem vida amorosa e tornou-se uma pessoa dependente, sendo cuidado por sua sobrinha. Na maior parte do tempo, recusa-se a falar sobre o que aconteceu no Vietnã. Há uma cena, entretanto, em que revive uma experiência da guerra. Está chovendo e ouvem-se fortes trovões. Em sua mente, aparecem imagens de um bombardeio (um *flashback* dissociativo), deixando-o, então, irritado e, em seguida, muito ansioso. Vai para fora de casa e, na chuva, sobe em uma árvore, da qual fica gritando: "Mostre sua face!". Emmett apresenta, ainda, alterações físicas: dores de cabeça e erupções na pele. Em uma consulta com um dermatologista, é informado de que o problema é psicológico. Ele também apresenta um episódio de uso abusivo de álcool, quando some de casa por dois dias e reaparece, bêbado, na casa da mãe de Samantha. Novamente em casa, continua a beber. A sobrinha diz que as outras pessoas o consideram "alienado". Todavia, os únicos comportamentos bizarros que ele apresenta são falar com o cachorro – dizendo em tom jocoso que ele está possuído pelo demônio – e vestir uma saia em um jantar com a sobrinha e seu namorado. Nada indicativo, contudo, da presença de sintomas psicóticos.

Em *Um corpo que cai*, encontramos outro exemplo ilustrativo de transtorno de estresse pós-traumático. Nesse filme, que se passa em São Francisco, o policial aposentado John "Scottie" Ferguson (James Stewart) é contratado por um ex-colega para seguir a esposa dele, Madeleine Elster (Kim Novak), pois ela estaria sendo possuída pelo espírito da bisavó. Scottie, que se apaixona por ela, consegue salvá-la de uma suposta tentativa de suicídio, quando ela cai nas águas da baía de São Francisco. Posteriormente, ela sobe as escadas da torre de uma igreja, em uma antiga aldeia espanhola e, quando Scottie antevê que ela vai se matar, corre para socorrê-la. Todavia, sua acrofobia

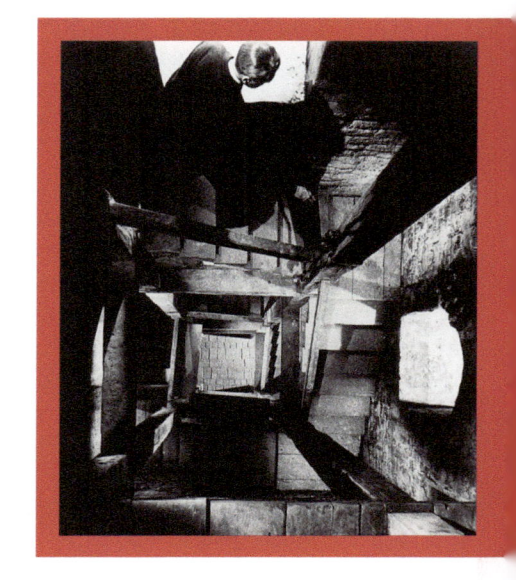

– que examinamos na seção sobre transtornos fóbicos – o impede de alcançá-la, e ela aparentemente se mata, pulando lá de cima. Essa cena constitui o evento traumático que é revivido por Scottie em um pesadelo, no qual estão presentes a torre e a sensação de estar caindo, entre outros elementos. Provavelmente era um sonho que vinha se repetindo. Em seguida, ele é hospitalizado em uma instituição psiquiátrica e lá o vemos completamente apático e alheio ao ambiente, em completo mutismo. Sua ex-noiva vai visitá-lo e diz que ele parece nem perceber sua presença. Um médico afirma que ele está sofrendo de "depressão aguda e complexo de culpa", mas Scottie apresenta mais um embotamento afetivo do que realmente tristeza. Portanto, o diagnóstico mais preciso parece ser, mesmo, o de transtorno de estresse pós-traumático.

Em *Sem medo de viver*, Max Klein (Jeff Bridges) sobrevive a um grave acidente de avião, no qual vê muitas pessoas morrerem. Ele é acompanhado pelo psiquiatra Bill Perlman (John Turturro), que faz o diagnóstico de transtorno de estresse pós-traumático. Max, de fato, apresenta algumas características desse quadro. Ele sonha com o acidente e tem episódios de ansiedade, além de pensar em cometer suicídio, sendo impedido pela esposa quando está para pular do alto de um edifício. No entanto, a maior parte das alterações do comportamento de Max é bem atípica em relação ao quadro de transtorno de estresse pós-traumático. Nas palavras do doutor Perlman, Max ficou "eufórico" e passou a sentir-se invulnerável. Quando volta para casa após o acidente, faz questão de ir de avião. Atravessa a rua com a certeza de que não vai ser atropelado e come morangos mesmo sendo alérgico a essa fruta. Pacientes que sofrem de transtorno de estresse pós-traumático tentam evitar qualquer situação que os faça lembrar o evento traumático, porém Max faz o oposto. Ele está constantemente com outros dois sobreviventes do acidente, um menino que ele salvara e uma mulher que perdera o filho. O cúmulo dessa contradição ocorre quando Max, no final do filme, em companhia dessa mulher, joga o carro que está dirigindo contra um muro com o objetivo de reproduzir o acidente de avião, para que ela reconheça que não foi culpada pela morte do filho. Nada, portanto, que lembre sintomas relacionados ao transtorno de estresse pós-traumático.

TRANSTORNO DE ESTRESSE AGUDO

O transtorno de estresse agudo representa um transtorno mental que sucede um evento traumático da mesma natureza daqueles relacionados ao transtorno de estresse pós-traumático. Contudo, diferentemente deste último, o transtorno de estresse agudo é de curta duração. Há diferenças entre os dois transtornos mentais também quanto à sintomatologia. O transtorno de estresse agudo caracteriza-se, basicamente, pela presença de sintomas dissociativos (ver Capítulo 8) e seu quadro clínico é marcado por um estado de "atordoamento", que o leigo costuma chamar de "estado de choque". O indivíduo acometido parece estar "abobado" ou em transe, e, paralelamente, podem ocorrer sinais fisiológicos de ansiedade (taquicardia, tremor, sudorese, etc.). As alterações começam minutos após o evento traumático (sintomas dissociativos peritraumáticos), durando, em geral, algumas horas ou, no máximo, 2 ou 3 dias. Evidências clínicas indicam que o transtorno de estresse agudo é um fator de risco para o desenvolvimento de um transtorno de estresse pós-traumático.

O transtorno de estresse agudo no cinema

A história de *Glória feita de sangue* se passa durante a Primeira Guerra Mundial, nas trincheiras francesas. Trata-se de um bom exemplo de transtorno de estresse agudo. Em uma cena, um general vai ao campo de batalha e fala com um soldado, que parece *abobalhado* e *aéreo*, apresentando dificuldade em responder a perguntas. O general precisa repetir a primeira pergunta, pois o soldado nada respondeu e, em seguida, indaga se o soldado é casado, ao que este responde repetindo as palavras do general (ecolalia). Finalmente, consegue dizer que é casado, mas que não vai mais ver a esposa. Outro soldado intervém dizendo que o companheiro de pelotão está em "estado de choque". O general, então, dá um tapa no rosto do soldado, tentando, sem sucesso, retirá-lo do estado dissociativo.

Em *Um corpo que cai*, encontramos, além do transtorno de estresse pós-traumático, o transtorno de estresse agudo. Imediatamente após a morte de Madeleine Elster (Kim Novak), John "Scottie" Ferguson (James Stewart) apresenta um comportamento bastante estranho. Vai para casa como se nada tivesse acontecido e perde a memória em relação ao evento, o que indica que se encontrava em um estado dissociativo.

O franco atirador apresenta algumas passagens relacionadas a sintomas presentes no transtorno de estresse agudo. Em uma delas, vemos Nick (Christopher Walken) em um hospital, muito tempo depois de fugir do cativeiro vietnamita no qual fora submetido à tortura da "roleta russa". No hospital, ele parece "aéreo", chora e tem dificuldade para responder às perguntas. Sintomas dissociativos imediatamente após o trauma (peritraumáticos) são comuns no transtorno de estresse agudo. Entretanto, deve-se mencionar que a reação de Nick logo após o evento traumático foi bastante saudável e eficaz, permitindo que fugisse da situação de perigo. Não fica claro no filme quanto tempo depois da fuga do cativeiro os sintomas começaram, nem seu tempo de duração, o que torna bastante questionável um diagnóstico de estresse agudo.

Como relatado na seção sobre o transtorno de estresse pós-traumático, em *Sem medo de viver*, Max Klein (Jeff Bridges) escapa praticamente ileso de um acidente de avião de grandes proporções, no qual, apesar de conseguir ajudar a salvar a vida de muitas pessoas, muitas outras morrem. Max passa, então, a apresentar um comportamento muito estranho. Imediatamente após ter ajudado a última vítima, ele pega um táxi e se hospeda em um hotel, como se nada de extraordinário tivesse acontecido, não indo para casa nem avisando sua família que sobrevivera. Aluga um carro e viaja uma grande distância para visitar uma amiga que não encontrava há 20 anos. Mais tarde, é achado pelo FBI hospedado em um hotel. Tal quadro é compatível com um episódio dissociativo, que pode ocorrer no transtorno de estresse agudo. Contudo, em um quadro típico, o indivíduo pareceria perplexo e "atordoado" afetivamente, características que não são exibidas por Max, que vemos conversar com a amiga de forma alegre e descontraída.

No filme *Freud, além da alma* – discutido também no capítulo sobre transtornos somatoformes (ver Capítulo 7) –, o neurologista francês Jean-Martin Charcot (Fernand Ledoux), em uma aula em que Sigmund Freud (Montgomery Clift) está presente, faz o relato de um episódio de transtorno de estresse agudo em um paciente com o diagnóstico de histeria. O homem estava em uma cabana que foi atingida por um raio e, imediatamente após o evento, ficou com um olhar vazio e apresentou movimentos automáticos, como se estivesse em um transe hipnótico.

TRANSTORNO DE ANSIEDADE GENERALIZADA

O transtorno de ansiedade generalizada caracteriza-se por uma preocupação excessiva e global, difícil de controlar e associada a sofrimento ou comprometimento acentuado. A duração mínima é de seis meses, sendo que a ansiedade deve estar presente na maioria dos dias. As alterações dividem-se em três grupos: tensão muscular (tremor, abalos ou dores musculares, inquietação, fadiga, cefaleia tensional), hiperatividade autonômica (falta de ar, palpitação, sudorese ou mãos úmidas e frias, boca seca, tonteira, náusea, diarreia, frequência urinária aumentada, dificuldade de deglutição) e apreensão (resposta exagerada a sustos, dificuldade de concentração, insônia, irritabilidade, preocupação). A ansiedade é bem menos intensa do que em um ataque de pânico e está presente de forma contínua, e não episódica.

Para que se possa fazer um diagnóstico de transtorno de ansiedade generalizada, é preciso que outros transtornos de ansiedade, como transtorno de pânico, fobia social ou fobia específica, já tenham sido descartados. Além disso, é necessário que os sintomas de ansiedade estejam relacionados a múltiplas e variadas preocupações e não apenas a uma específica, como no caso da hipocondria (preocupação com a saúde) ou da anorexia (preocupação com o peso corporal).

O transtorno de ansiedade generalizada no cinema

Adaptação ilustra satisfatoriamente os sintomas presentes no transtorno de ansiedade generalizada. Nesse filme, Charlie Kaufman (Nicolas Cage) adapta para o cinema um romance escrito por Susan Orlean (Meryl Streep). Durante a filmagem de *Quero ser John Malkovich*, escrito por ele, Charlie mostra uma fisionomia tensa e fica andando de um lado para o outro. Em outra cena, apresenta sudorese excessiva enquanto está almoçando com uma executiva de um estúdio cinematográfico. Sai com uma mulher, mas não relaxa em momento algum. Reclama de insônia e, quando consegue dormir, tem pesadelos com o roteiro que está tentando escrever, com o qual se preocupa o tempo todo. Quando se senta, o vemos curvado para a frente, sem conseguir relaxar. Em um restaurante, tem medo de encontrar Susan, fica inquieto e fala com a executiva de cinema de forma excessivamente rápida e atabalhoada.

Annie Hall (Diane Keaton), em *Noivo neurótico, noiva nervosa*, está ansiosa o tempo todo. Na primeira cena em que aparece no filme, chega atrasada para um encontro com Alvy Singer (Woody Allen) em um cinema, com uma fisionomia tensa, mostrando-se irritada e dizendo estar com dor de cabeça. O filme faz um retorno ao momento em que o casal se conheceu, em um clube de tênis. Annie está interessada em Alvy e, evidentemente nervosa, parece tão atrapalhada e confusa que não sabe direito o que dizer. Mesmo assim, fala sem parar. A ansiedade interfere em sua vida sexual, e, na cama, Annie sempre precisa de um "baseado" para relaxar. Certa vez, não consegue atingir o orgasmo porque, na "hora H", ouve a sirene de uma ambulância que passa pela rua. Diz para Alvy, então, que está muito nervosa e toma um tranquilizante (Valium, um benzodiazepínico). Em seguida, reclama de dor de cabeça, muito provavelmente devido a seu estado de tensão, principal sintoma do transtorno de ansiedade generalizada.

CAPÍTULO 7
TRANSTORNOS SOMATOFORMES

Todo ser vivo é dotado de instintos de autopreservação. Nesse sentido, para o ser humano nada é mais assustador do que algo que põe em risco a sua sobrevivência. Nossos órgãos sensoriais nos dão informações sobre o funcionamento do nosso corpo. Sensações desagradáveis transmitidas por eles podem ser bastante úteis, porque nos alertam sobre ameaças a nossa integridade física e nossa saúde corporal. Todavia, um sistema de automonitoramento, ou a interpretação dos sinais que ele detecta, pode estar alterado. Esse é o caso dos transtornos somatoformes.

Os transtornos somatoformes (ou somatomorfos) caracterizam-se pela presença de sintomas físicos (*soma* significa "corpo") que não podem ser explicados por uma condição médica geral. Ou seja, há o componente subjetivo de um sofrimento localizado em alguma região corporal, mas exames clínicos e laboratoriais não revelam nenhuma alteração significativa que corresponda à queixa do paciente. Embora os sintomas físicos possam ser extremamente variados, desde dores de cabeça até a paralisia de um membro, todos compartilham uma mesma particularidade: a ausência de comprovação objetiva de uma doença.

Uma das principais características dos transtornos somatoformes é o fato de que não há a intenção consciente de produzir os sintomas, diferentemente do que ocorre nos transtornos factícios e na simulação (ver Capítulo 9). Ao contrário, esses sintomas levam a um sofrimento real e a um grande prejuízo no funcionamento social e ocupacional. Indivíduos que apresentam um transtorno somatoforme frequentemente buscam ajuda médica e são, em geral, submetidos a exames e tratamentos desnecessários, sendo mais encontrados em serviços médicos de clínica geral do que em serviços psiquiátricos. Podem ocorrer comportamentos que visam chamar a atenção (histriônicos), especialmente em pacientes que querem convencer as pessoas, a qualquer custo, da existência e importância de sua suposta doença física. São comuns os acessos de raiva ou de tristeza, bem como a insistência quanto a novos exames clínicos e consultas.

Longe de estarem relacionados a causas imaginárias ou irreais, os transtornos somatoformes provavelmente refletem alterações em mecanismos cerebrais, ainda desconhecidos, que levam o indivíduo a interpretar, de maneira errônea, certas sensações corporais como sintomas de uma doença física. De fato, estudos de neuroimagem indicam possíveis associações entre esses transtornos mentais e alterações no padrão de atividade em determinadas estruturas cerebrais (Stone et al., 2007; Vuilleumier, 2005). Uma analogia com o fenômeno do "membro fantasma" pode ser útil na compreensão de como os transtornos somatoformes podem estar relacionados a alterações no funcionamento de certos circuitos neurais: pessoas que têm um membro amputado podem sentir coceira ou até mesmo dor intensa no membro que foi retirado. Registros da atividade cerebral desses pacientes, por meio de imagens obtidas por ressonância magnética funcional, indicam uma intensa atividade de áreas somestésicas do lado oposto ao membro amputado (Lotze et al., 2001). Esses resultados revelam que a sensação dolorosa que os pacientes apresentam não está relacionada a uma condição médica geral, afinal o membro não mais existe, mas a alterações em áreas corticais responsáveis pelo processamento de estímulos dolorosos do membro amputado.

Um erro comum na prática clínica é formular o diagnóstico de um transtorno somatoforme com base, simplesmente, na não detecção de alterações no exame físico ou em exames complementares do paciente, como se esse fosse um diagnóstico de exclusão ou residual. Para que um transtorno somatoforme seja diagnosticado corretamente, deve-se também empregar a semiologia dos transtornos mentais. Ou seja, não se deve apenas considerar o que está ausente – evidências de lesões ou disfunções corporais –, mas buscar também sinais e sintomas presentes que caracterizem a categoria nosológica. Por exemplo, para que se possa formular um diagnóstico de transtorno conversivo – uma categoria nosológica específica dos transtornos somatoformes – não é suficiente que os sinais e sintomas estejam em desacordo com as síndromes neurológicas conhecidas. Devem, também, estar presentes comportamentos histriônicos, como teatralidade, dramaticidade e a aparente intenção de chamar a atenção.

Além disso, o fato de se constatar uma lesão em determinado órgão não afasta um diagnóstico de transtorno somatoforme. Ao contrário, é comum um transtorno doloroso – outra categoria nosológica específica dos transtornos somatoformes – ter início após um trauma ou cirurgia. Nesse caso, quando há uma concomitância dos dois diagnósticos – um transtorno somatoforme específico e uma condição médica geral –, as queixas do paciente ultrapassam em intensidade ou duração o que seria esperado para indivíduos com o mesmo tipo de alteração corporal.

A história dos transtornos somatoformes está centrada no conceito de histeria, cujas raízes remontam ao Egito Antigo. Um papiro médico datado de cerca de 1500 a.C. (papiro de Ebers) contém a descrição de um distúrbio associado ao movimento do útero, que exerceria pressão sobre o diafragma, produzindo, assim, uma série de sintomas físicos e mentais (Illis, 2002). Mais tarde, esse mesmo distúrbio seria denominado na Grécia Antiga de histeria (etimologicamente relacionada a útero, do grego *hystera*). Durante esse período, Hipócrates (460--377 a.C.) descreveu como esse suposto movimento do útero poderia produzir sintomas como tonturas e paralisias, bem como outras perturbações motoras e sensoriais. Segundo ele, o melhor remédio para a histeria seria o casamento. Durante toda a Idade Média, contudo, sintomas histéricos foram associados a crenças sobrenaturais e possessões demoníacas (ver Capítulo 1).

Os primeiros relatos clínicos realizados de forma sistemática acerca da histeria surgiram apenas na metade do século XIX, com os trabalhos de Pierre Briquet (1776-1881). Ele descreveu, de forma minuciosa, a presença de vários sintomas físicos em 430 casos de histeria observados ao longo de 10 anos. Em 1972, Samuel Barry Guze (1923-2000) sugeriu o termo *síndrome de Briquet* em substituição a *histeria*, termo já bastante desgastado em função de seu uso indiscriminado. A partir de 1980, com a implementação do DSM-III, a síndrome de Briquet tornou--se parte do recém-criado capítulo "transtornos somatoformes", passando a ser denominada *transtorno de somatização*.

A histeria ganhou grande destaque com os trabalhos de Jean-Martin Charcot (1825-1893) e seus alunos realizados no final do século XIX (cerca de 50 anos após as descrições clínicas de Briquet), no Hospital La Salpêtrière. Charcot costumava realizar demonstrações com pacientes que sofriam de histeria. Por meio de hipnose, conseguia não só eliminar como também induzir nos histéricos sintomas neurológicos, como desmaios, convulsões, paralisias e perda temporária da audição ou da visão. Um dos alunos de Charcot, Pierre Janet (1859-1947), propôs que um dos principais aspectos da histeria seria a incapacidade desses pacientes de integrar, em um único sistema de consciência, a expressão de diferentes funções mentais, como pensamento, afetividade, sensopercepção, atividade motora e memória. Segundo Janet, esse processo de dissociação da consciência seria a base da formação dos sintomas na histeria dissociativa e teria origem na ocorrência de um evento traumático (ver Capítulo 8).

A perspectiva de que a histeria pudesse estar relacionada a um processo de dissociação da consciência foi, de certa forma, ofuscada por outra teoria, proposta por Sigmund Freud (1856-1936), na virada do século XIX para o século XX. Freud, que também estudou com Charcot, em 1885, diferentemente de Janet, enfatizou os aspectos motores e sensoriais da histeria. De acordo com sua perspectiva, os sintomas histéricos estariam relacionados a mecanismos de defesa inconscientes que transformariam (converteriam) conflitos capazes de gerar ansiedade em sintomas físicos. Freud empregou o termo *histeria de conversão* para designar o quadro clínico associado a esse processo.

O termo *histeria* não é mais encontrado nas classificações atuais de transtornos mentais. A antiga histeria dissociativa corresponde ao que o DSM-IV-TR denomina transtornos dissociativos (ver Capítulo 8). Já a histeria de conversão recebeu a denominação *transtorno conversivo*, estudado neste capítulo. Como já referido, a antiga síndrome de Briquet é agora classificada como transtorno de somatização. Finalmente, as características da personalidade histérica, como os comportamentos para chamar a atenção e a alta reatividade emocional, foram reunidas e formam o chamado transtorno da personalidade histriônica, descrito no capítulo sobre transtornos da personalidade (Capítulo 14).

Na seção sobre transtornos somatoformes, o DSM-IV-TR inclui as seguintes categorias diagnósticas: 1) transtorno conversivo, 2) transtorno doloroso, 3) transtorno de somatização, 4) hipocondria e 5) transtorno dismórfico corporal.

TRANSTORNO CONVERSIVO

No transtorno conversivo ocorrem alterações motoras ou sensoriais, como as observadas em uma doença neurológica. Entretanto, não é possível detectar, por meio de exames clínicos, uma condição médica geral que justifique tais sintomas. Entre as manifestações motoras, encontramos movimentos anormais, perda da capacidade de ficar em pé e de andar, fraqueza, paralisias, tremores, pseudoconvulsões e afonia. Entre as sensoriais estão, por exemplo, a anestesia, a surdez, a cegueira e as "alucinações". Nas manifestações sensoriais semelhantes às alucinações, diferentemente do que se observa nos transtornos psicóticos, o paciente apresenta crítica em relação à irrealidade do fenômeno e pode combinar mais de uma modalidade sensorial ao mesmo tempo – visão e audição, por exemplo. Como, em geral, o paciente não conhece bem como esses sintomas motores ou sensoriais se expressam, os sintomas conversivos representam caricaturas ou cópias grosseiras dos observados na verdadeira doença neurológica. Por exemplo, nas crises pseudoconvulsivas, em contraste com uma crise epiléptica do tipo grande mal (ou tônico-clônica), não há perda da consciência nem do controle sobre urina e fezes, os movimentos musculares não são simétricos e a duração é excessivamente longa.

Os sintomas conversivos aparecem de forma súbita, em geral após um evento de estresse. Eles são exibidos pelos pacientes com grande dramaticidade e teatralidade, e, frequentemente, temos a impressão de que o paciente está fingindo, exagerando ou querendo chamar a atenção das outras pessoas. Devido ao caráter dramático dos sintomas, os quadros conversivos são tipicamente de pronto-socorro, em contraste com outros transtornos somatoformes, como o transtorno de somatização, que são mais encontrados em ambulatório.

Pacientes que sofrem de um transtorno conversivo podem, também, apresentar uma grande indiferença com relação à natureza ou às implicações dos sintomas físicos. Ou seja, mesmo apresentando um sintoma extremamente grave, como uma cegueira súbita, comportam-se como se nada de grave estivesse acontecendo. Essa característica, denominada *la belle indifference* por Janet, representa uma atitude exatamente oposta aos comportamentos histriônicos que tais pacientes podem apresentar ante seus sintomas físicos.

O desaparecimento dos sintomas conversivos, da mesma forma que o seu início, é abrupto. Além de remitirem espontaneamente, tais sintomas podem, também, ser eliminados por meio de heterossugestão, inclusive hipnose. De fato, é possível que certos "milagres" observados em cultos religiosos estejam relacionados a esse tipo de transtorno mental.

Os quadros conversivos são muito mais frequentes em mulheres do que em homens, mas não são exclusivos do sexo feminino – como sugere o nome *histeria*. A prevalência desse transtorno mental é mais alta entre pessoas de baixo nível socioeconômico e educacional, e seus sintomas tendem a ocorrer com maior frequência no lado esquerdo do corpo (Stern, 1977), indicando que sua origem é controlada pelo hemisfério direito. Este último aspecto mostra-se interessante, uma vez que o hemisfério direito está relacionado ao processamento das reações emocionais.

Deve-se notar que a CID-10, diferentemente do DSM-IV-TR, não distingue conversão de dissociação, utilizando os dois termos como se fossem sinônimos. Esse fato pode ser visto como uma tentativa de manter unidas as duas formas clássicas de histeria – a conversiva e a dissociativa –, assim como os modelos de Freud e de Janet.

O transtorno conversivo no cinema

O filme *Freud, além da alma* está repleto de exemplos de sintomas conversivos. O filme, que se passa em 1885, em Viena, apresenta um histórico do início da psicanálise. Logo na primeira cena, assistimos ao neuropatologista e anatomista Theodor Meynert (Eric Portman), ex-professor e chefe de Freud (Montgomery Clift), examinar uma paciente que apresenta cegueira e paralisia das pernas de natureza histérica. Meynert relata que, na paralisia espasmódica real, a perna não ficaria tão rígida e, em seguida, acende um palito de fósforo para demonstrar que o reflexo fotomotor – contração da pupila causada por estímulo luminoso – está preservado, concluindo, assim, que a perda da visão não seria verdadeira. Meynert afirma, também, que a histeria não é uma doença e que o histérico deseja apenas chamar a atenção e fugir das responsabilidades da vida. Freud, que internara a paciente, enfia uma agulha em sua perna, mas surpreendentemente ela não sente dor.

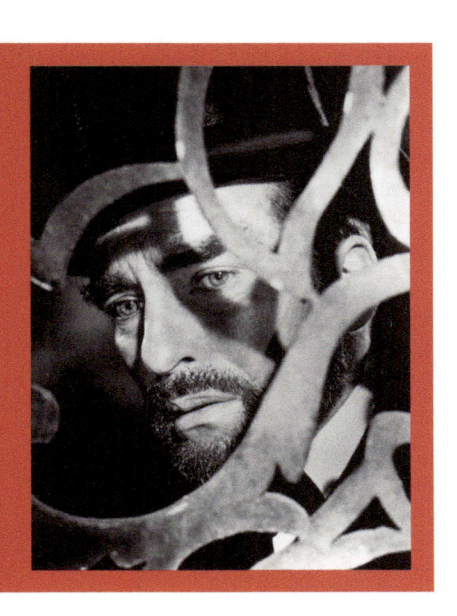

Algum tempo depois, Freud vai estudar com o famoso neurologista Jean-Martin Charcot (Fernand Ledoux), em Paris. Em uma aula, Charcot diz que ótimos relatos de histeria foram feitos no passado, em julgamentos de bruxas, e, em seguida, faz uma demonstração para seus alunos sobre a histeria. Nessa cena, apresenta-se uma mulher com as pernas paralisadas e que não anda há seis anos, cujo quadro se iniciou após um trauma psicológico, um acidente de trem. Um homem histérico, com tremores nas mãos, também está presente na mesma cena. Os tremores começaram após um grande susto: a cabana onde estava fora atingida por um raio, mas ele não se feriu fisicamente. Por meio de hipnose, Charcot elimina os sintomas dos dois pacientes, e, em seguida, os inverte: a mulher passa a apresentar tremores e o homem se torna paralítico. Charcot afirma ter provado que a histeria não tem uma origem orgânica e que os sintomas podem ser eliminados e criados por sugestão.

No mesmo filme, conhecemos uma paciente do médico e fisiologista austríaco Josef Breuer (Larry Parks), amigo e mentor intelectual de Freud. Cecily Koertner (Susannah York) está paralítica, cega e se recusa a beber água. Sob hipnose, ela se lembra de um episódio de sua infância em que seu cão bebeu água de sua caneca e, ao despertar do transe hipnótico, já é capaz de beber água. Mais adiante, Cecily recupera a visão quando, também sob hipnose, se lembra da morte do pai em um bordel – uma situação que ela preferia não ter visto.

Em *Dirigindo no escuro*, Val Waxman (Woody Allen) é um diretor de cinema que fez muito sucesso no passado, inclusive ganhando dois prêmios Oscar, mas que agora vive no ostracismo. Ele não é convidado para um trabalho há muito tempo, desde que não conseguiu concluir um filme devido a um colapso nervoso durante as filmagens. Ellie (Téa Leoni), ex-esposa de Val, que o havia abandonado para viver com um executivo de Hollywood, sugere seu nome para dirigir o novo filme de seu namorado, que acaba concordando com a indicação. Realiza-se, então, uma reunião entre Ellie, o namorado e Val. Durante a reunião, Val fica muito ansioso, mas acabam chegando a um acordo, e ele, finalmente, voltará a dirigir um filme. Pouco antes do início das filmagens, no entanto, liga para seu agente relatando que, de repente, havia ficado cego. Diz que, ao chegar em casa, estava nervoso, mas foi dormir. Entretanto, quando acordou, não enxergava mais nada. Observa-se, a partir desse relato, um início abrupto, como costuma ocorrer no transtorno conversivo. Após ficar cego, Val consulta vários médicos, que nada constatam nos exames, porém um deles diz que sua cegueira é "psicossomática" e recomenda psicoterapia.

Val começa a dirigir o filme tentando esconder de todos que está cego. Durante as filmagens, está sempre esbarrando nas coisas. Em um corredor, o diretor choca-se com um homem que carrega um enorme espelho. Na sequência, cai de um lugar alto e machuca a cabeça. Em um hotel, enquanto conversa com o executivo do estúdio, esbarra nos móveis e derruba um copo no chão. As cenas são engraçadas, mas inverossímeis do ponto de vista clínico. Na cegueira histérica, o indivíduo continua a ver normalmente, já que o reflexo fotomotor está preservado, mas não tem consciência disso, acreditando que está, de fato, cego. Como a visão está normal, os objetos do ambiente ainda são percebidos, permitindo que desvie deles. No final do filme, depois de reconquistar o amor de Ellie, a visão de Val, de repente, volta ao normal, em um momento em que ambos estão juntos, sentados em um banco no Central Park.

TRANSTORNO DOLOROSO

A dor representa uma informação sensorial extremamente útil, permitindo que a pessoa detecte a presença de estímulos relacionados a situações de ameaça à integridade física. No entanto, a ocorrência dessas informações sensoriais na ausência de qualquer estímulo dessa natureza caracteriza uma disfunção. No caso do transtorno doloroso, observa-se um conjunto de queixas inconsistentes de dor, que não podem ser explicadas por uma condição médica geral. O diagnóstico envolve sofrimento clinicamente significativo, acompanhado de algum prejuízo sócio-ocupacional, como absenteísmo, isolamento social, problemas financeiros ou acadêmicos. Pacientes que recebem um diagnóstico de transtorno doloroso podem apresentar um consumo exagerado de medicamentos analgésicos e, não raro, desenvolvem dependência ou abuso de opioides.

O transtorno doloroso no cinema

Não encontramos nenhum filme que pudesse ilustrar os sintomas presentes no transtorno doloroso.

TRANSTORNO DE SOMATIZAÇÃO

O transtorno de somatização caracteriza-se pela presença de múltiplos sintomas físicos, que são recorrentes ou prolongados. Assim como no transtorno doloroso, essas queixas não são explicadas por uma condição médica geral, embora causem sofrimento clinicamente significativo, bem como consequências importantes na vida diária do paciente. Dentre os sintomas físicos mais comuns, destacam-se: disfunções gastrintestinais (náusea, vômito, diarreia ou intolerância a diversos alimentos) ou sexuais (indiferença sexual, disfunção erétil ou ejaculatória, irregularidades no ciclo menstrual ou sangramento menstrual excessivo), além de dores diversas e alterações pseudoneurológicas. Em geral, os pacientes descrevem seus sintomas de forma muito vaga e imprecisa, e sintomas depressivos ou ansiosos costumam estar associados ao transtorno de somatização.

O transtorno de somatização no cinema

Em *Vida bandida*, Joe (Bruce Wills) e Terry (Billy Bob Thornton) são assaltantes de banco. Terry passa o filme inteiro queixando-se de inúmeros sintomas físicos e acredita estar sofrendo de uma doença grave. Durante o período em que estão na prisão, Terry reclama da retirada do alho de sua dieta, alimento que, segundo ele, é responsável pela prevenção de várias doenças, e afirma a Joe que, "apesar do que o médico fala", seus sintomas são verdadeiros. Mais tarde, queixa-se de estar ouvindo um apito e diz sofrer de tinite. Depois de escaparem da cadeia, a dupla assalta um banco e, na fuga, Terry sente dor no peito e palpitações, seu braço esquerdo fica adormecido, começa a ver manchas e apresenta náuseas. No carro, Terry costuma ouvir uma fita cassete na qual são descritos os sintomas de várias doenças. Em seu banheiro, vemos vários vidros de vitaminas e de remédios. Em uma cena em que está em um motel com Kate (Cate Blanchett), que se torna parceira da dupla de ladrões, tem uma crise de espirros. Quando a crise passa, ele afirma ter alergia a vários alimentos e, em seguida, apresenta tiques, piscando os olhos sem parar. Mais tarde, em outro motel, Kate bate à porta do quarto de Terry, perguntando como ele está. Ele responde que teve palpitações, viu manchas pretas, teve formigamento nos pés e perdeu a audição de um dos ouvidos.

Durante um assalto a banco, Terry pede que o gerente veja se suas pupilas estão do mesmo tamanho, e, para seu desespero, o gerente percebe uma diferença entre elas. Em outra cena, Joe inventa que um de seus irmãos tinha um tumor no cérebro e, em função disso, ficava sentindo o cheiro de penas queimando. Com base nessa história, Terry sugestiona-se e passa a sentir tal cheiro, mas esse sintoma desaparece quando ele descobre que se tratava de uma mentira do companheiro de crimes. Em um bar, tarde da noite, com Kate e Joe, Terry diz não estar sentindo um braço e que seus lábios estão dormentes. Dançando, cai no chão, fica se arrastando de forma grotesca, como se estivesse paralítico, e diz não sentir o lado direito do corpo. No final do filme, Joe relata um episódio ocorrido na prisão em que Terry teve uma "apendicite psicológica". Em suma, é uma lista interminável de sintomas, incluindo alguns sintomas conversivos e envolvendo vários órgãos do corpo. Certamente seria impossível alguém ter tantas doenças, e, de fato, o diagnóstico parece ser um só: transtorno de somatização.

HIPOCONDRIA

A hipocondria caracteriza-se por uma excessiva preocupação em relação à saúde e pelo medo de desenvolver uma doença grave. Os pacientes monitoram constantemente suas funções corporais (p. ex., o pulso, a consistência das fezes, a coloração das mucosas, etc.) à procura de alguma anormalidade. Além disso, fazem repetidas consultas médicas, submetem-se a inúmeros exames complementares desnecessários e estão sempre tomando remédios ou vitaminas. Mesmo quando nenhuma doença é diagnosticada, não se convencem de que estão saudáveis. Todavia, por definição, a crença quanto a estar doente não tem a intensidade ou o caráter irremovível de um delírio – nesse caso, o diagnóstico seria de transtorno delirante, do subtipo somático (ver Capítulo 4). O hipocondríaco, diferentemente do paciente que sofre de transtorno de somatização, descreve sua sintomatologia de forma meticulosa demais, com detalhes excessivos.

A hipocondria no cinema

Precedendo a primeira cena de Mickey Saxe (Woody Allen), em *Hannah e suas irmãs*, aparece a seguinte legenda: "O hipocondríaco". No passado, ele se queixava da adenoide, até descobrir que a haviam retirado cirurgicamente na infância. Dois meses antes, achava que tinha um melanoma, porque havia encontrado uma mancha em suas costas – embora, na verdade, a mancha estivesse em sua camisa. Mickey passou a vida toda indo a médicos, que, no entanto, só lhe deram "boas notícias". Em uma cena, sua ex-cunhada comenta que o viu indo fazer um exame de sangue. Acompanhamos, então, Mickey em uma consulta médica. Ele é recebido pelo médico com a seguinte pergunta: "Qual é a queixa de hoje?". Mickey responde que teve tonteira e que está perdendo a audição. O médico detecta uma diminuição da acuidade auditiva. Na consulta, Mickey parece bastante sugestionável. O médico pergunta se ouve zumbidos e apitos, e ele confirma. O médico, então, pede que faça uma bateria de exames em um hospital. Outro médico, pelo telefone, diz que a pior possibilidade relacionada às suas queixas seria um tumor cerebral, e Mickey passa a acreditar que, provavelmente, é esse o seu problema. Faz exames de audiometria e de tomografia computadorizada de crânio, ficando desesperado porque o médico pede mais testes ao constatar uma mancha em seu cérebro. Na sala de espera, fica imaginando que o médico vai dizer que tem câncer e que é inoperável. No entanto, mais uma vez, recebe apenas "boas notícias".

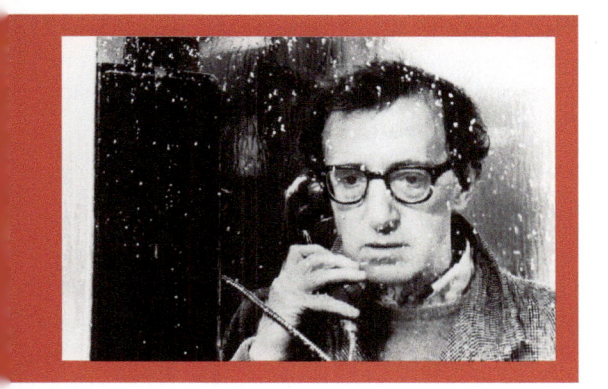

George Kimball (Rock Hudson), em *Não me mandem flores*, também é um típico hipocondríaco. Ele tem uma grande quantidade de remédios no armário de seu banheiro e está sempre tomando comprimidos. Queixa-se de dor de cabeça, dor na barriga, dor no peito e está constantemente fazendo *check-ups*. Sempre lê o obituário no jornal. Quando vai a uma consulta médica, com a queixa de dor no peito, ouve seu médico comentando com um cardiologista sobre o exame de outro paciente, porém acredita que estão falando sobre sua condição, concluindo que morrerá em questão de semanas.

Em *Joe contra o vulcão*, Joe (Tom Hanks) há oito anos não se sente bem e a todo momento vai ao médico. Todavia, os resultados de seus exames são sempre normais. A situação muda quando Joe procura um novo profissional e, na consulta, reclama de manchas na pele, de inchaço e de que está sempre sem energia e com dor de garganta: acredita que tem câncer. O médico afirma que ele é hipocondríaco, mas que, por ironia, está de fato doente. Afirma, ainda, que os sintomas de Joe não têm relação com a sua verdadeira doença:

uma "nuvem cerebral" de curso assintomático, mas que levaria à morte em seis meses. Apesar do absurdo desse diagnóstico, Joe acredita que vai mesmo morrer e nem se preocupa em buscar uma segunda opinião médica. Anteriormente, quando os médicos diziam que não tinha nenhuma doença, ele jamais acreditava.

Em *Meu primeiro amor*, Vada (Anna Chlumsky) é uma pré-adolescente de 11 anos que está sempre indo ao médico. Ela acha que está gravemente doente, que tem câncer e vai morrer. Em uma cena em que o médico diz que ela está saudável, Vada fica inconformada. Acusa o médico de ser um embuste e diz que vai procurar uma "segunda opinião". Ela é tão hipocondríaca que, em determinado momento, mesmo sendo menina, acredita que tem um problema na próstata. Embora o quadro de Vada seja típico de um transtorno hipocondríaco, há uma cena em que ela simula um desmaio, o que seria mais característico de um transtorno conversivo.

TRANSTORNO DISMÓRFICO CORPORAL

A característica central do transtorno dismórfico corporal é a preocupação em relação a um defeito imaginário na aparência, e, quando de fato existem pequenas imperfeições, estas são superdimensionadas pelo indivíduo. Essa preocupação pode tornar-se bastante intensa, atingindo o nível de uma crença delirante, e a presença desse sintoma causa sofrimento clinicamente significativo ou prejuízo ao funcionamento social ou ocupacional do indivíduo. Pacientes com um transtorno dismórfico corporal julgam-se pouco atraentes, evitando, assim, encontros românticos e outras interações sociais. O exagero dessas preocupações pode levar a um total isolamento social, fazendo com que a pessoa abandone a escola ou o trabalho. O foco de suas crenças envolve, geralmente, a face, como assimetrias faciais, tamanho do nariz, boca ou orelhas, além da perda de cabelo. Alterações na pele (como acne, rugas ou cicatrizes), assim como na genitália externa (como o pênis e as mamas), também podem dar origem a preocupações patológicas, levando muitos desses indivíduos a procurar uma correção para o seu suposto defeito por meio de cirurgia plástica.

O transtorno dismórfico corporal no cinema

Em *Dragão vermelho*, Francis Dolarhyde (Ralph Fiennes) é um assassino serial que apresenta diversos sintomas psicóticos – contudo, não fica claro qual transtorno psicótico seria o mais adequado para o seu diagnóstico. Além disso, ele sofre de um transtorno dismórfico corporal: percebe-se em seu rosto uma cicatriz entre o nariz e os lábios, a qual, provavelmente, resultou de uma cirurgia reparadora em função de uma má formação do palato. Embora a cicatriz fosse, até certo ponto, discreta, Francis sente-se extremamente incomodado por essa pequena falha em sua aparência. Quebrou todos os espelhos em sua casa e, nas ocasiões em que invadiu as residências de duas famílias, chacinadas por ele, também destruiu todos os espelhos. Em uma cena, dentro de sua casa, vemos Francis com uma máscara, a qual esconde praticamente todo o seu rosto. Na única vez em que tem um encontro amoroso, sai com Reba (Emily Watson), uma mulher cega, que obviamente não poderia ver a cicatriz que tanto o incomoda. Sua preocupação com o pequeno defeito é tamanha que se sente muito incomodado quando Reba tenta tocar sua face.

Em *Cyrano de Bergerac*, o personagem-título (interpretado por Gerard Depardieu) está perdidamente apaixonado por sua prima Roxane (Anne Brochet), mas há um pequeno problema, ou melhor, um enorme problema: o imenso nariz de Cyrano. Ele se acha terrivelmente feio e sempre temeu a zombaria das mulheres – além disso, ameaça de morte quem ousa falar de seu narigão. Para Cyrano, é impossível que a linda Roxane se interesse por ele. Dessa forma, nunca se declarou a ela. Quando Roxane se apaixona pelo belo barão Christian de Neuvillette (Vincent Perez), Cyrano encontra uma forma – indireta – de expressar seu amor. Escreve lindas cartas para a amada, mas faz Christian assiná-las. Somente com outro rosto Roxane poderia amá-lo. A história de Cyrano de Bergerac é apontada, muitas vezes, como um exemplo de transtorno dismórfico corporal. Esse seria o diagnóstico correto para o personagem, exceto por um pequeno detalhe, na verdade um grande detalhe: o nariz de Cyrano era, de fato, incrivelmente grande! Ou seja, realmente existia um significativo defeito em sua aparência.

CAPÍTULO 8

TRANSTORNOS DISSOCIATIVOS

Uma das principais características da nossa consciência é integrar as diferentes funções mentais em um único sistema de identidade. Sabemos quem somos e quem fomos. Temos um sentimento de continuidade ao longo do tempo. Temos, também, consciência daquilo que estamos fazendo a cada momento. A consciência permite que determinadas funções, como sensopercepção, memória e pensamento, sejam agregadas em apenas uma unidade, de modo que saibamos que somos um ser indivisível e com identidade própria.

Entretanto, a presença de nossa consciência nem sempre é necessária para a execução de certas tarefas, especialmente aquelas de natureza automática. Por exemplo, durante o processo de aprendizagem de como dirigir um automóvel, temos plena consciência de todos os atos necessários para executar essa tarefa. Com a prática, esses atos tornam-se automáticos, permitindo que outras tarefas possam ser realizadas ao mesmo tempo. Podemos ouvir música no rádio do carro sem qualquer prejuízo à tarefa de dirigir. Da mesma forma, um exímio pianista pode conversar com outra pessoa enquanto toca uma música ao piano. Esse é exatamente o caso das memórias implícitas (ver Capítulo 2). Determinados processos mentais, como percepções, atividades motoras e reações emocionais, podem se expressar de forma automática na ausência de qualquer processo consciente. Quanto mais uma tarefa se torna automática, mais independente ou dissociada de nossa consciência ela fica.

Fenômenos dissociativos podem ocorrer em pessoas normais e são comuns em nosso cotidiano. Eles ocorrem quando estamos devaneando e quando estamos tão concentrados em uma atividade – como ler um livro – que ficamos totalmente alheios ao ambiente. Da mesma forma, o estado de transe induzido por hipnose constitui, também, um fenômeno dissociativo. O indivíduo hipnotizado fica tão aderido à voz e às instruções do hipnotizador que ignora tudo mais que está ao redor.

Dessa forma, a impressão que temos de que nossa consciência é um fenômeno unitário e de que nossa atividade mental se expressa por meio de um processamento em série – ou seja, uma atividade mental de cada vez, ao longo de um processo contínuo – é relativamente falsa. Diversas funções mentais podem se manifestar concomitantemente. Nossa atividade mental funciona de forma paralela. Somos capazes de realizar várias tarefas de forma simultânea, embora grande parte dessas tarefas não sejam necessariamente agregadas a um sistema único de consciência ou de identidade.

Esse aspecto autônomo de diversas funções mentais é uma característica altamente adaptativa, uma vez que os recursos limitados de nossa consciência podem ser alocados a novas tarefas sem causar qualquer prejuízo a funções que já se encontram bem estabelecidas no indivíduo (Epstein, 1994). Por sua vez, temos controle sobre essas funções porque existe um sistema cognitivo consciente capaz de mantê-las agregadas em um único sistema de identidade.

Entretanto, existem determinados quadros clínicos, especialmente após um evento traumático, em que esse sistema cognitivo consciente deixa de agregar ou integrar as diferentes funções mentais que se expressam de forma automática em um único sistema de identidade. Nesse caso, o indivíduo pode perder a capacidade de acessar informações que estão normalmente disponíveis à sua consciência, como a sua própria identidade. Quando isso ocorre, tem início um conjunto de condições patológicas denominadas transtornos dissociativos.

O conceito de dissociação teve origem com os trabalhos desenvolvidos por Pierre Janet, aluno de Charcot (ver Capítulo 7). Ele observou que a ocorrência de eventos traumáticos poderia produzir uma fragmentação da atividade cognitiva e da percepção, fenômeno denominado por ele como *désagrégation*, ou seja, separação das partes agregadas. De acordo com Janet, a desagregação – ou dissociação, como é denominada hoje – poderia ser observada somente em pessoas que já apresentassem, previamente, certo enfraquecimento do sistema cognitivo responsável pela agregação de diferentes funções mentais. Assim, a experiência de um ou vários eventos traumáticos exerceria um efeito dissociativo apenas em indivíduos vulneráveis a esse tipo de alteração.

Em oposição a essa teoria, Freud sugeriu que determinados elementos mentais se tornavam inacessíveis à consciência devido à atuação de um mecanismo de defesa que chamou de repressão – ou recalque. A repressão tem como objetivo evitar a ansiedade ou outros sentimentos dolorosos, que ocorreriam caso o evento traumático – ou o conflito intrapsíquico – se tornasse consciente (ver Capítulo 7).

Os transtornos dissociativos estão associados ao transtorno conversivo a partir do antigo conceito de histeria. Nesse contexto histórico, o transtorno conversivo equivale à histeria conversiva (Capítulo 7), enquanto os transtornos dissociativos correspondem à histeria dissociativa.

Na verdade, o transtorno conversivo e os quadros dissociativos apresentam várias características em comum, como sintomas com início e final abruptos, dramaticidade e teatralidade (sintomas histriônicos), indiferença aos sintomas (*la belle indifference*), autossugestionabilidade e maior prevalência no sexo feminino. A similaridade entre esses dois transtornos mentais é tanta que a CID-10 considera que a dissociação e a conversão representam aspectos da mesma condição clínica, conforme já discutido no Capítulo 7.

A definição atual de transtorno dissociativo não é muito precisa. Sua característica essencial consiste em um prejuízo parcial ou total nas funções habitualmente integradas de consciência, memória ou identidade. Os transtornos dissociativos constituem condições patológicas nas quais as conexões que agregam ações, sentimentos, memórias, pensamentos e o senso de identidade de uma pessoa se encontram prejudicadas.

Em alguns quadros dissociativos, conhecidos classicamente como *estados crepusculares*, observa-se um estreitamento do campo da consciência. A consciência possui duas dimensões: uma vertical e uma horizontal. Na dimensão vertical, o grau máximo de consciência corresponde ao estado de lucidez, no qual o indivíduo encontra-se vígil, desperto, alerta, com o sensório claro. No extremo oposto à lucidez de consciência estão o sono e o coma. A dimensão horizontal da consciência está relacionada ao campo (ou amplitude) da consciência, que se refere à quantidade de conteúdos que se encontram na consciência em um determinado momento. A consciência está alterada em sua dimensão vertical nos casos de *delirium*, estudados no Capítulo 2. No *delirium*, o nível de consciência encontra-se rebaixado. Alterações em sua dimensão horizontal são encontradas em alguns transtornos dissociativos e constituem estados de estreitamento da consciência. A consciência estreitada abarca um conteúdo menor do que o normal e está restrita a determinadas vivências (ideias, afetos, imagens, ações). Outras vivências internas, assim como grande parte dos estímulos externos, ficam momentaneamente inacessíveis à consciência. Há uma interrupção da continuidade e unidade psíquicas da personalidade e perde-se a capacidade de reflexão.

Em outros transtornos dissociativos pode estar alterada a consciência da identidade do eu, que é a consciência de ser o mesmo na sucessão do tempo. É o sentimento de, durante toda a vida e nas mais diversas situações, ter sido sempre idêntico a si próprio, apesar das incessantes – e naturais – mudanças de muitos aspectos de nossa personalidade. A consciência da identidade do eu está relacionada a uma qualidade de continuidade. Compreende a orientação autopsíquica: saber o próprio nome, idade, profissão, estado civil, endereço, etc.

A memória também pode ser a função psíquica que se encontra afetada em um transtorno dissociativo. Já apresentamos uma discussão sobre os principais aspectos da memória no Capítulo 2. Especificamente em relação aos transtornos dissociativos, deve-se ressaltar que apenas a memória explícita está prejudicada, preservando-se a memória implícita. Como veremos na seção sobre amnésia dissociativa, as características clínicas do déficit mnêmico dos transtornos dissociativos são bem diferentes das observadas no transtorno amnéstico e na demência (Capítulo 2).

O DSM-IV-TR define quatro transtornos dissociativos: a amnésia dissociativa, a fuga dissociativa, o transtorno dissociativo de identidade (ou transtorno da personalidade múltipla) e o transtorno de despersonalização. Na CID-10 encontram-se também definidos o transtorno de transe e possessão[1] e o estupor dissociativo. Deve-se ressaltar que sintomas dissociativos são encontrados, ainda, em outros transtornos mentais fora do capítulo dos transtornos dissociativos, como no transtorno de estresse agudo (ver Capítulo 6) e no transtorno da personalidade *borderline* – ou limítrofe (ver Capítulo 14). Por exemplo, nos filmes *Um corpo que cai*, *O franco-atirador* e *Freud, além da alma*, o quadro dissociativo está associado a um episódio de transtorno de estresse agudo. Dessa forma, eles são discutidos no capítulo sobre transtornos de ansiedade (Capítulo 6).

AMNÉSIA DISSOCIATIVA

A amnésia dissociativa caracteriza-se pela súbita perda da memória relativa a eventos estressantes ou traumáticos. A amnésia é sempre retrógrada, ou seja, a pessoa apresenta problemas para evocar informações previamente armazenadas em sua memória de longo prazo, permanecendo preservada a capacidade de fixar ou consolidar novas informações. Nesse aspecto, a amnésia dissociativa distingue-se dos quadros demenciais e do transtorno amnéstico (ver Capítulo 2), nos quais predomina a amnésia anterógrada ou de fixação. Na amnésia dissociativa, são esquecidos todos os acontecimentos de um determinado período, com início e fim bem delimitados (amnésia lacunar), ou diversos acontecimentos relacionados entre si em função do tema (amnésia seletiva). A amnésia dissociativa diferencia-se, ainda, daquela observada em quadros demenciais no que diz respeito à evolução. No caso da demência, a amnésia tende a piorar com o tempo, enquanto no transtorno dissociativo ela desaparece de maneira abrupta e completa, de forma espontânea ou sob a ação de hipnose. Ainda em contraste com o que se observa na demência, especialmente em casos avançados, o paciente com amnésia dissociativa pode ter plena consciência da extensão de seu problema de memória, embora muitas vezes pareça não estar muito incomodado com seu distúrbio mnêmico (*la belle indifference*).

A amnésia dissociativa é o mais comum dos transtornos dissociativos. Além disso, sintomas associados a esse transtorno podem também ocorrer em outras categorias diagnósticas definidas neste capítulo – como a fuga dissociativa e o transtorno dissociativo de identidade – e, ainda, no transtorno de estresse agudo (ver Capítulo 6).

A amnésia dissociativa no cinema

Não encontramos filmes com quadros puros de amnésia dissociativa. No entanto, fenômenos amnésticos aparecem em filmes como *Voltar a morrer*, *Quando fala o coração*, *A enfermei-*

---

[1] O transtorno de transe e possessão definido pela CID-10 equivale ao transtorno de transe dissociativo do DSM-IV-TR, que se encontra no Apêndice B dessa classificação, reservado para categorias nosológicas que necessitam de estudos adicionais antes de serem incorporadas. Para manter a nomenclatura do DSM-IV-TR, decidimos adotar aqui o termo *transtorno de transe dissociativo*.

ra Betty, *As três máscaras de Eva* e *Psicose*, os quais são discutidos neste capítulo nas seções relativas à fuga dissociativa e ao transtorno dissociativo de identidade.

FUGA DISSOCIATIVA

Na fuga dissociativa estão presentes sintomas amnésticos juntamente com uma viagem súbita e inesperada para longe do lar ou do ambiente de trabalho. Nesse transtorno mental, observa-se também a perda da identidade pessoal, podendo ocorrer, embora apenas em alguns casos, a adoção clara de uma nova identidade. O indivíduo não é capaz de se lembrar dos aspectos essenciais de sua vida, como seu nome, quem é sua família e onde trabalha. Após um evento de estresse ou traumático, ou após uma situação de luto, o indivíduo pode esquecer quem é e pegar um ônibus, trem ou algo semelhante, indo parar em outra cidade. Lá, estabelece uma vida quieta, prosaica e reclusa, sem agir de forma anormal ou extraordinária. Depois de algum tempo, subitamente recupera sua identidade original e volta para sua vida normal, ocorrendo, *a posteriori*, uma amnésia relativa ao período da fuga. Em contraste com a amnésia dissociativa, a fuga dissociativa é relativamente rara.

A fuga dissociativa no cinema

Em *Paris, Texas*, Travis (Harry Dean Stanton) aparece vagando no meio de um deserto no Texas. Está desesperado de sede, sujo e maltrapilho, e acaba desmaiando, sendo levado a uma clínica. Lá, o médico tenta saber quem ele é, mas Travis, quando recupera a consciência, não consegue falar. Parece desconhecer a própria identidade. O médico encontra no bolso de Travis o telefone de seu irmão (Dean Stockwell), que vai buscá-lo. Ficamos sabendo, então, que Travis estava desaparecido havia mais de quatro anos.

Ao ver o irmão, Travis o reconhece, mas, durante algum tempo, continua sem falar. Sua fisionomia é de tristeza. Subitamente, volta a falar, pronunciando a palavra "Paris", referindo-se não à capital da França, mas a uma cidade do interior do Texas. Aos poucos ele vai recuperando a memória, que volta ao normal. Mais tarde, Travis conta que estivera no México todo aquele tempo, mas o filme não revela o que ele fez por lá. Seu desaparecimento se deu em um momento de grave crise em seu casamento com Jane (Nastassja Kinski). Travis foi embora repentinamente, deixando-a sozinha com o filho do casal, que tinha, então, apenas 3 anos. O filme ilustra um fenômeno bastante comum na clínica: a associação entre sintomas conversivos – nesse caso, o mutismo – e sintomas dissociativos – a perda da identidade e a alteração de memória.

Em *A enfermeira Betty*, Betty Sizemore (Renée Zellweger) faz o papel de uma garçonete. Sua vida é muito infeliz. Está insatisfeita com o trabalho e com o casamento. Seu marido a trai com outra mulher. Ela adora uma novela da televisão e é apaixonada pelo personagem de um médico. Logo no início do filme, Betty vê o marido ser brutalmente assassinado dentro de sua casa, mas os assassinos não sabem que estão sendo observados por ela. Imediatamente após o assassinato, Betty comporta-se como se nada tivesse acontecido. Levada a um médico, ele diz que Betty apresenta um "estado dissociativo pós-traumático" e "perda de memória". Até aqui, o diagnóstico de transtorno de estresse agudo (ver Capítulo 6) parece bem razoável. Entretanto, manifestações de uma fuga dissociativa começam a surgir ao longo do filme.

Betty escreve uma carta para o marido, já morto, dizendo que vai deixá-lo. Ou seja, está apresentando amnésia em relação à morte dele. Pega o carro e vai embora de casa. Diz que vai procurar um ex-noivo, que não é uma pessoa real, mas o médico da novela a que ela assiste. Viaja até o outro lado do país para encontrá-lo. Chegando à cidade onde estaria o personagem fictício, Betty veste-se como enfermeira e vai pedir emprego em um hospital, embora só tivesse cursado dois períodos de enfermagem. Comporta-se como se fosse de fato enfermeira e, em frente ao hospital, salva um homem que havia sido baleado. Em seguida, encontra o ator que trabalha na novela e age como se ele fosse mesmo médico e ela, sua ex-noiva. O ator acha que Betty está representando e entra na encenação, comportando-se como se fosse o personagem da novela. Ele se interessa por Betty e lhe consegue um papel na novela. Durante uma gravação no estúdio de televisão, ela subitamente recupera a memória e volta ao normal, o que é típico nos quadros dissociativos.

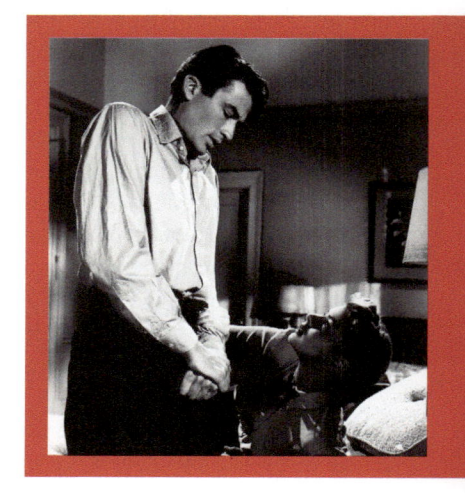

Em *Quando fala o coração*, uma instituição psiquiátrica vai receber um novo diretor. John Ballantine (Gregory Peck) chega para assumir o cargo. No entanto, ele apresenta alguns comportamentos bastante estranhos. Durante um jantar, fica muito perturbado quando uma pessoa faz marcas com o garfo na toalha branca sobre a mesa. Desmaia durante uma cirurgia. Com o passar do tempo, a psicanalista Constance Petersen (Ingrid Bergman), que também trabalha ali, descobre que ele é um impostor. John diz a Constance que o verdadeiro diretor que deveria assumir o cargo está morto, e que foi ele quem o matou. Diz também que perdeu a memória e não sabe sequer o próprio nome. Constance se apaixona por ele e o ajuda a fugir antes que os outros descubram a fraude. No final do filme, quando Constance e John estão esquiando no local exato em que o verdadeiro diretor havia sido assassinado, John subitamente lembra que, na infância, havia matado, por acidente, o próprio irmão, descendo por um corrimão. Esse evento traumático, provavelmente, está relacionado à gênese do transtorno dissociativo. Então, de forma abrupta, John recupera toda a sua memória e recorda-se de ter visto o verdadeiro diretor cair no abismo. Foi por ter erroneamente pensado que o matara que John assumira seu lugar.

Tanto o quadro clínico de John, em *Quando fala o coração*, como o de Betty, em *A enfermeira Betty*, são atípicos, pois, na maioria dos casos de fuga dissociativa, apesar da perda de identidade, não há a adoção completa e clara de uma nova identidade.

Em *Voltar a morrer*, Grace (Emma Thompson) é assaltada no elevador do prédio em que mora. Na noite seguinte, ela desaparece, segundo o relato de uma vizinha. Tempos depois, Grace chega a um convento desmemoriada e sem conseguir falar. Parece perplexa. Quando volta a falar, ela diz não saber quem é. Não lembra sequer o próprio nome. Seus sintomas ilustram bem o quadro de uma fuga dissociativa em resposta a um evento traumático. Todavia, o filme apresenta uma explicação paranormal ou mística para os sintomas, relacionando a perda da identidade com uma experiência de reencarnação.

TRANSTORNO DE TRANSE DISSOCIATIVO

O transtorno de transe dissociativo corresponde ao que classicamente já foi chamado de sonambulismo histérico ou sonambulismo psicogênico. O indivíduo comporta-se como se estivesse em outro local ou em outra época. Ele parece estar alheio ao que se passa ao seu redor, "aéreo", absorto ou contemplativo, como se estivesse imerso em um sonho, embora esteja acordado. O que ocorre é um estreitamento do campo da consciência. Eventos pretéritos podem ser revividos como se estivessem acontecendo naquele momento, consistindo, assim, em um *flashback* (ou uma ecmnésia). Durante o estado de transe, podem ser observados comportamentos bizarros, movimentos repetitivos ou exaltação afetiva. No transtorno de transe dissociativo, diferentemente do que ocorre na epilepsia do lobo temporal ou no sonambulismo verdadeiro, não há automatismos.

Muitas vezes um transtorno de transe dissociativo assume a forma de um "ataque de nervos", no qual há explosões coléricas, com comportamento destrutivo e agressivo, em resposta a um evento estressante. Em diversos episódios de transtorno de transe dissociativo, o indivíduo sente-se possuído por algum espírito ou entidade, que, durante a crise, controla seu comportamento. Deve-se ressaltar que esse estado de transe não é considerado patológico caso ocorra em um contexto religioso, como no candomblé.

O transtorno de transe dissociativo no cinema

Em *O último lance*, o gênio do xadrez russo Alexandre Luzhin (John Turturro) chega a um hotel onde vai disputar o campeonato mundial. Ele é sequestrado duas vezes, a mando de seu antigo agente, que não quer que ele vença o torneio. Durante esses dois eventos traumáticos, Alexandre apresenta sintomas dissociativos. Após o primeiro sequestro, que ocorre no intervalo de uma partida decisiva, fica embotado afetivamente e em mutismo. Alexandre é então levado a um médico, que diz que, se largar o xadrez, vai ficar bom, pois o jogo o estaria estressando. Após o segundo sequestro, ele esquece que é o dia de seu casamento e que a noiva o aguarda para a cerimônia. Fica no jardim em frente ao hotel, tentando achar uma peça de xadrez (o rei) que havia enterrado ali quando era criança e estivera no local. Mais tarde, no quarto em que está hospedado, revive um momento de sua infância em que fugiu pela janela de casa para poder praticar xadrez (o pai o proibia de jogar). Ele então pula pela janela e morre. Tal desfecho fatal, contudo, parece implausível. Como se trata de um quadro dissociativo, embora Alexandre se comporte como se estivesse na casa de sua infância, ele sabe que está no quarto do hotel. Dessa forma, não pularia de um lugar alto se não quisesse realmente se matar.

Em *Marnie, confissões de uma ladra*, Marnie (Tippi Hedren), aos 5 anos, matara um homem que estava agredindo a mãe dela. O agressor era um cliente de sua mãe, que era prostituta. Esse episódio ficara apagado de sua memória durante muitos anos. Já adulta, ela é levada à casa de sua mãe por seu marido, Mark Rutland (Sean Connery). Lá, o evento traumático é subitamente recordado, só que de uma forma especial. Marnie fala com uma voz infantilizada, como se tivesse novamente 5 anos, e relata ao marido os fatos como se estivessem ocorrendo naquele momento. Essa atualização dos eventos passados – uma ecmnésia ou *flashback* – é o que indica a ocorrência do transtorno de transe dissociativo.

Em *Crepúsculo dos deuses*, Norma Desmond (Gloria Swanson) fora uma grande atriz do cinema mudo. Encontra-se agora, no entanto, no mais completo ostracismo, mas sonha em voltar ao estrelato. Joe Gillis (William Holden) é um roteirista fracassado, por quem Norma se apaixona. Quando ele faz as malas para ir embora de sua casa, Norma o mata a tiros. Logo após o crime, a casa está repleta de policiais e jornalistas. Todavia, ela parece ignorá-los e se comporta como se estivesse atuando na filmagem de uma produção cinematográfica, descendo majestosamente as escadas de sua casa.

Em *O que terá acontecido a Baby Jane?*, Jane Hudson (Bette Davis) era uma artista-mirim que cantava e dançava. Na juventude, fracassara como atriz, ao contrário da irmã, Blanche Hudson (Joan Crawford). Na velhice, Jane aterroriza e tortura de forma cruel a irmã, que ficou paraplégica após um acidente de carro. Quando os maus-tratos são denunciados, a polícia encontra Jane em uma praia próxima à sua casa. Ela então é cercada por curiosos e, em estado de transe, tem a vivência de estar sendo assediada por fãs e começa a dançar, como se voltasse a ser a artista-mirim do passado.

Como já discutido na seção anterior, John Ballantine (Gregory Peck), em *Quando fala o coração*, preenche os critérios para o diagnóstico de fuga dissociativa. Contudo, nesse mesmo filme há uma cena em que John apresenta um estado de transe dissociativo. Ele está em fuga com Constance Petersen (Ingrid Bergman), e os dois passam a noite na casa de um ex-analista dela. No meio da madrugada, vemos John descer as escadas com uma lâmina de barbear na mão. Sua mímica facial – vazia e inexpressiva – indica que está em transe. Não fica claro o que ele iria fazer com a lâmina, pois o dono da casa, percebendo a situação, consegue dar-lhe um sonífero misturado a um copo de leite.

TRANSTORNO DISSOCIATIVO DE IDENTIDADE

O transtorno dissociativo de identidade corresponde ao antigo transtorno de personalidade múltipla. Nesse caso, o paciente é dominado por uma de duas ou mais personalidades distintas, sendo que cada uma delas tem alcance completo ou quase completo sobre suas funções mentais e seu comportamento. A transição entre as personalidades é súbita, podendo haver barreiras amnésticas entre elas, isto é, uma personalidade desconhece a existência das outras e não se lembra do que elas fizeram.

Apesar de não existirem estudos epidemiológicos, a prevalência desse transtorno dissociativo parece ser relativamente pequena, na ordem de 0,01%. Embora sua plena expressão ocorra na idade adulta, sua causa parece estar associada a um evento traumático na infância, na maioria das vezes, abusos físicos ou sexuais.

O transtorno dissociativo de identidade no cinema

Em *Psicose*, Marion Crane (Janet Leigh) foge depois de roubar o dinheiro do patrão, indo parar no Bates' Motel, cujo dono é Norman Bates (Anthony Perkins). Norman aparenta ser um jovem tímido, imaturo e frágil. Não tem amigos e vive isolado no motel, que raramente tem hóspedes. Ele parece ser muito ligado à mãe. Diz: "O melhor amigo de um rapaz é a sua mãe". A mãe de Norman é uma figura envolta em muito mistério. Só vemos sua silhueta à distância ou ouvimos sua voz em diálogos com Norman. Em uma das cenas mais famosas do cinema, ela mata Marion a facadas no chuveiro. Em seguida, o filho aparece para limpar a sujeira e se livrar do cadáver.

Somente no final do filme as coisas tornam-se claras. A mãe de Norman, após ficar viúva, envolveu-se com outro homem. Em determinado momento, Norman matou os dois, envenenando-os, mas fez com que parecesse um duplo suicídio. Depois, roubou o cadáver da mãe e o embalsamou, como fazia com pássaros. Além disso, eventualmente assumia a personalidade dela, usando uma peruca barata, vestindo-se e comportando-se como se fosse ela. Foi exatamente quando estava sob o controle da personalidade de sua mãe que Norman matou Marion, assim como fizera com duas outras moças antes. No entanto, havia lacunas de memória referentes aos períodos em que ele "era a mãe". Assim, Norman tinha certeza de que ela era a responsável pelos assassinatos. Nas vezes em que deu sumiço nos cadáveres, sua intenção era protegê-la. Na cena final, na delegacia de polícia, a personalidade da mãe é quem está no controle e refere-se a Norman na terceira pessoa.

A tradução do título original em inglês, *Psycho*, para Psicose é bastante infeliz. *Psycho* é uma abreviatura de *psychopath*, ou seja, *psicopata*, que corresponderia ao transtorno da personalidade antissocial. Entretanto, o diagnóstico mais adequado para Norman Bates, como vimos, é o de um transtorno dissociativo, e não de transtorno de personalidade antissocial ou um transtorno psicótico.

As três máscaras de Eva também ilustra o transtorno dissociativo de identidade. Logo no início do filme surge um apresentador, que diz tratar-se de uma história verídica, baseada em registros médicos. Eve White (Joanne Woodward, vencedora do Oscar de melhor atriz por esse papel) é uma dona de casa reservada e triste. É tímida e submissa ao marido. Ela vai ao médico se queixando de lapsos de memória. Diz que, com frequência, ocorrem episódios durante os quais faz coisas de que não se lembra posteriormente. Esses episódios duram várias horas e são precedidos por dores de cabeça.

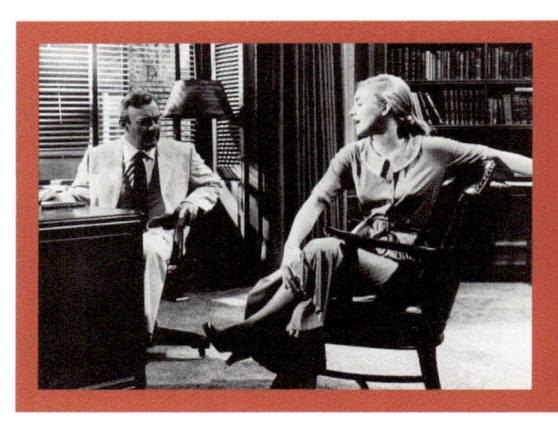

Em outra cena, aparece a senhorita Black (também Joanne Woodward), a segunda personalidade de Eve White, cujas características são exatamente opostas às de Eve. Não é por acaso que o sobrenome Black (preto) que essa nova personalidade utiliza significa o oposto de White (branco). Black compra muitas roupas e sapatos caros. Em determinado momento, tenta enforcar a filha de 4 anos.

White faz outra consulta médica e diz ouvir uma voz, a qual se parece com a dela mesma. A voz lhe dá ordens, como a de abandonar o marido. O médico diz que o fato de ela ouvir essa voz não significa que esteja "louca", uma vez que sabe que tal voz não é real. No consultório, Black reaparece. Ela é desinibida, extrovertida e sedutora. Tira as meias-calças na frente do médico e o convida a sair para dançar. Em seguida, solta os cabelos e dança lá mesmo no consultório. Black refere-se à senhora White na terceira pessoa, como "ela". Conhece White, mas a recíproca não é verdadeira. Ainda no consultório, White retorna e fica perplexa por estar com o cabelo solto e não saber o que aconteceu. Ela é, então, internada para observação e tratamento. No hospital, Black reaparece, tenta seduzir o enfermeiro e depois o médico. As mudanças de personalidade são súbitas. White abaixa a cabeça e, quando a levanta, já assume a outra personalidade. Quando o médico chama uma das personalidades, ela aparece. Vemos, em outro momento, Black indo a uma boate, maquiada e usando uma roupa sensual. Muito desinibida, ela dança e canta.

Conversando com o marido de White, o médico diz que a personalidade dela foi dividida já na infância. Fala ainda que não se trata de fingimento, nem qualquer tipo de psicose. Porém, o marido não acredita que White esteja doente.

Tomada pelo desespero, White tenta, sem sucesso, se matar, cortando os punhos com uma lâmina. Durante uma sessão de hipnose, surge uma terceira personalidade, que nomeia a si mesma de Jane (continua a ser Joanne Woodward). Essa nova personalidade tem características intermediárias em relação às de White e de Black. Daí por diante, as três personalidades se alternam. No final, Jane é quem prevalece, e as outras duas, após outra sessão de hipnose, desaparecem. O filme ainda traz o relato de um evento traumático na infância de White, que supostamente seria a causa do transtorno dissociativo. Sob hipnose, ela lembra que, aos 6 anos, estava no velório de sua avó e foi obrigada pela mãe a beijar o cadáver.

ESTUPOR DISSOCIATIVO

Estupor significa abolição da atividade motora voluntária (ou psicomotricidade). Essa alteração pode estar presente em diferentes transtornos e síndromes mentais, como o *delirium*, a esquizofrenia catatônica e a depressão. No caso do estupor dissociativo, observa-se uma extrema diminuição ou a total ausência dos movimentos voluntários e das reações esperadas diante de estímulos externos, como luz, som ou toque. O paciente permanece praticamente imóvel e em mutismo. Mantém, contudo, o tônus muscular, além da abertura e do movimento coordenado dos olhos, o que indica que não está dormindo ou inconsciente.

O estupor dissociativo apresenta ainda as características comuns aos outros quadros dissociativos, como início e desaparecimento abruptos dos sintomas, relação temporal com um evento de estresse ou traumático, autossugestionabilidade, além de comportamento dramático e teatral. A consciência pode estar estreitada, mas nunca rebaixada, o que o distingue dos quadros de *delirium*. Diferentemente dos quadros esquizofrênicos e depressivos, não há sintomas psicóticos nem depressivos.

O estupor dissociativo no cinema

Em *Asas da liberdade*, Birdy (Matthew Modine) é um adolescente introvertido que se interessa muito pouco por garotas. Como seu apelido já sugere, ele adora pássaros (*birds*, em inglês). Cria vários deles no próprio quarto, além de treinar pombos para que se tornem pombos-correio. Birdy tem o sonho de um dia voar como um pássaro. Com o passar do filme, o reencontramos internado em uma instituição psiquiátrica militar. A hospitalização está relacionada a uma experiência traumática ocorrida na guerra do Vietnã, durante a qual ficara por um mês desaparecido. O helicóptero em que estava fora derrubado. Já no chão, o local onde estava foi atingido por uma bomba. Ele não se feriu, mas várias pessoas à sua volta morreram.

No hospital, Birdy comporta-se como um pássaro. Não fala e fica todo o tempo abaixado, em posições bizarras. Ele depende da enfermeira para se alimentar. Em determinado momento, fica com medo quando aparece um gato, exatamente como um pássaro ficaria. Quando seu amigo Columbato (Nicolas Cage) chega para visitá-lo, Birdy não fica indiferente. Embora não fale com ele, olha em sua direção. Quando Columbato o insulta, Birdy chora e demonstra raiva. Em função da preservação da reatividade afetiva, podemos descartar um quadro de esquizofrenia catatônica. Birdy volta a falar após Columbato apresentar uma explosão emocional, mas, em seguida, quando o médico aparece, retoma o mutismo. Nesse momento, fica evidente como sintomas dessa natureza podem ser influenciados por acontecimentos externos. No final do filme, Birdy e Columbato fogem juntos do hospital. Ao que parece, Birdy está inteiramente recuperado. De fato, a recuperação súbita é uma das características dos quadros dissociativos.

TRANSTORNO DE DESPERSONALIZAÇÃO

O termo *despersonalização* é utilizado para designar, genericamente, uma síndrome em que há alteração da consciência da identidade do eu. Em um sentido mais estrito, refere-se a um estado de perplexidade em relação ao próprio eu, um estado no qual vivências de transformação do eu são acompanhadas por sentimentos de estranhamento, de não familiaridade ou de irrealidade em relação a si mesmo. A despersonalização pode estar associada à desrealização, quando esses mesmos sentimentos estão relacionados ao mundo externo.

O transtorno de despersonalização caracteriza-se por sentimentos persistentes de irrealidade, distanciamento ou estranhamento de si próprio ou do próprio corpo, muitas vezes com a sensação de ser um observador externo dos próprios processos mentais. Os indivíduos frequentemente referem que se sentem como se estivessem em um sonho ou filme. Por definição, não há sintomas psicóticos. Todavia, raramente a síndrome de despersonalização ocorre de forma isolada, sendo encontrada com mais frequência em quadros de intoxicação por substâncias psicoativas (ver Capítulo 3), transtorno de estresse agudo ou transtorno do pânico (ver Capítulo 6), transtorno da personalidade *borderline* (ver Capítulo 14), depressão (ver Capítulo 5) e esquizofrenia (ver Capítulo 4), assim como em outros transtornos dissociativos.

O transtorno de despersonalização no cinema

Não encontramos nenhum filme que pudesse ilustrar o transtorno de despersonalização.

CAPÍTULO 9

TRANSTORNOS FACTÍCIOS E SIMULAÇÃO

O transtorno factício consiste em um quadro patológico no qual o paciente simula ou provoca intencionalmente qualquer tipo de sinal ou sintoma físico ou psicológico, sem que exista uma vantagem óbvia para tal atitude, exceto pela obtenção de atenção e cuidados médicos. O que diferencia o transtorno factício da simulação é o fato de, nesta, a motivação para assumir o papel de doente sempre incluir algum tipo de incentivo ou recompensa externa, como obter aposentadoria ou benefícios de órgãos de assistência social, ou evitar a punição por algum crime ou ato ilegal cometido. Diferentemente do transtorno factício, a simulação não constitui um transtorno mental.

O transtorno factício com predomínio de sinais e sintomas físicos é, muitas vezes, denominado *síndrome de Münchhausen*. O nome dessa síndrome é uma referência ao Barão Hieronymus Karl Freiher Von Münchhausen (1720-1797), oficial da cavalaria russa que ficou conhecido em seu tempo por contar histórias exageradas e fantasiosas sobre as aventuras militares das quais participou. Pessoas que recebem esse diagnóstico apresentam uma verdadeira compulsão a assumir o papel de um enfermo sem que haja qualquer incentivo externo para tal atitude. Os atos são intencionais e premeditados, e os sintomas podem manifestar-se por meio de mentira, caso em que o paciente simplesmente inventa determinadas queixas. Pode ocorrer, também, a produção deliberada de sinais clínicos a partir do consumo oral ou injetável de substâncias tóxicas ou infectadas e de lesões autoinfligidas

(p. ex., cortando-se com uma lâmina). A síndrome de Münchhausen diferencia-se da hipocondria (e de outros transtornos somatoformes; ver Capítulo 7) pelo fato de que o paciente com um transtorno factício sabe que está mentindo, enquanto o hipocondríaco realmente acredita estar doente.

Em uma forma especial de síndrome de Münchhausen, denominada *Münchhausen por procuração*, o indivíduo produz sinais clínicos em outra pessoa, a qual está sob seus cuidados, podendo acontecer em mães ou outras pessoas responsáveis por uma criança. A síndrome caracteriza-se pela invenção ou produção intencional de alterações clínicas na criança, fazendo com que ela seja considerada doente. Mais uma vez, esse comportamento tem como única motivação a obtenção de atenção médica. A síndrome de Münchhausen por procuração é uma forma de abuso infantil e, com frequência, envolve a ocorrência de outras formas de abuso, na ausência de qualquer violência explícita. Paradoxalmente, a pessoa responsável demonstra uma grande preocupação com a saúde da criança, que, com o passar do tempo, pode participar desse processo patológico e, até mesmo, sofrer, ela própria, da síndrome de Münchhausen.

O transtorno factício e a simulação no cinema

Em *Os excêntricos Tenenbaums*, Royal Tenenbaum (Gene Hackman) é um pai desnaturado. Separou-se de sua esposa, Etheline (Angelica Huston), deixando-a sozinha com os três filhos pequenos. Durante anos, não demonstrou o menor interesse pela família, chegando a roubar dinheiro do filho Chas (Ben Stiller), entre outros comportamentos não muito nobres. Naturalmente, Etheline e os filhos não queriam vê-lo de maneira alguma. No entanto, a situação muda quando Royal é expulso do hotel onde mora, por não poder mais pagar a conta, e, não tendo para onde ir, tenta voltar para sua família. Como estratégia para conseguir ser aceito de volta pela ex-esposa e filhos, mente dizendo estar com câncer e que lhe restam apenas seis semanas de vida. Para atestar a veracidade de sua história, faz com que um falso médico confirme sua doença e leva aparelhos hospitalares para sua antiga casa. Esse seria um típico caso de simulação se a única motivação para a mentira fosse ter um lugar para morar. Entretanto, como aos poucos o filme revela, o que Royal realmente almejava era recuperar o amor de sua família, caracterizando, assim, um transtorno factício.

No filme *Refém do silêncio*, Nathan Conrad (Michael Douglas) é um psiquiatra que atende ao chamado de um colega para examinar a jovem Elisabeth Burrows (Brittany Murphy), internada em um hospital psiquiátrico. Nos últimos 10 anos, ela havia sido internada 20 vezes, tendo recebido 20 diagnósticos diferentes. O motivo da internação atual era agressividade: havia ferido um homem com uma lâmina. Nathan a encontra sentada em seu leito, praticamente imóvel, recusando-se a falar. Ele ergue o braço da paciente para testar se ela apresenta um sinal típico da esquizofrenia catatônica: a flexibilidade cérea. Como o braço não se mantém na posição em que o colocou, Nathan detecta a ausência desse sinal clínico. No entanto, quando ele está indo embora, Elizabeth começa a falar e, em seguida, canta, joga-se no leito e faz movimentos estranhos com as mãos. Na história de Elizabeth há a informação de que ela presenciara o assassinato do pai, empurrado por criminosos na linha do trem do metrô quando ela tinha 8 anos de idade. Nathan conclui que o único diagnóstico correto seria o de transtorno de estresse pós-traumático. Contudo, somos forçados a discordar dele. Além da ocorrência de um evento traumático e do episódio de explosão colérica que motivou a internação da paciente, ela não apresentava outros sintomas característicos desse transtorno. Mais para o final do filme, fica claro que Elizabeth simulava diversos sintomas psicopatológicos com o objetivo de ser repetidamente hospitalizada e, assim, esconder-se dos assassinos do pai, que de fato estavam atrás dela. Dessa forma, como existiam motivos externos para assumir um papel de doente, o diagnóstico adequado para Elizabeth seria o de simulação.

Em *Um estranho no ninho*, Randle Patrick McMurphy (Jack Nicholson) está preso em uma penitenciária rural. É sua sexta prisão: cinco por agressão e uma por estupro. Na penitenciária, acreditam que ele está fingindo uma doença psiquiátrica para escapar dos trabalhos forçados. Não há informações no filme sobre como exatamente ocorreu essa simulação, mas McMurphy é enviado a uma instituição psiquiátrica para avaliação de seu estado mental. Chega algemado e, quando questionado pelo médico sobre a razão de estar ali, diz não saber e, em seguida, nega que seja louco. No entanto, ele permanece na instituição por um período para uma avaliação mais apurada. De fato, é bastante comum indivíduos que apresentam um transtorno da personalidade antissocial – caso de McMurphy (ver Capítulo 14) – simularem um transtorno mental, especialmente para evitar a punição por crimes que cometeram.

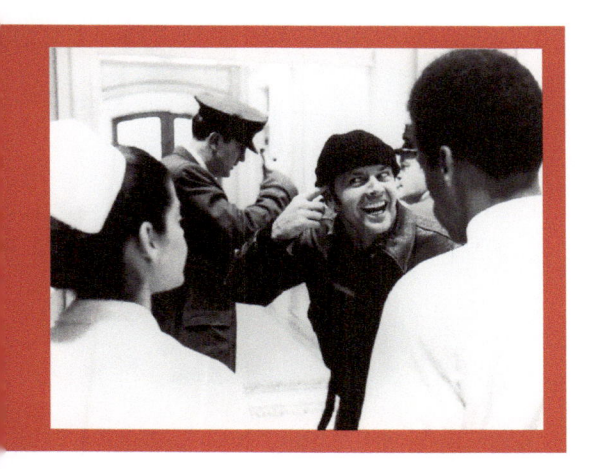

Outro filme que ilustra a simulação é *M.A.S.H.* A história desse filme se passa em um Hospital Cirúrgico Móvel do Exército (*Mobile Army Surgical Hospital*) dos Estados Unidos na guerra da Coreia. O hospital fica em um acampamento a poucos quilômetros da frente de batalha. Um coreano chamado Ho-Jon (Kim Atwood) trabalha na cantina do hospital, servindo aos oficiais norte-americanos, especialmente bebidas alcoólicas, o que faz com que seja bastante querido por eles. Em um determinado momento, Ho-Jon é examinado por um médico para saber se pode ser integrado ao exército sul-coreano, em luta contra os norte-coreanos. O médico constata taquicardia e aumento da pressão arterial e, a princípio, considera Ho-Jon inapto a servir como soldado. Todavia, o médico levanta a suspeita de que as alterações no exame físico estariam relacionadas a alguma droga que Ho-Jon pudesse ter ingerido por engano, já que o rapaz tinha trabalhado em um hospital. O comportamento de Hawkeye (Donald Sutherland), médico-cirurgião e capitão do exército dos Estados Unidos, nos leva a crer que ele e Ho-Jon estavam, realmente, querendo ludibriar o outro médico. Hawkeye provavelmente dera a Ho-Jon um medicamento, uma anfetamina, que causara as alterações cardiovasculares observadas, para que ele pudesse se livrar do alistamento militar.

CAPÍTULO 10

TRANSTORNOS DA SEXUALIDADE

A atividade sexual constitui uma das principais fontes de prazer para o ser humano. Consequentemente, aspectos associados à sexualidade possuem uma importante função motivacional, que influencia em grande medida o nosso comportamento no dia a dia. Esse fato não passou despercebido pelos profissionais da área de *marketing*, que cada vez mais associam os produtos que desejam vender a imagens de conotação erótica. É interessante mencionar, também, que dois dos maiores cientistas dos últimos séculos – Charles Darwin (1809-1882) e Sigmund Freud (1856-1939) – tiveram como um dos principais focos de seus estudos o sexo e a sexualidade.

A distinção entre sexo e gênero é o ponto de partida para se compreender a riqueza e diversidade da sexualidade e do comportamento sexual humano. A palavra *sexo* é empregada para indicar as características físicas que diferenciam homens e mulheres. Essas características são determinadas, inicialmente, na concepção, pelos cromossomos X e Y, presentes nas primeiras células sexuais (gametas), bem como por vários eventos hormonais que ocorrem ao longo do desenvolvimento embrionário. Após o nascimento, contudo, aspectos culturais interagem de forma importante com os elementos genéticos no processo de desenvolvimento psicossexual. Nesse contexto, o conceito de gênero apresenta um sentido mais geral, relacionado com a construção social da sexualidade do indivíduo. O gênero envolve não apenas os processos que ocorrem muito precocemente, ainda no embrião, mas todo o conjunto de interações sociais durante a infância e a adolescência. Assim, a sexualidade humana só se expressa de forma plena após sua completa maturação, com o advento da puberdade.

Três aspectos são importantes no desenvolvimento psicossexual: orientação sexual, identidade de gênero e papel do gênero. A orientação sexual está relacionada ao objeto ao qual se dirige a atração ou excitação sexual. Ou seja, o indivíduo pode ter uma orientação heterossexual (atração pelo sexo oposto), homossexual (atração pelo mesmo sexo), bissexual (atração por ambos os sexos) ou assexual (indiferença à prática sexual). O termo *orientação sexual* é considerado mais apropriado que *opção sexual* ou *preferência sexual*, uma vez que a tendência sexual começa a se desenhar na infância, período em que a criança ainda não possui capacidade plena de avaliar e definir sua preferência sexual.

A identidade de gênero, por sua vez, representa a autoconsciência ou convicção que a pessoa tem quanto a ser homem ou mulher. Desenvolve-se durante os três primeiros anos de vida e está diretamente relacionada tanto ao sexo da criança quanto ao ambiente em que ela é criada. Finalmente, o papel do gênero consiste no comportamento que o indivíduo assume ante os outros para que possa ser identificado como homem ou mulher, incluindo características sociais como forma de falar, de se vestir e de se expressar na sociedade.

O conceito de transtorno da sexualidade está relacionado à deficiente ou excessiva expressão do comportamento sexual, assim como a qualquer condição capaz de causar algum tipo de sofrimento, culpa, prejuízo ou moléstia para si ou para a outra pessoa que participa do relacionamento sexual. Esses transtornos mentais podem ser classificados em três grupos: transtornos da identidade de gênero, disfunções sexuais e parafilias.

TRANSTORNO DA IDENTIDADE DE GÊNERO

O transtorno da identidade de gênero representa uma condição patológica na qual existe uma discordância ou incompatibilidade entre o sexo anatômico de um indivíduo e sua identidade de gênero (um indivíduo com corpo de homem sentindo-se mulher, ou vice-versa). Associado a isso, há um sentimento de desconforto ou inadequação com relação ao próprio sexo anatômico. Nesse caso, existe o desejo extremamente forte de pertencer ao sexo oposto, e o indivíduo pode procurar terapias hormonais ou cirúrgicas para atingir esse objetivo. O sofrimento dessa condição é, algumas vezes, tão intenso que são observados, em certos casos, comportamentos de automutilação ou suicídio.

Dois termos são utilizados para caracterizar o transtorno da identidade de gênero: travesti e transexual. O termo *travesti* foi originalmente utilizado para designar alguém que se vestia com roupas do sexo oposto com o objetivo de obter prazer erótico e para excitar-se. Nesse caso, a pessoa não sente que sua identidade de gênero está trocada. Essa condição é classificada atualmente como uma parafilia, denominada travestismo fetichista (ver Quadro 10.1).

Hoje, o termo *travesti* é empregado para se referir a um indivíduo que, de fato, apresenta sua identidade de gênero oposta ao sexo anatômico, mas que, embora se vista com roupas do

QUADRO 10.1
ESCALA PARA AVALIAR A IDENTIDADE DE GÊNERO PROPOSTA POR HARRY BENJAMIN (ADAPTADO DE SAADEH, 2004)

Designação	Sentimento quanto ao gênero	Hábitos de vestimenta	Preferência sexual	Uso de hormônios	Cirurgia para mudança de sexo
Tipo I Pseudotravesti	Masculino	Masculino. Apresenta desejos pouco intensos de se travestir	Mulheres, raramente homens	Não	Não considera
Tipo II Travesti fetichista	Masculino	Masculino. Traveste-se periodicamente	Mulheres, mas também homens	Raramente interessado	Não considera. Pode considerar apenas em fantasias
Tipo III Travesti verdadeiro	Masculino, mas sem convicção	Traveste-se com a frequência possível. Pode ser aceito como mulher	Mulheres e homens	A ideia é atrativa como experiência	Rejeita, mas a ideia é atraente
Tipo IV Transexual não cirúrgico	Incerto	Traveste-se sempre que possível	Baixa libido, autoerótico ou assexual. Pode ser bissexual	Sim	Atraente, mas não requisitada
Tipo V Transexual de intensidade moderada	Feminino preso em um corpo masculino	Se possível, vive e trabalha como mulher	Baixa libido, autoerótico ou assexual. Homossexualidade passiva	Sim	Requisitada
Tipo VI Transexual de alta intensidade	Feminino	Vive e trabalha como mulher	Desejo intenso de se relacionar com homens no papel de mulher	Sim	Incisivamente solicitada

sexo oposto, não almeja submeter-se a uma cirurgia de mudança de sexo. O transexual também possui uma identidade de gênero oposta ao seu sexo anatômico, mas, diferentemente do travesti, sente necessidade de sofrer uma intervenção cirúrgica para alterar o seu sexo original.

De fato, o DSM-IV-TR eliminou o termo *transexualismo*, substituindo-o pela atual designação *transtorno da identidade de gênero*, indicando, assim, que esse tipo de transtorno mental não representa uma categoria nosológica isolada, mas sim um distúrbio que obedece a uma variação dentro de um *continuum*. Nesse sentido, Harry Benjamin (1885-1986) desenvolveu uma escala, representada no Quadro 10.1, com o objetivo de diferenciar travestismo de transexualismo masculino. Poucos estudos abordam a questão da travestibilidade e da transexualidade feminina.

O transtorno da identidade de gênero no cinema

Em *Meninos não choram*, Teena Brandon (Hilary Swank, ganhadora do Oscar por este papel) é uma moça que vive como se fosse um rapaz. Ela usa cabelo curto e se veste com roupas masculinas. Para parecer que tem uma genitália masculina, coloca uma meia enrolada dentro da cueca, fazendo volume. Além disso, comprime com uma faixa apertada seus seios, para que eles não sejam notados. Ela se apresenta aos outros usando seu sobrenome, Brandon, como se fosse seu pré-nome, ocultando, assim, que tem um nome feminino. Além disso, tem um documento de identidade falso em que consta um nome de homem, Charles Brayman. Em geral, Teena é reconhecida como um homem em toda parte, mas eventualmente é tida como um rapaz "delicado", ou notam que ela tem as mãos pequenas.

Teena se interessa sexualmente apenas por mulheres, mas nega ser homossexual. Ela deseja fazer uma operação para trocar de sexo. Já foi a médicos, que lhe disseram que teria de tomar hormônios e fazer psicoterapia. Todavia, ela não levou adiante esse projeto por não ter dinheiro para pagar a cirurgia. Provavelmente seus desejos de se transformar em um rapaz se iniciaram muito precocemente. Teena leva sempre em sua carteira uma foto de si própria, tirada na infância, em que aparece vestida como um gângster, usando chapéu e segurando uma metralhadora.

Em várias cenas a vemos flertando com meninas, e se saindo muito bem na arte da conquista. Durante um desses flertes, ela tem uma atitude de *valentão*. Em um bar, a menina que ela estava paquerando é abordada de forma grosseira por um homem. Teena então sai em defesa da garota e vai tirar satisfações com o tal sujeito. Obviamente acaba apanhando.

Quando conhece Lana (Chloë Sevigny), de imediato se apaixona. Lana, acreditando que Teena é um rapaz, acaba se enamorando também. Nos primeiros encontros amorosos entre as duas, Teena não tira a roupa e não permite que Lana toque mais intimamente em seu corpo, evitando assim que o seu segredo seja revelado.

Em *Transamérica*, Stanley (Felicity Huffman) quer fazer uma cirurgia para se transformar em mulher e, para receber autorização, é submetido a uma entrevista psiquiátrica. Na conversa com o médico, diz sentir nojo do próprio pênis e conta o que já fez para ficar com a aparência de uma mulher: eletrólise, para retirar os pelos; uso de hormônios femininos; cirurgia plástica no rosto; raspagem da traqueia; e remodelagem da mandíbula. Ele fazia, também, exercícios fonoaudiológicos para ficar com uma voz feminina. Durante todo o filme, vemos Stanley maquiado e usando roupas de mulher. Aliás, Stanley não. Ele trocou seu nome para Sabrina e se refere a Stanley sempre na terceira pessoa.

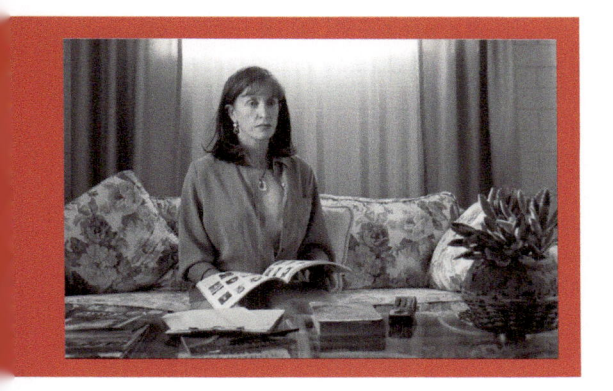

Em *Traídos pelo desejo*, o soldado britânico Jody (Forest Whitaker) é sequestrado na Irlanda por Fergus (Stephen Rea) e outros guerrilheiros do IRA (o Exército Republicado Irlandês). Durante os três dias de cativeiro de Jody, ele e Fergus acabam se tornando amigos. Jody sabe que vai ser executado e pede a Fergus que procure sua linda namorada, Dil (Jaye Davidson), para dizer a ela que ele, Jody, esteve pensando nela em seus últimos instantes de vida. Após a morte de Jody, Fergus cumpre sua promessa e vai ao encontro de Dil na Inglaterra, onde ela trabalha como cabeleireira e canta em um bar. Fergus e Dil começam a flertar e acabam se apaixonando. Em uma noite de amor, quando Dil tira seu roupão, Fergus leva um grande susto ao ver o enorme pênis dela e, de imediato, vomita. Na verdade, Dil era um homem (a rigor, um travesti), embora vivesse como mulher – e uma mulher bastante atraente. Quando, em outro dia, ela (vamos continuar nos referindo a Dil como "ela") vai visitar Fergus na construção em que ele trabalha, os outros operários luxuriosamente assoviam. Até a ex--namorada de Fergus, Jude (Miranda Richardson), fica enciumada. No entanto, Dil não se via como um travesti. Em um diálogo com Fergus, ela refere-se a si própria como uma garota, no que é contestada por ele; porém, taxativamente responde: "meros detalhes".

Em *Priscilla – a rainha do deserto*, Tick/Mitzi (Hugo Weaving) é uma *drag queen* que se apresenta em uma boate. Ele é contratado para fazer um espetáculo em um hotel-cassino em uma cidade do deserto australiano e convida outra *drag queen* – Adam/Felicia (Guy Pearce) – e o transexual Ralph/Bernadete (Terence Stamp) para dividirem com ele o palco. Ralph, que já havia sido casado (ou melhor, casada) com um homem, que morrera, fora submetido a uma cirurgia para mudança de sexo e vivia como mulher, chamando-se Bernadete. Adam, exceto durante os espetáculos e ensaios, não se vestia de mulher, entretanto seu comportamento é claramente afeminado. Tick, por sua vez, também não vivia como mulher, mas, diferentemente de Adam, não era afeminado – na verdade, fora casado com Cynthia (Julia Cortez), com quem teve um filho (Mark Holmes). Embora, na maioria das vezes, as *drag queens* sejam homossexuais, isso nem sempre é verdade. Elas também podem ser bissexuais, assexuais ou mesmo heterossexuais. Para fazerem a viagem pelo deserto, os três conseguem um ônibus, batizado de Priscilla. Durante a viagem, o ônibus quebra e é consertado pelo mecânico Bob (Bill Hunter), que se apaixona por Bernadete. O filme mostra como o processo de formação da identidade de gênero já se dá durante a infância. Em uma cena, Bernadete lembra-se das festas de Natal de sua infância, quando ela, antes de os presentes serem distribuídos, trocava os cartões para ganhar aquele que havia sido comprado para sua irmã. Em uma conversa com Tick, comenta o quanto foi difícil tomar a decisão de se submeter à cirurgia de troca de sexo, que a impossibilitaria para sempre de se tornar pai.

Para Wong Foo, obrigada por tudo! Julie Newmar é uma versão norte-americana do filme australiano *Priscilla – a rainha do deserto*. No filme, Noxeema Jackson (Wesley Snipes) e Vida Boheme (Patrick Swayze) moram em Nova York. Após vencerem um concurso de *drag queens*, recebem passagens para ir a Los Angeles participar de outro concurso desse tipo e convidam Chi-Chi Rodriguez (John Leguizamo) para acompanhá-las. Vendem as passagens aéreas e partem em um cadillac conversível. Durante a viagem, Noxeema, brigando com Chi-Chi, diz que ela é apenas um garoto vestido de mulher. De acordo com Noxeema, "quando um homem heterossexual coloca um vestido e fica estimulado sexualmente, ele é um travesti" (na verdade, essa definição refere-se ao travestismo fetichista); "Quando um homem é uma mulher presa num corpo masculino e faz a operaçãozinha, ele é um transexual"; e "Quando um homem *gay* tem um senso de moda exagerado para um gênero, ele é uma *queen*". De acordo com essa definição de Noxeema, a *drag queen* não é apenas um homem vestido de mulher, é um homem exageradamente vestido de mulher, que se comporta de forma teatral, abusando da maquiagem, roupas e acessórios femininos.

O que caracteriza um transtorno da identidade de gênero nas três personagens é o fato de elas se comportarem o tempo todo como se fossem mulheres. Usam banheiros femininos, estão sempre vestidas (aliás, muito bem vestidas) com roupas de mulher. Socialmente, conseguem se passar por mulheres e até participam de uma confraternização com meninas de uma escola, com as quais chegam a jogar basquete. Na estrada, um policial que tenta estuprar Vida Boheme surpreende-se ao ver que ela tem um pênis. No entanto, as três sentem-se apreensivas quanto à possibilidade de descobrirem que são, na verdade, homens, e, em função disso, evitam hospedar-se em hotéis, onde teriam de mostrar seus documentos (nos referimos aos documentos legais), revelando, assim, seus nomes verdadeiros (masculinos).

Após um problema com o carro, as três são obrigadas a ficar por alguns dias na pequena cidade de Snydersville, onde nada acontece. Graças a seu *glamour* e comportamento extravagante e espontâneo, as três *drag queens* acabam cativando os moradores desse pacato lugar. Chi-Chi conquista o coração de um jovem morador. Beatrice (Blythe Danner), no entanto, se dá conta que Vida Boheme é um homem ao notar seu pomo de Adão, uma vez que só homens apresentam essa característica corporal. O título do filme é uma homenagem à atriz Julie Newmar, que faz uma ponta no final. Ela foi a primeira Mulher-Gato do seriado de televisão *Batman* e uma das musas dos homossexuais nos anos de 1960.

O personagem central de *Madame Satã* tem mais características de travestismo do que de transexualismo. O filme baseia-se na vida de João Francisco dos Santos, que se tornou um mito nos anos de 1930 na Lapa, bairro boêmio do Rio de Janeiro. João (Lázaro Ramos) vivia em meio a prostitutas e travestis. Era trapaceiro, ladrão e bastante violento, tendo sido preso por assassinato. Além disso, tinha uma vida sexual promíscua e interessava-se apenas por homens. No início da história, trabalha como camareiro em um cabaré, onde fica fascinado pelas apresentações de Vitória (Renata Sorrah), que, todas as noites, declama as histórias de Sherazade e as "mil e uma noites" para uma pequena plateia. Certa vez, ele é flagrado por Vitória em seu camarim usando suas roupas e repetindo, diante do espelho, o texto de seu número. Mais tarde, João inicia sua carreira artística no bar de Amador (Emiliano Queiroz). Com as sobrancelhas raspadas e usando uma saia e diversos colares, ele dança e canta, fazendo o maior sucesso junto aos boêmios da antiga Lapa. Seus gestos e tom de voz são afeminados e, a cada apresentação, João torna-se mais exultante. Depois de passar 10 anos na cadeia, ele retorna à Lapa e, no carnaval, desfila com uma fantasia (de mulher) denominada "madame Satã", que lhe rendeu um prêmio e o apelido.

Outro filme que mostra o travestismo é *A gaiola das loucas*. Nele, Albert (Nathan Lane), com o pseudônimo de Starina, é a estrela de uma boate de *drag queens*. Vestido de mulher, usando maquiagem, cílios postiços e peruca, ele canta todas as noites. Albert vive maritalmente com Armand (Robin Williams), o proprietário da boate, há muitos anos, e juntos criaram um filho, Val (Dan Futterman). Val, agora um rapaz de 20 anos, é filho biológico de Armand e considera Albert sua mãe (Albert também se considera a mãe de Val). De fato, Albert se vê como mulher. No dia a dia, usa roupas que parecem ser mais femininas do que masculinas, usa maquiagem e vários anéis, e se depila, incluindo os pelos do peito. Além disso, seus gestos e sua voz são bastante afeminados. Em um diálogo com Armand, Albert insiste que é uma mulher. Val resolve, então, casar-se com Barbara (Calista Flockhart), a filha de um senador americano ultraconservador (Gene Hackman), e um jantar é marcado na casa de Armand com as duas famílias. Compreensivelmente, Val não quer que o senador e sua esposa (Dianne Wiest) conheçam sua *drag mother*. No entanto, para desespero do rapaz e de sua noiva – e para o divertimento da plateia –, Albert aparece travestido, tentando se passar pela mãe biológica de Val.

No filme *Stardust, o mistério da estrela*, o capitão Shakespeare (Robert De Niro), que lidera um grupo de piratas mal encarados, tem uma reputação a zelar. Diante de seus comandados, comporta-se como um homem rigoroso e cruel, mas, quando está sozinho, é claramente afeminado. Além disso, seu armário está cheio de roupas femininas. Em uma cena, vemos o capitão em seus aposentos maquiado, vestido de mulher, usando leques e plumas coloridas, e dançando *Can-can*. No final, travestido, ele é pego em flagrante pelos outros piratas. Fica muito desapontado, acreditando que, naquele momento, seu segredo estava sendo revelado, só que todos do grupo já sabiam que seu capitão era uma "florzinha".

Em *Quanto mais quente melhor*, Joe (Tony Curtis) e Jerry (Jack Lemmon) são dois músicos que dão o azar de testemunhar o fuzilamento de um grupo de gângsteres por outros gângsteres em Chicago, em plena "lei seca". São então perseguidos pelos assassinos e, para conseguir fugir, vestem-se de mulher para integrar uma banda de *jazz* feminina que iria excursionar pela Flórida. Joe passa a se chamar Josephine, e Jerry, Daphne. Nesse caso, contudo, não há transtorno da identidade de gênero. Assumir uma identidade feminina foi apenas um (desesperado) recurso que os dois utilizaram para salvar suas vidas. Ambos estavam muito satisfeitos com sua condição de homens e sentiram-se muito desconfortáveis usando vestidos e sapatos de salto alto. Além disso, ficam excitados ao conhecerem a voluptuosa e ingênua Sugar Kane Kowalczyk (Marilyn Monroe), que toca ukulele na banda.

DISFUNÇÕES SEXUAIS

A interação entre os sistemas nervoso, vascular e endócrino é fundamental para que um indivíduo possa apresentar um funcionamento adequado em sua atividade sexual. Tanto homens como mulheres apresentam um padrão relativamente estável que se repete a cada nova atividade sexual. Esse padrão da atividade sexual é denominado ciclo da resposta sexual humana, que é composto por cinco fases: 1) desejo, 2) excitação, 3) platô, 4) orgasmo e 5) resolução. Cada uma dessas fases encontra-se representada na Figura 10.1.

O desejo está relacionado às fantasias acerca da atividade sexual. Estímulos visuais, por exemplo, podem disparar essa primeira fase do ciclo sexual. O estímulo motiva o indivíduo a buscar atividade sexual. Na fase de excitação já existe contato físico com o parceiro sexual, ocorrendo sensações subjetivas de prazer, assim como uma série de alterações corporais. No homem, observa-se a tumescência e a ereção do pênis, acompanhadas de aumento do ritmo respiratório e da tensão muscular. Na mulher, há um aumento das dimensões dos pequenos lábios, os grandes lábios ficam menos visíveis, a parte externa da vagina torna-se maior e o clitóris aumenta de volume e pode ficar ereto. Ocorre, também, a liberação da secreção responsável pela lubrificação da vagina, preparando-a para a penetração. Finalmente, as mamas aumentam de tamanho e os mamilos apresentam um enrijecimento.

Na fase seguinte, denominada platô, essas reações subjetivas e corporais mantêm-se por um determinado período de tempo. Sua intensificação desencadeia a fase seguinte, denomi-

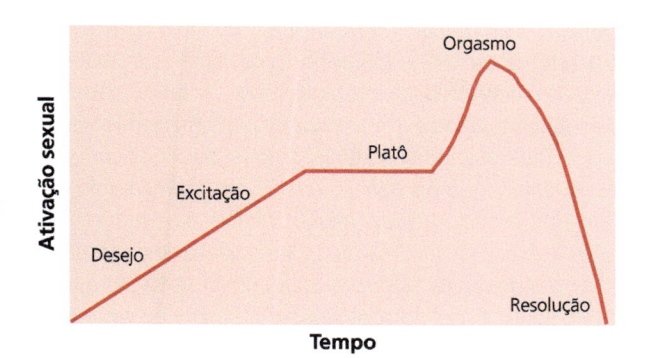

FIGURA 10.1
Representação gráfica da resposta sexual humana.

nada orgasmo, que representa o clímax do prazer sexual. Ocorrem um alívio da tensão sexual acumulada e intensas sensações de prazer. Corporalmente, observa-se uma série de contrações musculares: na mulher, incidem na região próxima à vagina, podendo ocorrer também no útero; no homem, as contrações começam nas vesículas seminais e na próstata e progridem para o pênis, facilitando a saída do sêmen. No homem, o orgasmo coincide, na maior parte das vezes, com a ejaculação. Em seguida ao orgasmo, advém a fase de resolução, na qual ocorre uma sensação de relaxamento muscular e um bem-estar geral. Na fase de resolução existe uma diferença importante entre o homem e a mulher. O homem passa por um período de tempo (variável), denominado período refratário, durante o qual não tem possibilidade de responder a qualquer estímulo de natureza sexual. Em contrapartida, a mulher é capaz de responder a uma nova estimulação quase que imediatamente após o orgasmo, podendo, assim, atingir outros orgasmos em um curto espaço de tempo.

As disfunções sexuais são definidas pela incapacidade em atingir prazer devido a algum prejuízo em uma ou várias fases do ciclo de resposta sexual humana. Prejuízos na primeira fase caracterizam os transtornos do desejo sexual. Dois transtornos sexuais específicos estão incluídos aqui: o transtorno do desejo sexual hipoativo e o transtorno de aversão sexual. No transtorno do desejo sexual hipoativo observa-se uma deficiência ou ausência de fantasiais sexuais ou de desejo de ter atividade sexual, o que produz sofrimento ou dificuldade interpessoal. O transtorno de aversão sexual, por sua vez, caracteriza-se pelo medo intenso ou esquiva persistente em relação ao contato genital com um parceiro sexual.

Prejuízos na fase da excitação sexual podem levar a disfunções específicas na mulher e no homem, denominadas, respectivamente, transtorno da excitação sexual feminina e transtorno erétil masculino. O transtorno da excitação sexual feminina caracteriza-se pela incapacidade persistente ou recorrente de adquirir e manter uma resposta de excitação sexual de lubrificação da vagina até a conclusão da atividade sexual. No transtorno erétil masculino observa-se a incapacidade persistente ou recorrente de obter ou manter uma ereção adequada até a conclusão do ato sexual.

Alterações na fase de orgasmo estão relacionadas ao transtorno do orgasmo feminino, ao transtorno do orgasmo masculino e à ejaculação precoce. Nos transtornos do orgasmo feminino ou masculino existe um atraso persistente ou recorrente em se atingir o orgasmo (ou então não há orgasmo) após uma fase de excitação adequada. Para julgar se a excitação sexual foi adequada, o clínico deve considerar a idade e a experiência sexual do paciente, assim como a intensidade e a duração da estimulação que ele recebe do parceiro. Já a ejaculação precoce representa um quadro persistente e recorrente no qual a ejaculação ocorre com estimulação mínima – antes, durante ou logo após a penetração –, mais precocemente do que seria desejado pelo indivíduo. Novamente, aspectos relacionados à estimulação, assim como à idade e ao grau de novidade da parceira sexual, são importantes na formulação do diagnóstico.

Finalmente, os transtornos sexuais dolorosos são aqueles em que a sensação de dor impede ou prejudica a execução do ato sexual. Estão incluídos aqui a dispareunia e o vaginismo. A dispareunia caracteriza-se por dor genital associada ao intercurso sexual tanto em homens como em mulheres. Já o vaginismo consiste em espasmos involuntários, recorrentes ou persistentes da musculatura do terço inferior da vagina, que interferem no intercurso sexual.

As disfunções sexuais no cinema

Tanto *Marnie, confissões de uma ladra* como *Repulsa ao sexo* nos trazem exemplos dos sintomas presentes no transtorno de aversão sexual. No primeiro filme, quando Mark Rutland (Sean Connery) descobre que Marnie Edgar (Tippi Hedren) é uma ladra, ele apresenta a ela duas alternativas: ir para a cadeia ou casar-se com ele. Até então, Marnie nunca havia tido sequer um namorado e não fazia a menor questão de ter. Todavia, ir para a cadeia seria pior. Na lua-de-mel, em um navio, ela recusa-se a fazer sexo com ele, alegando que nunca suportou ser tocada por homem algum. Porém, em outra tentativa, Mark consegue deflorá-la praticamente à força. Na manhã seguinte, Marnie tenta se matar jogando-se na piscina. Essa tentativa de suicídio revela toda sua repugnância em relação ao sexo.

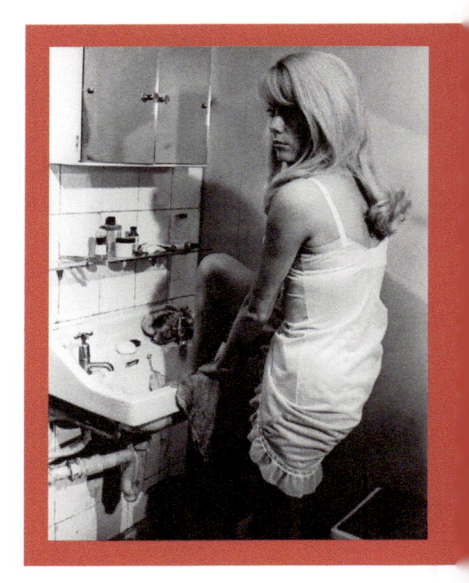

Em *Repulsa ao sexo,* a jovem Carol Ledoux (Catherine Deneuve) também não quer nada com os rapazes, como o próprio título do filme já expressa. Ela parece tímida e evita qualquer tipo de intimidade com homens. Em uma cena, é abordada por um rapaz na rua, mas não mostra nenhum interesse. Em outra, está dentro de um carro com um homem que a beija, mas ela não retribui e sai correndo. Ao chegar à sua casa, imediatamente lava a boca, escova os dentes, joga a escova fora e, em seguida, fica chorando. Fica evidente o seu incômodo nas vezes em que o namorado de sua irmã, com a qual reside, vai ao apartamento delas. Quando Carol começa a apresentar alucinações (ver Capítulo 4), estas envolvem a visão de homens invadindo seu apartamento. Seu comportamento demonstra uma aversão generalizada a quaisquer estímulos sexuais, inclusive beijos e carícias.

Em *Sexo, mentiras e videotape*, temos dois personagens que ilustram diferentes diagnósticos de disfunções sexuais. Graham Dalton (James Spader) sofre de um transtorno erétil masculino: é sexualmente impotente quando está com uma mulher. Entretanto, é capaz de ter ereção e atingir o orgasmo quando se masturba. Inferimos que Graham tem uma atividade masturbatória quando assiste a fitas de vídeo, que ele mesmo grava, nas quais aparecem mulheres falando sobre as próprias experiências sexuais. De fato, essa parece ser a única atividade sexual de Graham, que possui uma vasta coleção dessas fitas. Nesse caso, poderíamos acrescentar um diagnóstico de parafilia. Como não existe uma categoria nosológica entre as parafilias que se caracterize especificamente por uma vinculação entre a excitação sexual e a escuta de relatos verbais de cunho erótico, o diagnóstico mais adequado seria o de parafilia sem outra especificação.

Ann Bishop Melaney (Andie MacDowell), por sua vez, apresenta alguns dos sintomas frequentes no transtorno do desejo sexual hipoativo. Durante uma sessão de análise, ela conta que não tem tido relações sexuais com seu marido e que não se sente bem quando é tocada por ele. Na verdade, não sente falta de relações sexuais e nunca teve muita vontade de fazer sexo, e acrescenta que não entende por que as pessoas dão tanto valor a esse assunto. Durante a mesma sessão, Ann fala, também, que nunca se masturba, que havia tentado apenas uma vez, mas sentiu-se ridícula. Durante uma filmagem com Graham, ela comenta que nunca teve um orgasmo. Nesse caso, a ausência de orgasmo seria considerada um aspecto secundário do transtorno do desejo sexual hipoativo, não caracterizando, assim, um transtorno do orgasmo feminino. Ann também apresenta sintomas relacionados a um transtorno obsessivo-compulsivo. Relata ao analista obsessões relacionadas ao lixo e a acidentes aéreos e, em algumas cenas, mostra, também, episódios compulsivos relacionados a limpeza, nos quais fica limpando a torneira da pia da cozinha, o sofá da sala e o carpete do quarto.

O transtorno erétil masculino é o tema central de *O belo Antônio*. Nesse filme, Antonio Magnano (Marcello Mastroianni) chama a atenção das mulheres por sua beleza. Todavia, nos últimos anos, um pequeno problema atrapalhava sua relação com elas: estava totalmente impotente. Depois de um ano de casamento, Antonio ainda não havia conseguido deflorar sua paciente esposa, que acaba por pedir a anulação do casamento.

PARAFILIAS

As parafilias definidas no DSM-IV-TR correspondem aos transtornos da preferência sexual da CID-10. Classicamente, esses quadros eram chamados de perversões sexuais, denominação que foi abolida devido à conotação pejorativa que adquiriu.

As parafilias representam um desvio do comportamento sexual. Consistem na preferência por objetos ou situações sexuais pouco usuais, que se tornam uma condição necessária e obrigatória para a excitação sexual e para o orgasmo. Tal preferência adquire prioridade ou mesmo prevalência em detrimento da atividade sexual por penetração genital (coito). Embora as parafilias representem uma forma particular de obtenção de prazer sexual, as fantasias (ou impulsos) sexuais ou o comportamento sexual podem causar sofrimento clinicamente significativo e prejuízo no funcionamento social, ocupacional ou em outras áreas importantes na vida do indivíduo. Quando algumas parafilias são colocadas em prática sem o consentimento da pessoa envolvida, ou envolvendo crianças, elas representam transgressões à lei.

Richard Von Krafft-Ebing (1840-1902) foi o primeiro a estudar de forma sistemática as parafilias, tendo identificado muitas delas em seu livro *Psychopathia Sexualis* (psicopatias sexuais), publicado em 1886. Cada uma dessas parafilias, geralmente observadas em homens, recebe um nome específico. O exibicionismo consiste na fantasia, anseio ou comportamento de exibir a própria genitália a estranhos, geralmente contra a vontade da pessoa que observa. No fetichismo, o interesse sexual concentra-se em partes não genitais do corpo feminino – pés, cabelos, nuca, etc. – ou peças do vestuário – sapatos, meias, roupas íntimas, etc. O frotteurismo consiste na excitação sexual pela fricção do órgão sexual no corpo de uma pessoa vestida, sem o seu consentimento, geralmente em um local de grande concentração de pessoas, como no interior de um trem ou de um ônibus.

A pedofilia envolve uma atração sexual preferencial ou exclusiva por crianças que ainda não tenham atingido a puberdade (geralmente menores de 13 anos). No sadomasoquismo, o prazer está vinculado a dor, humilhação ou dominação e submissão. Sadismo e masoquismo representam duas tendências que costumam estar relacionadas. Enquanto o sádico ativamente maltrata, humilha ou inflige algum tipo de sofrimento à outra pessoa, o masoquista sente prazer ao submeter-se a tais comportamentos por parte de seu parceiro sexual. O travestismo fetichista envolve vestir com roupas do sexo oposto para obter algum tipo de excitação. Na escopofilia (voyeurismo), o prazer está associado à observação, de forma oculta, de pessoas que se encontram nuas, se despindo ou em atividade sexual. Na coprofilia, a excitação depende do uso de excrementos no ato sexual. Por fim, na gerontofilia, zoofilia e necrofilia, os objetos sexuais preferenciais são, respectivamente, idosos, animais e cadáveres.

As parafilias no cinema

A escopofilia pode ser ilustrada a partir de três filmes: *Janela indiscreta*, *Psicose* e *Dublê de corpo*. No primeiro filme, Jeff (James Stewart) é um fotógrafo profissional, que trabalha para uma revista. Fotografando uma corrida de carros, ele quebra a perna, que está engessada, ficando preso em seu apartamento. Sem nada para fazer, observa seus vizinhos através da janela. Em particular, Jeff atém-se a uma jovem que aparece trocando de roupa e dançando em trajes sumários. Outro foco de seu interesse é um casal de recém-casados, sempre com as cortinas cerradas, em uma ardente lua-de-mel. Embora sua namorada seja a estonteante Lisa Carol Fremont (Grace Kelly, no auge de sua beleza), Jeff não quer se casar com ela e parece estar mais interessado no que acontece nas casas dos vizinhos do que em sua namorada. Isso fica claro quando, no meio de um beijo em Lisa, Jeff começa a falar de um vizinho, o qual, pensa, poderia ter matado a esposa.

No Bates' Motel de *Psicose* – filme discutido mais detalhadamente no capítulo sobre transtornos dissociativos (ver Capítulo 8) –, Norman Bates (Anthony Perkins) observa Marion Crane (Janet Leigh) tirando a roupa através de um buraco que ele mesmo havia feito na parede do quarto em que ela está hospedada. Pelo filme, podemos concluir que Norman não tinha qualquer atividade sexual, restringindo-se a observar mulheres que acomodava naquele quarto.

Em *Dublê de corpo*, Jake Scully (Craig Wasson) hospeda-se na casa de um amigo, onde, todas as noites, observa pela janela sua vizinha Gloria Revelle (Deborah Shelton), que fica dançando, tirando a roupa e se masturbando. O diagnóstico de escopofilia, contudo, não é tão evidente, já que nada no filme indica que essa atividade de Jake fosse tão frequente ou preponderante em sua vida sexual. O interesse de Jeff por Gloria é tão grande que ele passa a segui-la na rua, comportamento que, na verdade, não é muito comum entre *voyeurs*.

Um filme frequentemente associado à pedofilia é *Lolita*. O roteiro é de Vladimir Nabokov, autor do livro homônimo. No filme, por causa da censura, a idade de Lolita foi aumentada, mas em nenhum momento há a informação sobre quantos anos exatamente ela tem. Humbert Humbert (James Mason) é um homem de meia-idade, divorciado, nascido na Europa e que trabalha como escritor e professor. A história começa com ele procurando um quarto para alugar nos Estados Unidos, onde pretendia ficar escrevendo durante o verão. Ele lê o anúncio colocado no jornal pela viúva Charlotte Haze (Shelley Winters) e vai conhecer a casa, mas não se anima muito em ser inquilino de Charlotte até ver a filha dela, uma menina chamada Lolita (Sue Lyon), de biquíni no jardim da casa. Observamos Humbert escrever em seu diário sobre a atração que sente por Lolita e sobre quanto despreza a muito fogosa e extrovertida – porém piegas, chata e gorducha – Charlotte. Quando leva mãe e filha para assistirem a um filme no *drive-in*, é apenas a mão de Lolita que ele segura. Em outra cena, ele parece fascinado vendo a menina brincar com um bambolê.

Humbert casa-se com Charlotte apenas para manter-se perto de Lolita. Charlotte, depois de ler o diário de Humbert e descobrir que seu amado marido estava cheio de más intenções em relação à sua filha, sai da casa correndo e morre atropelada (não fica claro se foi acidente ou suicídio). Humbert, no entanto, fica muito feliz ao tornar-se viúvo. Após a terrível tragédia, ele vai apanhar Lolita no acampamento em que ela estava e a leva para um hotel. Inicialmente, não conta a ela sobre a morte da mãe e pede para dormir com ela na mesma cama. Na manhã seguinte, é Lolita quem o seduz, e eles fazem sexo pela primeira vez. Passam a viver maritalmente, tentando esconder de todos o que há entre eles.

A gerontofilia fica por conta de Harold Chasen (But Cort) em *Ensina-me a viver*. Esse jovem faz de tudo para espantar as moças que sua mãe insiste em lhe apresentar. Todavia, apaixona-se por Maude (Ruth Gordon), uma mulher de quase 80 anos, mas cheia de entusiasmo e energia, com quem tem uma relação sexual.

O campeão de parafilias é a comédia *Tudo o que você sempre quis saber sobre sexo, mas tinha medo de perguntar*, um filme dividido em vários episódios. Em um deles, apresenta-se um caso de travestismo fetichista: um homem heterossexual que gosta de se vestir de mulher. Ele e a esposa vão almoçar na casa dos sogros do filho. Durante a visita, ele diz que vai ao banheiro, mas entra no quarto da sogra do filho e veste roupas dela. Por azar, cai pela janela e fica desesperado, pois não pode voltar para a casa ridiculamente vestido daquela forma.

Uma história de zoofilia é contada em outro episódio. Um pastor da Armênia vai ao médico (Gene Wilder) porque está apaixonado por uma ovelha. Ele, no entanto, não está buscando tratamento para isso. Conta que teve relações sexuais com a ovelha, mas ela deixou de amá-lo. O que ele quer é que o médico converse com ela e a convença a voltar. Todavia, o médico também se apaixona pela ovelha e acaba sendo flagrado pela esposa com o animal em um hotel.

Em outro episódio, há um programa de televisão chamado "Qual é a sua perversão?", no qual a brincadeira consiste em tentar adivinhar qual é a parafilia que cada um dos convidados apresenta. Ouvimos um homem dizer que gosta de se exibir no metrô. Outro, um rabino, confessa fantasias masoquistas e pede para ser amarrado e chicoteado por uma mulher.

Em mais um episódio, Gina (Louise Lasser), esposa de Fabrizio (Woody Allen), apesar de recém-casada, não fica excitada com as carícias do marido e prefere assistir à televisão a fazer sexo (provavelmente um transtorno do desejo sexual hipoativo). O casal descobre mais tarde que ela, na verdade, só é "frígida" dentro de casa ou em hotéis, pois fica extremamente excitada quando faz sexo em lugares públicos – em uma galeria de arte, em uma festa, em um restaurante, em um antiquário –, em função do risco de ser flagrada no ato por outra pessoa. Aqui daremos o diagnóstico de "parafilia sem outra especificação", já que esse comportamento não preenche os critérios para nenhuma das categorias já citadas.

CAPÍTULO 11
TRANSTORNOS DA ALIMENTAÇÃO

O comportamento alimentar envolve a integração de diversos sistemas que buscam responder às necessidades energéticas do nosso organismo, assim como às necessidades hedônicas ligadas ao paladar e às demandas sociais. O ganho de energia alimentar é medido em termos de calorias, que são liberadas pelos alimentos ao serem consumidos. Essas calorias são essenciais para a manutenção das funções internas do nosso corpo (atividade metabólica e produção de calor), bem como para todo o conjunto de atividades motoras envolvidas em nosso relacionamento com o meio externo (andar, correr, falar, atividades esportivas, etc.). Cada pessoa necessita de uma quantidade diferente de calorias, dependendo, basicamente, de sua estrutura corporal e do tipo de atividade física que pratica. O excesso de calorias, resultante de um balanço positivo entre o que é consumido e o que é gasto, fica armazenado no organismo sob a forma de gordura.

Além da necessidade de atender às demandas energéticas do nosso corpo, o comportamento alimentar também é regulado por um forte componente hedônico. Comer é uma das atividades mais prazerosas que realizamos diariamente. Por exemplo, após uma refeição, podemos ficar com vontade de comer uma deliciosa sobremesa, embora nossa fome já tenha sido saciada. Dificilmente brigamos com alguém durante uma suculenta refeição. A abundância de comida é sempre um sinal de festa e alegria. Por sua vez, é praticamente impossível fazer uma refeição, por mais saborosa que ela seja, em um local que apresente aspectos desagradáveis, como pessoas sujas ou cheiro de esgoto.

De fato, a motivação alimentar é uma das características mais importantes para a sobrevivência do indivíduo e, certamente, modelou o desenvolvimento evolucionário de nossa espécie. Se hoje temos grande facilidade para obter alimento nos supermercados e armazená-lo em geladeiras, nossos primeiros ancestrais, que viveram cerca de 100 a 150 mil anos atrás, não possuíam tais facilidades. A comida era escassa. Acredita-se que, antes as dificuldades ambientais, o processo de seleção natural tenha privilegiado os fenótipos que pudessem armazenar o excesso de alimento ingerido sob forma de gordura. Hoje em dia, no entanto, como consequência da ampla disponibilidade de alimento observada em países desenvolvidos e em desenvolvimento, a obesidade tornou-se um problema de saúde pública. Estudos epidemiológicos indicam que a obesidade vem crescendo assustadoramente, chegando mesmo a níveis epidêmicos. Na América Latina, sua prevalência chega a ser maior do que a de desnutrição.

Aspectos sociais também participam de forma importante na regulação do nosso comportamento alimentar. Comemos muito mais na presença de outras pessoas que também estão comendo do que quando estamos sozinhos. Mesmo sem fome, podemos comer para acompanhar outras pessoas que estão comendo.

A associação entre beleza e peso corporal é um forte determinante social de nosso comportamento alimentar. Esse padrão vem sofrendo grandes modificações ao longo do tempo. Por exemplo, em diversas culturas antigas (ou mesmo hoje em algumas regiões da África), ser gordo representava um sinal de sucesso e poder, entre os homens, e de fertilidade, entre as mulheres. Na década de 1950, o cinema norte-americano privilegiou mulheres com formas mais cheias e arredondadas, como as atrizes Marilyn Monroe e Ava Gardner. Entretanto, recentemente, o padrão de beleza feminino tem sofrido mudanças significativas que apontam para uma maior valorização de mulheres mais magras. Mudanças nos hábitos sociais, como padrões de vestuário, e o avanço dos meios de comunicação vêm revelando, cada vez mais, as formas corporais de homens e mulheres. Essas mudanças fizeram com que as pessoas passassem a se preocupar de forma mais intensa com seus corpos, especialmente com relação ao excesso de peso.

Nesse novo contexto, diversas medidas foram desenvolvidas com o objetivo de avaliar os níveis de gordura adequados e os diferentes graus de obesidade, dentre as quais se destaca o índice de massa corporal (IMC), adotado pela Organização Mundial da Saúde (OMS). Para a obtenção desse índice, basta dividir o peso (em quilogramas) pelo quadrado da altura (em metros). Por exemplo: uma pessoa que pese 50 quilos e tenha 1,60 metros de altura possui um IMC de 19,5. O Quadro 11.1 apresenta os critérios para a definição do peso ideal, assim como uma categoria abaixo e quatro acima do peso ideal. Deve-se deixar claro que o IMC é apenas um indicador e não determina de forma inequívoca se uma pessoa está abaixo ou acima do peso ideal ou mesmo se está obesa.

A concomitante evolução dos padrões de beleza visando um corpo mais magro fez com que os dois transtornos da alimentação definidos pelo DSM-IV-TR – a anorexia nervosa e a

QUADRO 11.1
CRITÉRIOS PROPOSTOS PELA ORGANIZAÇÃO MUNDIAL DA SAÚDE PARA A CLASSIFICAÇÃO DE DIFERENTES PADRÕES CORPORAIS EM ADULTOS DE ACORDO COM O ÍNDICE DE MASSA CORPORAL (IMC)

Classificação	IMC
Abaixo do peso	< 18,5
Saudável	18,5-24,9
Sobrepeso	25,0-29,9
Obesidade Grau I	30,0-34,9
Obesidade Grau II	35,0-39,9
Obesidade Grau III	> 40,0

bulimia nervosa – se tornassem mais prevalentes em nossa sociedade. Esses transtornos mentais caracterizam-se por uma preocupação excessiva quanto ao peso e à forma física e estão estreitamente relacionados à valorização da magreza – vista como sinônimo de beleza – nas sociedades ocidentais, afetando, principalmente, pessoas do sexo feminino. São especialmente acometidas adolescentes de classe socioeconômica média ou alta, assim como bailarinas e modelos. Curiosamente, a prevalência dos transtornos da alimentação é baixa para meninas com orientação homossexual, assim como para meninos heterossexuais. Meninos homossexuais, no entanto, apresentam uma prevalência próxima à de meninas heterossexuais.

ANOREXIA NERVOSA

A palavra *anorexia* deriva do grego *an* ("deficiência ou ausência de") e *orexis* ("apetite"). O termo *nervosa* indica que a ausência do apetite se deve a problemas emocionais. Entretanto, uma definição de anorexia nervosa com base apenas na etimologia não seria muito precisa, uma vez que pessoas que sofrem desse transtorno mental não apresentam uma perda real do apetite, mas sim uma recusa deliberada em alimentar-se com o intuito de emagrecer ou por medo de engordar.

    A principal característica da anorexia nervosa é a perda deliberada de peso, que fica 15% abaixo do esperado para a idade e a altura. A CID-10 emprega como critério diagnóstico um IMC igual ou inferior a 17,5. A perda de peso geralmente ocorre por meio da redução do consumo alimentar. Embora os indivíduos possam começar excluindo de sua dieta aquilo que percebem como sendo alimentos altamente calóricos, a maioria termina com uma dieta muito restrita, por vezes limitada a apenas alguns alimentos. Em algumas situações, pode ocorrer, também, uma ritualização do ato de comer.

Embora a anorexia nervosa seja um transtorno da alimentação associado aos padrões de beleza atuais, os primeiros registros sugestivos desse transtorno surgiram na Idade Média, quando madres que viviam em conventos realizavam dietas e longos jejuns com objetivos espirituais. O caso de Catarina Benincasa (1347-1380), mais tarde Santa Catarina de Siena, é um dos mais famosos. Acredita-se que ela se alimentava apenas de pão e vegetais e apresentava um comportamento de autoflagelação, além de frequentes vômitos autoinduzidos (Cordás, 2004).

Na segunda metade do século XIX, Charles Laségue (1816-1883) descreveu esse quadro, em 1873, sob o nome de anorexia histérica. Pierre Janet (1859-1947), em 1903, também descreveu essa condição de busca intensa de perda de peso em mulheres, denominando-a anorexia mental, que foi subdividida em um tipo obsessivo e outro histérico. A atual designação *anorexia nervosa* foi proposta por Willian Gull (1816-1890), em 1874.

Pacientes com o diagnóstico de anorexia nervosa geralmente apresentam uma distorção da sua autoimagem corporal. Alguns, embora já estejam muito magros, veem-se como gordos. Outros até percebem que estão magros, mas ainda assim se preocupam com o fato de certas partes de seu corpo – particularmente abdome, nádegas e coxas – estarem excessivamente gordas. Esses pacientes constantemente avaliam seu peso corporal por meio de pesagens frequentes, medições obsessivas de partes do corpo e uso recorrente do espelho para certificar-se de que estão magros. Alguns desses pacientes podem buscar programas de exercícios físicos rigorosos e excessivos para conseguir uma maior redução de peso. Mulheres que sofrem de anorexia nervosa frequentemente apresentam amenorreia e uma importante imaturidade psicossexual.

A anorexia nervosa pode ser classificada em dois subtipos que especificam se há ou não ataques de hiperfagia (*binge eating*[1]) ou purgações regulares durante o episódio de anorexia nervosa. O subtipo hiperfágico/purgativo caracteriza-se pela ocorrência de episódios de ingestão de grandes quantidades de comida em um curto espaço de tempo, acompanhada de uma sensação de perda de controle sobre o ato de comer. Em seguida, há um arrependimento ou um sentimento de vergonha quanto a ter comido tanto, levando o indivíduo a induzir em si próprio o vômito ou a utilizar, indevidamente, laxantes, diuréticos ou enemas. O subtipo restritivo não apresenta esse tipo de comportamento, havendo apenas a baixa ingestão alimentar.

---

[1] O termo em inglês *binge eating* não tem tradução exata em português. A nossa versão do DSM-IV-TR utiliza a expressão *compulsão periódica*. Alguns autores brasileiros preferiram acrescentar a palavra *alimentar* para que ficasse explícito que se trata de um comportamento alimentar (ver Freitas et al., 2001). Entretanto, optamos por empregar a expressão *ataque de hiperfagia*, visto que esse comportamento tem, na verdade, um caráter impulsivo, e não compulsivo (ver Capítulo 13).

Várias complicações físicas graves podem resultar da desnutrição decorrente da baixa ingestão alimentar, como osteoporose, hipotermia, bradicardia, hipotensão arterial, edema, constipação intestinal, anemia, leucopenia, entre muitas outras. Em geral, os indivíduos que sofrem de anorexia nervosa não se consideram doentes e não cooperam com qualquer tratamento. Em decorrência disso, muitas vezes esses pacientes precisam ser compulsoriamente internados para receberem alimentos via sonda nasogástrica ou por via parenteral. Mesmo assim, cerca de 10% dos pacientes hospitalizados morrem.

A anorexia nervosa no cinema

Em *Maus hábitos*, Elena (Elena de Haro) apresenta um quadro típico de anorexia nervosa: está muito magra. Esquelética, para ser exato. Quando sobe na balança do banheiro – e ela faz isso várias vezes durante o filme –, vemos que está pesando apenas 40 quilos. Ela restringe bastante sua ingestão alimentar. Em uma noite, mente para o marido, dizendo que já havia jantado. Em um almoço, come apenas uma maçã, a qual, de forma ritualizada, está cortada em pedaços. Em uma festa infantil, por insistência da mãe de uma criança, Elena põe na boca a contragosto um minúsculo pedaço de bolo, mas não o engole, correndo, logo em seguida, para o banheiro, a fim de cuspi-lo.

Elena emprega outros métodos para perder ou não ganhar peso. Usa um remédio da filha, que julgava ser um inibidor de apetite, e compra uma esteira eletrônica nova, na qual corre com frequência. A filha de Elena, uma criança, é um pouco gorducha, o que deixa a nossa personagem desesperada. Em uma cena, ela diz para a filha que as pessoas não gostam dos gordos e que somente se emagrecer vai conseguir casar-se quando for adulta. Elena leva a menina a um médico e, durante a consulta, este fica, na verdade, preocupado com Elena, sugerindo que procure a ajuda de um psiquiatra. Ela fica indignada com a sugestão, o que demonstra a sua total falta de consciência de morbidade. Tomando banho, Elena percebe que o seu cabelo está caindo, o que pode estar relacionado a uma deficiência de proteínas, por causa da inanição. No final, ela é encontrada morta sobre a esteira eletrônica.

BULIMIA NERVOSA

A palavra *bulimia* deriva do grego *bous*, "boi", e *limus*, "fome". O termo *nervosa*, da mesma forma que em *anorexia nervosa*, indica que a alteração no padrão alimentar decorre de distúrbios emocionais. O termo *bulimia*, sem o adjetivo *nervosa*, já era empregado desde a Grécia Antiga. Hipócrates, por exemplo, o utilizava para designar uma fome doentia que fugia completamente dos padrões alimentares da época. De fato, as expressões *episódio bulímico* ou *ataque bulímico* indicam um comportamento impulsivo de hiperingestão alimentar, ou hiperfagia. Uma quantidade muito grande de comida (em geral alimentos hipercalóricos) é ingerida em um curto período de tempo (menos de duas horas). O indivíduo come excessivamente rápido e só para quando não aguenta mais. Conforme já comentado, o comportamento é de natureza impulsiva (ver Capítulo 13 para uma distinção entre comportamentos impulsivos e compulsivos), uma vez que, durante esses ataques, o indivíduo tem a sensação de uma total perda do controle.

A bulimia nervosa caracteriza-se pelo fato de, após o episódio bulímico, o indivíduo ser acometido por sentimentos de vergonha ou culpa e, para não ganhar peso, realizar comportamentos compensatórios (purgativos) inadequados, como vômitos autoinduzidos; uso de laxantes, diuréticos, inibidores do apetite, hormônios tireoidianos ou outros medicamentos, ou enemas; jejuns ou exercícios físicos excessivos. A presença desses comportamentos compensatórios permite que pacientes que sofrem de bulimia nervosa mantenham um peso corporal dentro da normalidade.

A alta frequência de vômitos autoinduzidos observada em pacientes com esse transtorno geralmente leva a uma série de problemas de saúde, como erosão do esmalte dentário, dilatação das glândulas salivares e inflamação do esôfago. Pode ocorrer, também, uma redução dos níveis de potássio no sangue, o que provoca arritmia cardíaca. Em comparação com pessoas que sofrem de anorexia nervosa, pacientes com bulimia nervosa apresentam um maior grau de consciência quanto a estar apresentando um transtorno da alimentação.

Outro transtorno da alimentação, o transtorno da compulsão alimentar periódica[2], encontra-se atualmente em estudo e ainda não foi incorporado às classificações psiquiátricas (ver apêndice B do DSM-IV-TR). Caracteriza-se, também, pela ocorrência de episódios bulímicos, os quais, contudo, não são seguidos por comportamentos purgativos. Ao contrário do que acontece na bulimia nervosa, no transtorno da compulsão periódica, a ingestão excessiva de comida resulta em obesidade. Além disso, os ataques de hiperfagia tornam-se mais frequentes à medida que o peso aumenta. Os indivíduos que apresentam esse transtorno da alimentação tendem a ser mais velhos do que os que sofrem de anorexia ou de bulimia nervosa. Além disso, a proporção de homens com este diagnóstico é bem maior que nos outros transtornos da alimentação.

A bulimia nervosa no cinema

Em *O preço da perfeição*, Ellen Hart (Crystal Bernard) descobre uma ótima maneira de comer à vontade e não engordar nada: vomitar. *Ótima*, obviamente, se não consi-

---

[2] Em inglês, esse transtorno da alimentação denomina-se *binge eating disorder*. Como já mencionado em nota anterior, existem problemas com a tradução do termo *binge eating*. Na tradução brasileira do DSM-IV-TR, esse transtorno mental foi designado como *transtorno da compulsão periódica*. A literatura científica nacional segue essa denominação ou, alternativamente, adota *transtorno da compulsão alimentar periódica*. Todavia, como já referimos, o uso do termo *compulsão* parece inadequado.

derarmos sua saúde física e mental. Em 1980, Ellen é uma atleta, corredora de longas distâncias, que está se preparando para as seletivas dos Estados Unidos para as Olimpíadas – sem saber que seu país iria boicotar os Jogos Olímpicos naquele ano. Quando seu treinador sugere que ela perca quatro quilos para melhorar seu desempenho, ela intensifica a prática de provocar o vômito após as refeições, o que já fazia desde a infância. Em uma cena, Ellen janta em casa com uma amiga e comenta que está gorda, parecendo um "balão". Retira-se da sala e vai ao banheiro, quando então ouvimos o som de alguém vomitando. No filme, vemos várias vezes ela induzir o vômito após ataques de hiperfagia (ou bulímicos), nos quais perde o controle e ingere uma grande quantidade de alimentos em pouquíssimo tempo. Esses ataques ocorrem, principalmente, nos momentos em que está tensa ou ansiosa. Quando o pai a proíbe de continuar treinando, e quer que ela curse a faculdade, Ellen sai de casa, compra muita comida, come tudo sozinha e depois vai vomitar em um banheiro público. Em outro momento, sentindo-se pressionada pelo treinador, vai para casa, come tudo o que tem na cozinha e, depois, vomita. Após um mau desempenho em um debate durante uma aula da faculdade de direito, come vários bombons dentro do banheiro e, lá mesmo – adivinhem o que ela faz –, vomita.

Certa vez, já tendo acabado com todo o estoque de alimentos, Ellen recorre à lixeira de sua casa e ingere restos de comida (nessa cena é a plateia que vomita!). Obviamente, ela se envergonha de seu comportamento alimentar e, em geral, apresenta os ataques bulímicos somente quando está sozinha em casa. Há uma cena em que, já casada, faz o marido apressar-se para sair para o trabalho após o café-da-manhã para que possa fazer, de maneira mais sossegada, uma de suas "fartas refeições". O filme mostra, ainda, diversas complicações que podem ocorrer na bulimia nervosa. Ellen tem dores no estômago, o que prejudica muito seu desempenho em uma prova de maratona, eliminatória para as Olimpíadas de 1984. Ela passa a frequentar um grupo de ajuda mútua para bulímicos e, em uma reunião, queixa-se de inflamação na garganta, dor nos dentes e tremor, além de cãibras. Quando está tentando engravidar, faz um exame de sangue que detecta baixos níveis de ferro e potássio, além de imunodeficiência e taxas alteradas de triglicerídeos. Em uma consulta de rotina, o médico percebe uma ferida em seu dedo, sobre a qual ela mente, dizendo que uma joia a machucara. Na verdade, trata-se do sinal de Russel, a ferida encontrada no dedo médio da mão que ocorre em função do atrito desse dedo com os dentes quando o indivíduo tenta provocar o vômito.

No decorrer do filme, seu quadro clínico agrava-se e Ellen, em um determinado momento, conta ao marido (Esai Morales) que estava vomitando a cada meia hora. Mesmo grávida, apesar dos riscos de afetar o feto, continua comendo e vomitando. Já com alguns meses de gestação, Ellen passa mal em uma igreja e desmaia. Um médico observa que o esmalte de seus dentes está corroído – o que é causado pela acidez do suco gástrico – e faz o diagnóstico de bulimia nervosa. O diagnóstico é confirmado por uma psiquiatra, que acrescenta que, se ela continuar agindo assim, terá problemas renais, ruptura do esôfago e dos intestinos.

Em *Zoolander*, Derek Zoolander (Ben Stiller) e Hanse (Owen Wilson), ambos modelos masculinos, e Matilda Jeffries (Christine Taylor), uma jornalista, estão conversando quando ela conta que, na sétima série, era a "gordinha" da classe, e as garotas bonitas zombavam dela. Quando chegava em casa, olhava nas revistas da mãe as modelos magérrimas e as invejava. Por causa disso, diz, se tornou bulímica. Os dois modelos com quem Matilda está conversando pensam que bulimia é a capacidade de ler mentes. Matilda então explica que "bulimia é vomitar depois de comer". Derek e Hanse dizem que também fazem isso, principalmente antes dos desfiles. Ela retruca, dizendo que isso é uma doença. Na verdade, os três estavam errados. De fato, o vômito autoinduzido é extremamente comum na bulimia nervosa. No entanto, por definição, os vômitos ocorrem sempre em seguida a um ataque de hiperingestão alimentar, e não após qualquer refeição. Além disso, o vômito autoinduzido não é exclusivo da bulimia nervosa, podendo ocorrer também na anorexia nervosa.

Em *Tiros na Broadway*, o diretor e autor teatral David Shayne (John Cusack) e o produtor Julian Marx (Jack Warden) estão montando uma peça. David sugere o ator Warner Purcell (Jim Broadbent) para o papel principal, mas Julian coloca algumas objeções quanto a isso. O produtor conta que Warner come compulsivamente e que, durante os ensaios, fica inseguro e começa a comer demais, engordando muito. David retruca, referindo que o ator estava fazendo regime. A atriz principal, Helen Sinclaire (Dianne Wiest), por sua vez, relata que, na última vez em que o tinha visto, Warner estava magro. Ele é então aceito para o elenco.

No início dos ensaios, Warner só toma água quente com limão, mas, com o passar dos dias, as coisas mudam e frequentemente o vemos *avançando* na mesa de lanches. Quando ocorre uma discussão entre os membros do elenco, Warner, aparentemente tenso, *ataca* um pedaço de bolo. Quando David apresenta sua esposa (Mary-Louise Parker) a Warner, ele está outra vez comendo.

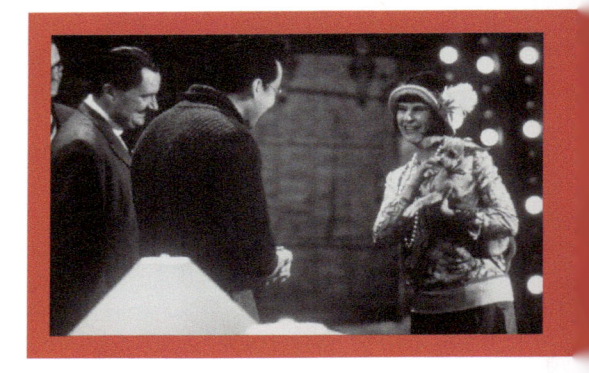

Warner inicia um caso amoroso com a colega de palco Olive (Jennifer Tilly), protegida do mafioso Nick Valenti (Joe Viterelli), que estava financiando o espetáculo. Em uma cena na qual Warner e Olive estão nos camarins namorando, ele, ao tirar o paletó, pega de dentro do bolso uma coxa de frango que estava guardando. Por essa época, David já percebe que o seu ator principal está mais gordo.

Mais adiante, ainda durante o período de ensaios, vemos Warner aproximar-se da mesa de lanches e, discretamente, colocar comida dentro dos bolsos do paletó. Logo após ser ameaçado por um capanga de Nick (Chazz Palminteri), que percebeu que estava acontecendo alguma coisa entre ele e Olive, Warner alivia sua tensão em um restaurante, onde o vemos sentado sozinho diante de uma mesa repleta de pratos. Apesar disso, faz ainda mais pedidos ao garçom. Em outra cena em que está namorando com Olive, Warner tira a roupa e vemos que está usando uma cinta para disfarçar a gordura. A comilança chega ao ponto de ele roubar a ração do cachorro de uma atriz da peça (Tracey Ullman). Quando o espetáculo estreia, Warner está bem mais gordo do que no início do filme.

Nesse caso, não cabe o diagnóstico de bulimia nervosa (nem o de compulsão alimentar periódica), já que Warner não apresenta episódios de uma ingestão de grande quantidade de comida em poucos minutos, com perda do controle sobre o comportamento, isto é, ataques (impulsivos) de hiperfagia. Diferentemente, ele come de forma contínua e chega a armazenar comida (nos bolsos do paletó), o que caracteriza mais um comportamento compulsivo.

CAPÍTULO 12

TRANSTORNOS DO SONO

Todos os seres vivos apresentam variações rítmicas de sua atividade fisiológica, metabólica e comportamental. Algumas dessas variações seguem a periodicidade de 24 horas, tempo que a Terra leva para fazer uma rotação completa em torno do seu eixo. Esses padrões de mudanças cíclicas ao longo de 24 horas são denominados ritmos circadianos, termo proveniente do latim *circa diem*, que significa "cerca de um dia".

Acreditava-se, inicialmente, que os ritmos circadianos seriam determinados por estímulos ambientais, como a presença ou ausência da luz solar. Sabe-se, hoje em dia, que fatores externos, embora possam ter um papel modulador, são desnecessários, uma vez que os ritmos circadianos permanecem mesmo após a exclusão de todos os estímulos presentes no meio ambiente. Dessa forma, processos endógenos, denominados relógios biológicos, parecem ser responsáveis pela periodicidade circadiana.

O ciclo sono-vigília representa um dos principais ritmos circadianos. Embora existam grandes variações, a maioria dos adultos dorme entre 7 e 9 horas por dia. A característica endógena desse padrão cíclico pode ser observada em pessoas mantidas em cavernas por períodos de várias semanas ou meses. Embora essas pessoas não tenham o menor contato com a luz do dia, elas continuam dormindo e acordando com uma periodicidade de aproximadamente 24 horas. O padrão temporal do ciclo sono-vigília também pode ser confirmando a partir de nossa própria experiência. Quanto mais tempo ficamos acordados, maior a nossa necessidade de dormir.

O sono é um estado de perda reversível, periódica e espontânea da consciência, em que se observa a presença de posturas estereotipadas, como ficar deitado com os olhos fechados, associadas à redução da atividade motora e processamento sensorial. Ao acordar, muitas vezes somos capazes de nos lembrar de imagens (predominantemente visuais) e vivências emocionais que experimentamos enquanto estávamos dormindo, as quais representam os sonhos.

Grande parte da aquisição do conhecimento acerca do sono e do sonho ocorreu com a observação de padrões de ondas elétricas do cérebro registradas por meio do eletroencefalograma (EEG). Além das ondas cerebrais, é importante também observar o movimento dos olhos e o tônus muscular, registrados, respectivamente, por meio do eletroculograma e do eletromiograma. Finalmente, pode-se ainda monitorar a atividade autonômica de uma pessoa durante o sono a partir de seus batimentos cardíacos e de seu padrão de respiração. Esses registros demonstram, de forma inequívoca, que o sono apresenta dois grandes períodos completamente distintos, denominados sono REM e sono não REM (NREM).

O sono REM caracteriza-se por ocorrência de movimentos oculares rápidos (*rapid eye movements*, daí a sigla em inglês), perda completa do tônus muscular, aumento da atividade autonômica e um traçado dessincronizado do EEG, idêntico ao observado durante o estado de vigília. Por essa razão, o sono REM também é conhecido como sono dessincronizado ou sono paradoxal. Em contrapartida, o sono NREM apresenta características bem distintas. Conforme a pessoa vai adormecendo, observa-se uma redução gradativa dos movimentos oculares, do tônus muscular, da atividade autonômica e um traçado de EEG cada vez mais lento e sincronizado (baixa frequência e alta amplitude). Esse padrão gradativo de sincronização do EEG permite subdividir o sono NREM em quatro estágios. Quanto mais lentas forem as ondas cerebrais, mais profundo torna-se o sono NREM e, por essa razão, ele também é conhecido por sono sincronizado ou sono de ondas lentas.

A maioria dos sonhos ocorre durante o sono REM, embora exista também atividade onírica durante os estágios 3 e 4 do sono NREM. Entretanto, as características dos sonhos que ocorrem durante as fases do sono REM e NREM são bem diferentes. Os sonhos do sono REM são mais vívidos e bizarros, apresentam uma maior participação do sonhador e são mais facilmente recordados durante a vigília em comparação aos que ocorrem durante o período do sono NREM (para uma revisão, ver Cheniaux, 2006).

O sono e, consequentemente, o sonho têm um papel fundamental na qualidade de vida humana. Um prejuízo tanto na quantidade como na qualidade do sono leva à desorganização de praticamente todas as funções mentais. Vários fatores podem afetar o sono. Por exemplo, os transtornos de ansiedade e do humor frequentemente cursam com alterações do sono. O abuso ou a interrupção do uso de substâncias psicoativas, assim como determinadas condições médicas, também podem produzir prejuízos graves na regulação do ciclo sono-vigília. Contudo, as alterações do sono podem ser primárias, isto é, independentes de outros transtornos mentais, do uso de uma substância psicoativa ou de uma condição médica geral. Nesse caso, constituem os transtornos primários do sono definidos pelo DSM-IV-TR, pela CID-10 e, de forma bem mais detalhada, pela segunda edição da *Classificação internacional dos distúrbios do sono* (CIDS-2) (American Academy of Sleep Medicine, 2005).

A Figura 12.1 apresenta a classificação dos transtornos primários do sono de acordo com o DSM-IV-TR, que se subdividem em duas grandes categorias: as dissonias e as parassonias.

DISSONIAS

As dissonias constituem os transtornos primários do sono em que o paciente apresenta uma alteração significativa na regulação do ciclo sono-vigília. Os transtornos classificados nessa categoria estão relacionados ao início ou à manutenção do sono, assim como à sonolência excessiva ao acordar ou durante a vigília. Incluem-se nesse grupo a insônia primária, a hipersonia primária, a narcolepsia, o transtorno do sono relacionado à respiração e o transtorno do ritmo circadiano do sono.

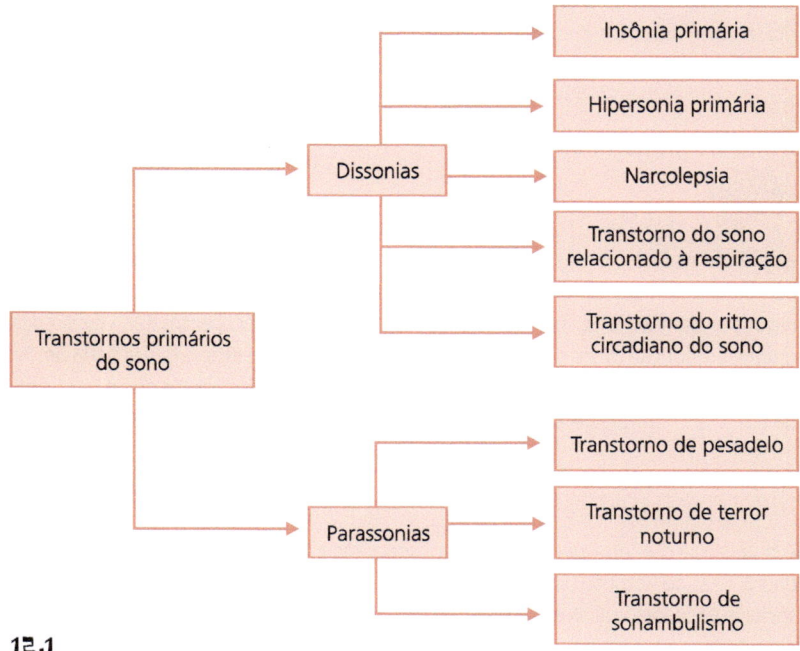

FIGURA 12.1
Classificação dos transtornos primários do sono de acordo com o DSM-IV-TR.

Insônia primária

Como a própria palavra indica, a insônia representa uma diminuição do número de horas ou da qualidade do sono. O termo *primária* indica que a ocorrência da insônia não é consequência de um transtorno mental, uso de substância ou condição médica geral. A insônia primária é a dissonia mais frequente, e seu diagnóstico somente deve ser formulado quando a insônia leva a um sofrimento significativo ou causa um importante prejuízo no funcionamento social ou ocupacional do indivíduo.

As insônias podem ser divididas em três tipos: inicial, quando há dificuldade para conciliar o sono; intermediária, quando o sono é interrompido (acorda-se várias vezes durante a noite); e terminal, quando se acorda cedo demais, em geral de madrugada, e não se consegue voltar a dormir.

Deve-se notar que a quantidade de sono varia muito entre as pessoas. Algumas dormem pouco e se sentem bem no dia seguinte. Por outro lado, mesmo que uma pessoa consiga dormir durante um número grande de horas, o sono pode não ser reparador. Dessa forma, o diagnóstico de insônia primária exige que, além de dificuldade em conciliar o sono e despertares intermitentes, existam também perturbações do bem-estar durante a vigília. Nesse caso, o paciente apresenta sintomas de fadiga, além de ardência nos olhos, irritabilidade, problemas de atenção e de memória. A insônia primária geralmente tem início na idade adulta, intensificando-se com a idade, e é mais frequente em mulheres, bem como em indivíduos separados ou viúvos.

A insônia primária no cinema

Em *Clube da luta*, o narrador da história (Edward Norton) tem uma vida monótona e sofre de insônia crônica, referindo que há seis meses não consegue dormir. De fato, no início do filme o vemos sempre com a fisionomia abatida e com olheiras. Como não consegue repousar bem à noite, fica sonolento durante o dia e acaba muitas vezes cochilando sem querer. Em função desse problema, consulta-se com um médico, a quem pede um medicamento hipnótico. Ele costumava ocupar as noites de insônia vendo revistas de pornografia e catálogos de compras, compras estas que encomendava por telefone, também à noite.

Hipersonia primária

A hipersonia primária caracteriza-se por sonolência excessiva, evidenciada por períodos prolongados de sono noturno ou por episódios de sono diurno, que causam prejuízo no funcionamento social ou ocupacional. A qualidade do sono noturno é adequada, mas os pacientes apresentam dificuldades para acordar pela manhã e, se forçados a se levantar, podem ficar confusos ou agressivos. A sonolência pode ocorrer também durante o período de vigília, reduzindo o nível de alerta e, assim, aumentando os riscos de acidentes no trabalho ou no trânsito.

A hipersonia primária representa um diagnóstico de exclusão, reservado para condições em que não se encontra uma causa para a hipersonia, como o uso ou a interrupção do uso de substâncias psicoativas, condições médicas gerais ou depressão, não devendo ser formulado para indivíduos que necessitam de mais tempo de sono noturno, mas não apresentam sonolência excessiva durante o dia. Também não devem receber esse diagnóstico aqueles que apresentam sonolência diurna em decorrência de uma quantidade insuficiente de sono noturno. Outro diagnóstico diferencial é uma síndrome relativamente rara, denominada Kleine-Levin, na qual, além da hipersonia, observam-se hiperfagia e hipersexualidade.

A hipersonia primária no cinema

Não encontramos nenhum filme que pudesse ilustrar a hipersonia primária.

Narcolepsia

O principal aspecto da narcolepsia (do grego, *narco*, "sonolência", e *lepsia*, "crise") é a ocorrência de ataques súbitos e irrefreáveis de sono. Tais ataques ocorrem a qualquer hora do dia, podendo durar desde alguns minutos até horas. Esse transtorno do sono caracteriza-se por uma intromissão do sono REM durante o período de vigília. Alucinações visuais ao iniciar o sono (hipnagógicas) ou ao acordar (hipnopômpicas) são comuns em pacientes que sofrem de narcolepsia. Essas alucinações visuais representam um resultado direto da intromissão do sono REM, sendo, na verdade, indistinguíveis dos sonhos vivenciados pelos indivíduos normais tipicamente no terço final do sono.

Além dos ataques de sono, podem ocorrer episódios súbitos de perda do tônus muscular, que, por sua vez, podem causar quedas. Essa alteração, denominada cataplexia (não confundir com *catalepsia*, cujo significado é exatamente o oposto, ou seja, um aumento exagerado do tônus muscular, produzindo rigidez muscular), ocorre sem perda da consciência e geralmente está associada a uma emoção súbita, relacionada a risos ou sustos intensos. Outra alteração associada à narcolepsia é a paralisia do sono, que se caracteriza pela incapacidade, parcial ou total, de mover-se ou falar no início do sono ou logo após o despertar. Tanto a cataplexia como a paralisia do sono representam mecanismos de inibição motora, presentes, também, durante o sono REM.

A narcolepsia no cinema

Em *Garotos de programa*, Mike (River Phoenix), um jovem que ganha a vida se prostituindo com homens e mulheres, sofre de narcolepsia. Várias vezes vemos Mike literalmente cair de sono. Na primeira cena do filme, ele está andando no meio de uma estrada e adormece ali mesmo, correndo o risco de ser atropelado. Em outra oportunidade, encontra-se em uma calçada, esperando o sinal abrir para atravessar a rua, e cochila tão rapidamente que consegue se manter em pé. Quando está com uma cliente e vai abraçá-la, Mike de repente cai no sono.

Como dorme por bastante tempo, é levado para fora por dois colegas de profissão, que o deixam na rua. Quando vai a Roma procurar a mãe, aparece acordando na rua, sobre as escadarias de um monumento. Outros exemplos semelhantes de ataques de sono poderiam ser citados, mas o que chama bastante a atenção é que, em alguns desses episódios, Mike apresenta abalos musculares envolvendo seus membros superiores e inferiores. No entanto, movimentos musculares involuntários não fazem parte do quadro clínico da narcolepsia.

O filme *Vida bandida* já foi discutido para ilustrar o transtorno de somatização (ver Capítulo 7). Nesse filme, Joe (Bruce Wills) e Terry (Billy Bob Thornton) são assaltantes de banco. Na véspera dos roubos, eles sequestram os gerentes das agências e suas famílias indo às suas casas e passando a noite lá. Em uma dessas vezes, após abrir a porta para os dois bandidos, os quais anunciam que vão roubar seu banco, o gerente (Richard Riehle), literalmente, cai para trás. Sua esposa diz que é cataplexia e explica que se trata da perda súbita do tônus e do controle voluntário dos músculos. Diz, ainda, que ele tem um "transtorno que afeta sua habilidade de regular o sono" e que esse transtorno está relacionado ao estresse. Enquanto ela dá essas explicações a Joe e Terry, vemos o gerente, que foi colocado no sofá, totalmente imóvel. No dia seguinte, no banco, quando o gerente está abrindo o cofre, Terry dá um grito, pois o café que está tomando está muito quente. O gerente, então, cai novamente. Algum tempo depois, vemos a esposa dando-lhe café para que se recupere. O filme ilustra bem como os episódios de cataplexia costumam ser desencadeados por fortes emoções. Todavia, não vemos o gerente apresentar nenhum ataque de sono irrefreável, que representa a característica essencial da narcolepsia.

Em *Moulin Rouge – amor em vermelho*, um dos dançarinos da casa noturna que dá nome ao filme, conhecido como Argentino (Jacek Koman), sofre de narcolepsia. Logo no início, o jovem escritor Christian (Ewan McGregor) toma um susto ao ver Argentino cair em seu quarto, totalmente inconsciente, do apartamento de cima. Ele fica dormindo de cabeça para baixo, pendurado por uma corda. Em outra cena, ele tem um novo ataque de sono, durante o ensaio de uma peça, o que deixa o diretor do espetáculo nervoso. Um terceiro episódio de narcolepsia acontece no intervalo da estreia da peça, quando Argentino simplesmente desaba do meio de uma escada e vai rolando até o chão.

Na comédia *Tá todo mundo louco! – Uma corrida de milhões*, Enrico Pollini (Rowan Atkinson) é um turista italiano que, junto com outras cinco pessoas, participa de uma competição promovida por um grupo de apostadores bilionários em um cassino de Las Vegas. A 900 km dali, no Novo México, está escondida a quantia de 2 milhões de dólares que será dada a quem chegar ao local primeiro. No início e no final da corrida, Enrico apresenta dois ataques de sono. Nessas duas crises, ele fica dormindo em pé durante um longo período de tempo, fato bastante inesperado, uma vez que, ao perder a consciência, seria esperado que Enrico caísse e continuasse a dormir no chão. Ao acordar, ele dá continuidade ao que estava fazendo como se nada tivesse acontecido, fato que também está em desacordo com o observado na narcolepsia. Como os episódios de narcolepsia tiveram certa duração, esperaríamos que o despertar fosse lento, inclusive apresentando alucinações hipnopômpicas.

Transtorno do sono relacionado à respiração

A principal característica do transtorno do sono relacionado à respiração é uma perturbação do sono decorrente de um prejuízo do funcionamento das vias respiratórias durante o sono, ocasionando insônia e, consequentemente, sonolência diurna excessiva. O estreitamento das vias aéreas é a causa mais frequente. A dificuldade em respirar durante a noite pode levar ao ronco ou, em casos mais graves, à síndrome de apneia. Em termos clínicos, apneia é definida como a suspensão temporária da respiração por, pelo menos, 10 segundos. A cessação do fluxo aéreo pelo nariz ou pela boca durante a noite leva a um esforço respiratório, fazendo com que o paciente tenha vários despertares breves ao longo do período de sono. Pessoas obesas têm uma maior probabilidade de apresentar apneia durante o sono.

O transtorno do sono relacionado à respiração no cinema

Não encontramos nenhum filme que pudesse ilustrar o transtorno do sono relacionado à respiração.

Transtorno do ritmo circadiano do sono

Como discutido no início deste capítulo, o ciclo sono-vigília apresenta um ritmo endógeno relativamente estável em torno de 24 horas. Entretanto, determinadas demandas externas podem comprometê-lo, produzindo sintomas de sonolência em certos períodos do dia ou insônia em determinados momentos da noite. No transtorno do ritmo circadiano do sono ocorre um desajuste entre o sistema circadiano de sono-vigília endógeno e as demandas exógenas relativas ao tempo e à duração do sono.

O DSM-IV-TR descreve quatro tipos de transtorno do ritmo circadiano do sono. No tipo atraso da fase do sono, o indivíduo dorme e desperta mais tarde do que o esperado. A mudança rápida de fuso horário (*jet lag*) é outro tipo desse transtorno, sendo a duração dos sintomas, em geral, diretamente proporcional ao número de fusos atravessados (cerca de um dia por fuso). Viagens em direção ao leste, rumo ao Sol, tornam o ciclo sono-vigília menor e, assim, produzem sintomas mais intensos em comparação a viagens rumo ao oeste. O tipo mudanças frequentes de turno de trabalho ocorre em pessoas que exercem funções em turnos rotativos ou que mudam de esquema de trabalho de forma muito rápida, como, por exemplo, médicos e enfermeiros que realizam plantões noturnos em hospitais. Finalmente, o tipo inespecífico inclui, entre outros, o avanço da fase de sono, no qual a pessoa dorme e acorda cedo demais.

O transtorno do ritmo circadiano do sono no cinema

O filme *Insônia* ilustra um caso de transtorno do ritmo circadiano do sono. Will DORMER (Al Pacino) não consegue DORMIR – não sabemos se o trocadilho é nosso ou do roteirista. Ele é um policial de Los Angeles, que vai ao Alasca ajudar na resolução do misterioso assassinato de uma jovem. Na perseguição ao suspeito do crime, Dormer mata, por acidente, outro policial, seu parceiro. Porém, esse não é seu único drama. Ele chega ao Alasca em uma época do ano durante a qual o Sol nunca se põe, ou seja, fica claro durante as 24 horas do dia. Em função disso, não dorme um minuto sequer nos seis dias que passa na região. No decorrer desse período, seu estado mental deteriora-se progressivamente, e Dormer apresenta ilusões e alucinações visuais, vendo o parceiro, que já morrera, em pelo menos dois momentos. Sua atenção também parece alterada. Em uma cena, quase atropela uma senhora ao sair com o carro. Em seu último dia no Alasca, tem grande dificuldade em dirigir e derrapa em uma rodovia. Sua fisionomia expressa um evidente cansaço, enquanto vai ficando cada vez mais confuso e, no final, já não consegue mais raciocinar. Não deveríamos revelar o final do filme, mas iremos: Dormer leva um tiro e morre, e suas últimas palavras são "deixe-me dormir". Podemos dizer, então, que ele dorme o *sono eterno*.

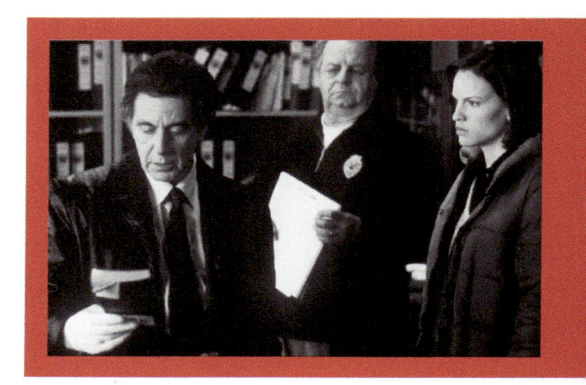

PARASSONIAS

As parassonias constituem um conjunto de categorias nosológicas que se caracterizam por alterações comportamentais, emocionais ou fisiológicas apresentadas por um indivíduo durante o sono. O transtorno de pesadelo ocorre durante o sono REM, enquanto o transtorno de terror noturno e o transtorno de sonambulismo ocorrem no sono NREM. Além desses três transtornos do sono, apresentados neste capítulo, outras parassonias menos comuns podem ser mencionadas, como o bruxismo (ranger os dentes durante o sono) e o sonilóquio (falar durante o sono). Após um evento de parassonia, o indivíduo pode acordar e ter dificuldade em voltar a dormir, ocasionando, assim, sonolência durante o período de vigília no dia seguinte.

Transtorno de pesadelo

O transtorno de pesadelo era anteriormente conhecido como transtorno de ansiedade do sonho. Tende a ocorrer com maior frequência durante a infância, entre os 3 e os 6 anos, diminuindo com a idade. Caracteriza-se pela presença de pesadelos, ou seja, sonhos de conteúdo assustador, capazes de desencadear intensas reações de ansiedade e de levar a um despertar repentino, podendo haver vocalização durante os episódios. O transtorno de pesadelo diferencia-se do terror noturno pelo fato de os episódios ocorrerem durante o período do sono REM, com predomínio no terço médio ou final da noite. Outra característica que o diferencia do terror noturno é a presença de imagens vívidas, relacionadas à reação de ansiedade, que são lembradas pelo indivíduo de forma clara ao acordar.

Pesadelos recorrentes que reproduzem um evento traumático anteriormente vivenciado pelo indivíduo são, com frequência, encontrados no transtorno de estresse pós-traumático (ver Capítulo 6) e não caracterizam um transtorno de pesadelo.

O transtorno de pesadelo no cinema

Em *Sonho fatal*, a jovem flautista Kathy Gardner (Kristy McNichol) é atacada no meio da noite em seu apartamento por um homem, que a ameaça com uma faca. Depois de algum tempo, ela consegue livrar-se do agressor e joga leite fervendo nele. Quando a faca cai no chão, ela consegue pegá-la e mata o bandido. A partir disso, Kathy passa a ter repetidos pesadelos: todas as noites sonha com o evento traumático e acorda muito assustada. Mesmo quando apenas cochila assistindo televisão ou relaxa na banheira, o pesadelo retorna. Em função disso, passa a ter medo de dormir. Em uma cena, vemos Kathy tomando muito café e ouvindo música agitada à noite com o objetivo de evitar cair no sono. Como já discutido, pesadelos repetitivos relacionados a um evento traumático ocorrem no transtorno de estresse pós-traumático. No entanto, como outras características desse transtorno mental estão ausentes, tal diagnóstico não pode ser formulado (ver Capítulo 6).

Kathy procura um médico, que afirma que os pesadelos, com o tempo, irão passar. Ele sugere o uso de um barbitúrico, o qual, no entanto, teria o inconveniente de causar dependência. Na verdade, hoje em dia, são indicados, para o tratamento do transtorno de pesadelo, antidepressivos – os quais podem suprimir o sono REM –, além de hipnóticos benzodiazepínicos e não benzodiazepínicos. Entre as opções atuais, somente os benzodiazepínicos podem levar a um quadro de dependência.

Em um centro de sonoterapia, um pesquisador (Ben Masters) a orienta a recontar em voz alta, para si mesma, o pesadelo antes de ir dormir, mas modificando seu conteúdo. Todavia, essa conduta não funciona, e os sonhos continuam sendo aterrorizantes. Em outra cena, vemos Kathy passar uma noite no centro de pesquisa, onde seu sono é monitorado. Observa-se que, durante o pesadelo, ela se levanta da cama e tenta fugir do agressor. Constata-se assim que ela, diferentemente do que se espera, não perde o tônus muscular durante a fase REM do sono. Em função desse distúrbio, em outro episódio de pesadelo, Kathy ataca o pai com uma faca e quase cai do parapeito do quarto de um hotel. Nesse caso, um diagnóstico mais adequado que o de transtorno de pesadelo, pela ausência de atonia muscular, seria o de transtorno de comportamento do sono REM, que no DSM-IV-TR está descrito no grupo das parassonias "sem outra especificação". Essa parassonia difere do sonambulismo pelo fato de este último não estar associado ao sono REM nem a sonhos.

Em *E o vento levou*, Scarlett O'Hara (Vivien Leigh) está viajando em lua-de-mel com Rhett Butler (Clark Gable). Em uma noite, durante o sono, a vemos chorando e gritando. Scarlett é acordada pelo marido, que comenta que ela estava apresentando "outro pesadelo", o que indica que isso vinha se repetindo. Relatando seu sonho angustiante, ela conta que estava sentindo frio, fome e cansaço e que caminhava pelas brumas procurando algo que nunca encontrava, afirmando que seus pesadelos sempre apresentavam esse mesmo conteúdo. Rhett lhe diz que, quando voltar a se sentir segura, os pesadelos vão desaparecer. Com essa afirmação, ele estava fazendo uma relação entre os pesadelos e os recentes anos de pobreza e desamparo pelos quais Scarlett passara durante e logo após a Guerra Civil norte-americana.

Coração valente apresenta a história de William Wallace, rebelde escocês que lutou contra o domínio da Inglaterra no século XIII. O filme ilustra dois episódios de pesadelo apresentados por Wallace ainda menino (James Robinson). O primeiro ocorre na noite seguinte a uma experiência bastante aterrorizante, na qual ele vai atrás de seu pai e seu irmão, chegando a uma casa onde haveria uma reunião de nobres escoceses. Lá, Wallace vê todos os participantes da reunião mortos, pendurados pelo pescoço. Ele então sonha que um dos enforcados que vira, um menino como ele, abria os olhos e o chamava pelo nome. Nessa cena, vemos Wallace acordando assustado. O outro episódio de pesadelo está relacionado às mortes, em uma batalha, do pai e do irmão. Wallace presencia a preparação dos dois corpos para o sepultamento e, à noite, sonha que está deitado ao lado do cadáver ensanguentado do pai, que fala com ele. Wallace acorda subitamente, mas não parece estar tão assustado. Embora o filme retrate dois episódios de pesadelo, não ilustra com exatidão esse transtorno do sono, visto que o sonho não era repetitivo e também não causava em Wallace um prejuízo significativo em suas atividades diárias.

Transtorno de terror noturno

O transtorno de terror noturno caracteriza-se pela presença de episódios de terror durante o sono, levando a um despertar abrupto durante o qual o indivíduo apresenta um grito de pânico, movimentando-se bruscamente em uma atitude de fuga. O indivíduo apresenta uma expressão facial de medo intenso, bem como uma série de reações fisiológicas do sistema nervoso autônomo, como taquicardia, respiração ofegante, sudorese abundante e pupilas dilatadas. A pessoa pode sentar-se, levantar-se ou correr para a porta do quarto, como se tentasse escapar de uma situação altamente ameaçadora. Diferentemente de um episódio de pesadelo, o terror noturno costuma ocorrer no primeiro terço da noite, durante os estágios 3 e 4 do sono NREM. Ao acordar, a pessoa não é capaz de lembrar de qualquer sonho ou, então, são evocadas apenas algumas imagens fragmentadas. Seu nível de consciência está rebaixado, encontrando-se em uma espécie de transição entre o sono e a vigília. Consequentemente, tentativas de estabelecer qualquer tipo de comunicação costumam fracassar. O episódio tem curta duração, de 1 a 10 minutos. Após o episódio, a pessoa pode voltar a dormir, não despertando novamente até a manhã seguinte, quando não se recorda do que ocorreu. O transtorno caracteriza-se pelo fato de os episódios de terror noturno manifestarem-se de forma recorrente e causarem prejuízo nas atividades diárias do indivíduo.

O transtorno de terror noturno no cinema

Não encontramos nenhum filme que pudesse ilustrar o transtorno de terror noturno.

Transtorno de sonambulismo

O transtorno de sonambulismo caracteriza-se pela presença de episódios recorrentes em que a pessoa realiza atividade motora, envolvendo o ato de levantar-se da cama, andar pelo quarto ou mesmo sair de casa enquanto dorme. Os episódios de sonambulismo, da mesma forma que os de terror noturno, ocorrem habitualmente no primeiro terço da noite, durante os estágios 3 e 4 do sono NREM. Durante o episódio, o indivíduo apresenta um olhar vazio e distante, além de redução do estado de alerta e da responsividade ao ambiente e às outras pessoas. Quando o indivíduo é despertado durante o episódio de sonambulismo, normalmente apresenta um estado de confusão mental. Se, no entanto, não for acordado, tende a voltar para sua cama ou continuar dormindo em outro local. Ao despertar, pode achar estranho estar em um lugar diferente daquele em que começou a dormir, mas não tem qualquer lembrança do episódio. Os prejuízos associados ao transtorno de sonambulismo estão relacionados a riscos de acidentes, especialmente se a pessoa tem acesso ao exterior da casa.

O transtorno de sonambulismo no cinema

Em *Donnie Darko*, o personagem-título (Jake Gyllenhaal) apresenta um episódio que seria de sonambulismo logo no início do filme. Com os olhos fechados, ele se levanta da cama, desce as escadas e, em seguida, abre a porta de casa e vai embora. De manhã, acorda em um campo de golfe. Fora isso, o episódio não é nada típico de sonambulismo. Durante o episódio, Donnie vê um coelho gigante e monstruoso, e conversa com ele. O coelho diz que o mundo vai acabar em 28 dias, 6 horas e alguns minutos. No entanto, não se trata de um sonho, pois ele volta a ver o mesmo coelho durante a vigília. Inicialmente, ficamos em dúvida se o coelho era real ou uma alucinação. Além disso, quando acorda, Donnie lembra-se perfeitamente de tudo o que viu e ouviu em sua caminhada noturna, o que não acontece no verdadeiro sonambulismo.

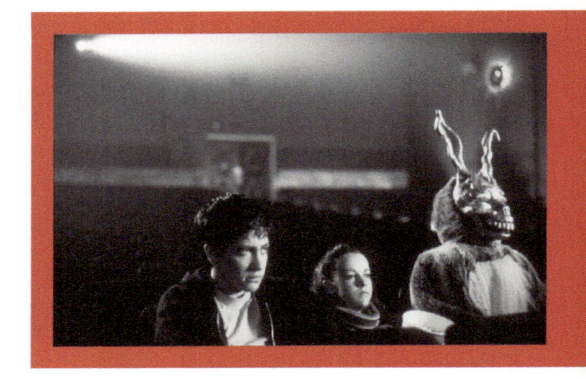

CAPÍTULO 13

TRANSTORNOS DO CONTROLE DOS IMPULSOS

O conceito de impulso vem da física e está relacionado ao esforço necessário para colocar um corpo em movimento. Matematicamente, um impulso "I" pode ser expresso pela fórmula "I = F.t", onde "F" é a força aplicada sobre o corpo e "t", o tempo de atuação da força. Em neurofisiologia, utiliza-se o termo *impulso nervoso* para descrever um sinal elétrico que é transmitido ao longo de um neurônio. Em psicologia, impulso representa uma força motivacional capaz de dar origem a um comportamento. Além do impulso, processos relacionados com a volição (ou vontade) são importantes para a ocorrência de uma ação. Dentro desse modelo, o impulso representa o aspecto emocional relacionado à força que impele o indivíduo à ação. A volição, por sua vez, representa o componente cognitivo responsável pelo processo de escolha entre várias possibilidades de ação. Assim, embora a ausência de um impulso impossibilite uma ação, são as etapas do processo volitivo que determinam como o indivíduo irá agir.

Quatro etapas distintas estão envolvidas no processo volitivo. Como se pode observar na Figura 13.1, a intenção (ou propósito) constitui a primeira etapa desse processo e está intimamente relacionada ao impulso, constituindo o esboço das tendências ou inclinações para a ação. Na etapa de deliberação (ou análise), ocorre uma ponderação consciente em relação às diversas alternativas para a ação. Nessa etapa, os aspectos positivos e negativos de cada ação são analisados, bem como suas possíveis implicações. A etapa de decisão representa o ponto

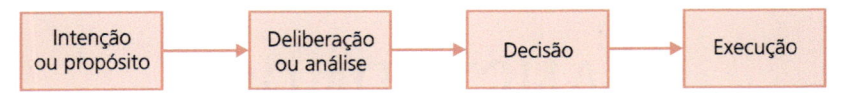

```
Intenção ou propósito → Deliberação ou análise → Decisão → Execução
```

FIGURA 13.1
Representação das etapas envolvidas no processo volitivo.

alto do processo volitivo, durante o qual o indivíduo faz a sua opção por uma das alternativas de ação. Finalmente, a etapa de execução corresponde ao ato motor voluntário necessário para atingir o objetivo.

Com base nessas etapas do processo volitivo, é possível definir duas classes de comportamentos patológicos: os atos impulsivos e os atos compulsivos. Os atos impulsivos caracterizam-se por serem súbitos, inesperados, irracionais e, algumas vezes, perigosos. Quando executados, produzem uma sensação de prazer ou satisfação. Esses atos estão relacionados a um aumento da intensidade de um impulso ou a um enfraquecimento dos sistemas de inibição ou controle. Seja qual for o caso, o ato impulsivo ocorre porque as etapas de deliberação (ou análise) e de decisão do processo volitivo estão ausentes. Como se pode observar na Figura 13.2, um indivíduo que apresenta um ato impulsivo vai direto da intenção (ou propósito) para a execução quando um impulso se encontra ativo.

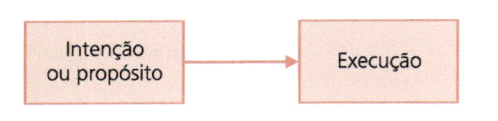

```
Intenção ou propósito → Execução
```

FIGURA 13.2
Representação das etapas envolvidas nos atos impulsivos.

Ao contrário do que ocorre nos atos impulsivos, um ato compulsivo não é realizado de forma imediata. Os atos compulsivos caracterizam-se por uma intensa resistência contra a sua execução e, muitas vezes, não levam a uma sensação de prazer quando realizados, produzindo mais uma sensação de alívio de uma vivência afetiva desagradável. Como se pode observar na Figura 13.3, os atos compulsivos caracterizam-se por um prolongamento excessivo da etapa de deliberação (ou análise), retardando a execução do ato. Nota-se que, mesmo após a

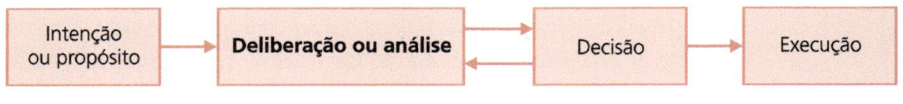

```
Intenção ou propósito → **Deliberação ou análise** ⇄ Decisão → Execução
```

FIGURA 13.3
Representação das etapas envolvidas nos atos compulsivos.

tomada de decisão, a execução do ato pode não ocorrer logo em seguida, sendo precedida, muitas vezes, por mais uma etapa de deliberação (ou análise).

Atos impulsivos e atos compulsivos podem ser observados em diversos transtornos mentais. Encontramos impulsividade, por exemplo, na fase maníaca do transtorno bipolar (ver Capítulo 5), na intoxicação por cocaína ou anfetamina (ver Capítulo 3), no transtorno de déficit de atenção/hiperatividade (ver Capítulo 15), na bulimia nervosa (ver Capítulo 11), nos transtornos da personalidade antissocial e *borderline* (limítrofe) (ver Capítulo 14) e, eventualmente, no retardo mental (ver Capítulo 15) e na demência (ver Capítulo 2). Compulsões, por sua vez, são típicas do transtorno obsessivo-compulsivo (ver Capítulo 6) e dos quadros de dependência química (ver Capítulo 2).

O capítulo do DSM-IV-TR dos transtornos do controle dos impulsos reúne um conjunto de transtornos mentais que se caracterizam pela presença de atos impulsivos ou compulsivos, mas que não apresentam o comprometimento de outras funções mentais necessário para o diagnóstico de outra categoria nosológica. Foi Esquirol (1772-1840) quem primeiro definiu as características clínicas dos transtornos do controle do impulso (Tavares, 2008). Ele criou o termo *monomania* para descrever pacientes que apresentavam uma alteração mental específica enquanto todas as outras funções mentais encontravam-se preservadas.

De acordo com Esquirol, existiriam três tipos de monomania: a intelectual, que prejudicaria as funções relacionadas ao pensamento e ao raciocínio; a afetiva ou raciocinante, que causaria seu impacto sobre o sentimento; e a instintiva, na qual a vontade não teria a capacidade de inibir os atos reprovados pela razão. A monomania intelectual corresponderia ao atual transtorno delirante (ver Capítulo 4); a monomania afetiva ou raciocinante, ao atual transtorno obsessivo-compulsivo (ver Capítulo 6); e a monomania instintiva, aos atuais transtornos do controle dos impulsos (Tavares, 2008).

Atualmente, o DSM-IV-TR define os transtornos do controle dos impulsos como um grupo heterogêneo de transtornos mentais relacionados ao fracasso em resistir a impulsos de realizar comportamentos perigosos ou incômodos. Estão incluídas nesse capítulo as seguintes categorias diagnósticas: o transtorno explosivo intermitente e a piromania (nos quais se observa a presença de atos impulsivos), assim como a cleptomania, o jogo patológico e a tricotilomania (que apresentam atos compulsivos).

TRANSTORNO EXPLOSIVO INTERMITENTE

O transtorno explosivo intermitente caracteriza-se pela recorrência de comportamentos agressivos de natureza impulsiva. O indivíduo não é capaz de controlar seus impulsos hostis, o que dá origem a reações súbitas, incoercíveis e incontroláveis de destruição de objetos e de comportamento violento contra outras pessoas. O grau de agressividade que o paciente apresenta é amplamente desproporcional ao evento que desencadeou o episódio. Os acessos de raiva tendem a desaparecer espontaneamente e, em seguida, o indivíduo pode experimentar algum grau de arrependimento ou remorso em relação ao que fez.

O diagnóstico desse transtorno mental não deve ser formulado se o fracasso em resistir aos impulsos agressivos puder ser explicado por outro transtorno mental, como esquizofrenia (ver Capítulo 4), episódio maníaco (ver Capítulo 5), transtorno da personalidade antissocial ou *borderline* (limítrofe) (ver Capítulo 14), transtorno de déficit de atenção/hiperatividade (ver Capítulo 15), transtorno da conduta (ver Capítulo 15) ou intoxicação por substâncias psicoativas (ver Capítulo 3). Na CID-10, o diagnóstico de transtorno explosivo intermitente corresponde ao de transtorno de personalidade emocionalmente instável do tipo impulsivo.

O transtorno explosivo intermitente no cinema

A personagem-título do filme *Betty Blue* (Béatrice Dalle) é o que se chama de "pavio curto", apresentando diversas explosões de raiva e agressividade. No início do filme, fica muito irritada ao ver seu namorado recebendo ordens do patrão e, para extravazar a raiva, joga tinta no carro deste. Porém, sua irritação não passa, e ela, logo depois, joga pela janela da casa do namorado diversos objetos dele. Em outro episódio, grita com o namorado porque ele estava sendo repreendido pelo patrão. Em seguida, novamente joga pertences dele pela janela. Em outro dia, incendeia a casa do namorado e, intempestivamente, o chama para irem embora para outro lugar, fazendo-o largar o emprego. Em outra cidade, trabalhando em uma pizzaria, Betty, literalmente, enfia um garfo em uma freguesa que a estava irritando. Depois, vai à casa de um editor que recusara um manuscrito de um livro do namorado e o agride fisicamente. Por fim, irritada com o namorado, quebra, com as mãos, o vidro de uma porta dentro de casa. Todos esses comportamentos ilustram o fracasso de Betty em resistir a seus impulsos agressivos. Suas reações são exageradamente desproporcionais aos eventos que as desencadearam.

PIROMANIA

A piromania consiste no ato impulsivo de provocar incêndios de forma intencional e recorrente. O ato é precedido por tensão ou excitação crescente, sendo seguido por uma sensação de alívio ou de gratificação. Em geral, pacientes com piromania são do sexo masculino. Eles dificilmente demonstram arrependimento por seus atos, sendo indiferentes aos prejuízos financeiros ou perdas de vidas ocasionadas pelo incêndio. Além disso, apresentam extrema fascinação e interesse pelo fogo, bem como por atividades e equipamentos associados a ele. Embora possa existir uma preparação antes de iniciar o incêndio, não existe qualquer tipo de planejamento ou premeditação do ato de atear fogo. A piromania difere do incêndio criminoso porque não envolve qualquer tipo de ganho financeiro, vingança ou vandalismo.

A piromania no cinema

Em *Contos proibidos do Marquês de Sade*, vemos, no início do filme, um paciente de uma instituição psiquiátrica, chamado Dauphin (George Yiasoumi), em uma atividade de terapia ocupacional, durante a qual está pintando um quadro com a imagem de uma chama. No terço final da história, ele passa da representação pictórica para a ação. Inicialmente, pega uma vela e ateia fogo na própria cama. Grita "fogo!" e está nitidamente excitado. Algum desavisado tem a infeliz ideia de destrancar a porta do quarto de Dauphin, permitindo, assim, que ele incendeie, com uma tocha, o colchão de outro interno. Em seguida, com um entusiasmo cada vez maior, sai correndo pelo hospício, com a tocha na mão, ateando fogo a tudo que vê.

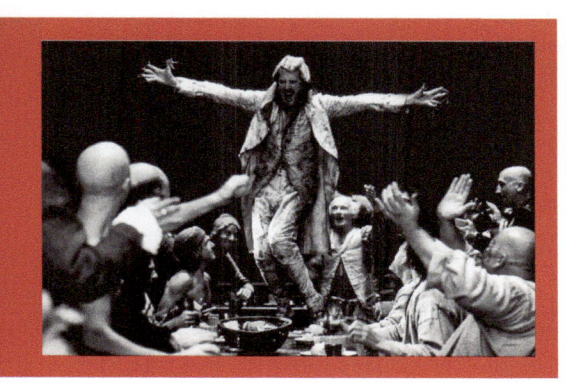

CLEPTOMANIA

A palavra *cleptomania* deriva do grego e seu significado é "loucura de roubar". Observa-se nesse transtorno mental um padrão de comportamento compulsivo. O indivíduo, em geral do sexo feminino, sente-se impelido a furtar objetos, dos quais, na verdade, não necessita e cujo valor financeiro é irrelevante. De fato, a pessoa geralmente dispõe de dinheiro suficiente para pagar o objeto furtado. Há uma resistência interna contra a realização do furto, que, porém, acaba sendo vencida. O ato de furtar é precedido por uma crescente tensão e, após o mesmo, ocorre um alívio dessa tensão ou uma sensação de prazer, seguida ou não de remorso. O ato de furtar é o que realmente caracteriza a cleptomania, sendo descartado esse diagnóstico quando existe interesse genuíno pelo objeto furtado. Dessa forma, o furto que caracteriza esse transtorno mental não é premeditado e não envolve a participação de outras pessoas.

A cleptomania no cinema

Em *Tempestade de gelo*, conhecemos a família de classe média Hood, que, na década de 1970, mora em um subúrbio de Connecticut. Elena (Joan Allen) tem uma vida vazia e gosta de ler livros de autoajuda. Ela é casada com Ben (Kevin Kline), que a trai com uma vizinha. Eles têm um casal de filhos adolescentes, Paul (Tobey Maguire) e Wendy (Christina Ricci), os quais estão começando a descobrir o sexo. No filme, há duas cenas de furto em lojas. Na primeira, Wendy entra em uma farmácia e pega um doce, colocando-o no bolso. Tenta disfarçar, passando as mãos pelo cabelo, mas é vista por uma cliente, que a observa com um olhar de censura. A cliente, porém, nada faz, e Wendy sai da farmácia sem pagar pelo doce. Na verdade, Wendy nem queria aquele doce, tanto que, assim que sai da farmácia, o oferece a um amigo. Na outra cena, é a mãe quem furta. Elena vai a outra farmácia e, discretamente, coloca 2 ou 3 batons nos bolsos do casaco. Todavia, sua ação é flagrada por uma funcionária, e não a deixam sair com os produtos.

O fato de furtarem objetos baratos, os quais Wendy e Elena com certeza teriam condições financeiras de comprar, sugere o diagnóstico de cleptomania. Todavia, nessas cenas não aparecem algumas das características mais típicas desse transtorno mental, como a sensação de tensão precedendo o furto, o prazer ou alívio ao cometê-lo e a recorrência do comportamento.

O filme *Marnie, confissões de uma ladra* é, muitas vezes, erroneamente citado como uma história de cleptomania. A personagem-título (Tippi Hedren) consegue emprego como secretária, sucessivamente, em vários escritórios. Em cada um deles, Marnie se apresenta com um nome e uma aparência diferentes, ganha a confiança do patrão, usando seus belos dotes femininos, e, depois de descobrir o segredo do cofre, pega o dinheiro e some. Como os crimes são premeditados e apresentam uma motivação financeira, o diagnóstico de cleptomania não é adequado.

JOGO PATOLÓGICO

No jogo patológico, o padrão de comportamento também é compulsivo. O comportamento de jogo é mal-adaptativo, persistente e recorrente, levando a um importante prejuízo nas finanças ou na vida social ou ocupacional do paciente. Esse transtorno mental é bem mais frequente em homens. Pacientes que sofrem de jogo patológico pensam constantemente em jogo. Sentem necessidade de apostar quantias cada vez maiores para obter um grau elevado de excitação. Além disso, realizam tentativas de resistir ao impulso de jogar, que geralmente são malsucedidas. Apresentam, ainda, reações de ansiedade ou irritabilidade quando tentam parar de jogar.

O jogo patológico no cinema

Em *O sonho de Cassandra*, Terry (Colin Farrell), um mecânico de automóveis, é um jogador inveterado. Na primeira cena do filme, conta para o irmão, Ian (Ewan McGregor), que havia ganhado 400 libras nas cartas e que havia acertado quatro números na loteria da semana anterior. Eles querem comprar um barco, o que se torna possível quando Terry acerta os vencedores de dois páreos nas corridas de cães.

Algum tempo depois, Terry está novamente apostando em corridas de cães. Primeiramente, ele perde e pede dinheiro emprestado a um agiota para apostar mais. Em nova tentativa, ganha. Agora, com dinheiro no bolso, vemos Terry pagar a dívida que tinha com o agiota, o que indica que tomar empréstimos para o jogo era uma prática comum em sua vida. Quando esse agiota conta sobre um jogo de pôquer no qual se aposta alto, Terry, a princípio, reluta, mas acaba decidindo participar. Na primeira vez em que comparece a esse jogo, ganha 30 mil libras. Ele conta para o irmão sobre a euforia que sentiu: "parecia que eu tinha saído de meu corpo!". Diz que a maior emoção foi estar prestes a perder, dependendo de uma última carta e, mesmo assim, persistir.

Porém, como parecia inevitável, a sorte o abandona. Embora nunca tivesse ganhado tanto dinheiro na vida, Terry quer jogar de novo, arriscando perder tudo o que conseguira. Ele diz para o irmão que quer ganhar o suficiente para comprar uma casa para ele, Terry, e a namorada. No entanto, é provável que apenas quisesse experimentar de novo a inebriante sensação de ganhar. Terry não só perde as 30 mil libras, como também fica devendo 90 mil libras a agiotas, já que, à medida que perdia, tomava mais dinheiro emprestado, acreditando que a sorte mudaria. Ele conta para Ian que se sentia como em um estado de transe: sabia o que estava acontecendo, mas não conseguia parar de jogar. Diante de tudo isso, podemos apostar que o diagnóstico de jogo patológico é o mais adequado para ele.

Em *Oscar e Lucinda: uma história de amor e loucura*, Oscar (Ralph Fiennes) é um religioso anglicano. Ele é levado por um amigo a uma corrida de cavalos, onde ganha sua primeira aposta. Ele continua ganhando sempre, mas doa quase todo o lucro. Passa, então, a apostar também em briga de cães. Em certo momento, diz que não consegue parar de jogar. Mesmo depois de conseguir o dinheiro do qual necessita, continua apostando. Ele diz que joga por prazer, e percebemos em sua fisionomia a excitação que experimenta quando está apostando. Quando descobrem sua compulsão pelo jogo, Oscar é expulso de sua Igreja. Ele consegue parar de jogar, mas tem medo de que esse comportamento retorne: "sou fraco, o jogo é como ópio para mim". Lucinda (Cate Blanchett) é outro personagem do filme para quem o jogo é fonte de grande excitação. Suas preferências são pôquer, dados e rinhas de galos.

TRICOTILOMANIA

Tricotilomania é o termo criado pelo dermatologista francês François Hallopeau (1787-1872) para descrever o ato compulsivo de extrair o próprio cabelo. Arrancar pelos dos cílios, das sobrancelhas ou de qualquer outra parte do corpo também pode caracterizar a presença desse transtorno mental. Da mesma forma que em outros transtornos do controle dos impulsos, antes do comportamento de arrancar os cabelos há uma crescente tensão e, após o mesmo, uma sensação de alívio.

A tricotilomania no cinema

Não encontramos nenhum filme que possa ilustrar a tricotilomania.

CAPÍTULO 14

TRANSTORNOS DA PERSONALIDADE

O termo *personalidade* provém de duas palavras latinas. Uma delas é *persona*, que se refere à máscara que os atores do teatro da antiga Roma utilizavam durante suas apresentações. A outra é *personare*, junção de *per*, "muita força", e *sonare*, "soar". Como ainda não existiam microfones e alto-falantes, e os anfiteatros eram grandes, máscaras munidas de lâminas de metal faziam com que a voz do ator ressoasse de forma clara por todo o anfiteatro, permitindo que a audiência, mesmo distante dos atores, pudesse reconhecer os diferentes personagens por suas vozes. Assim, a ideia de personalidade enfatiza a importância das qualidades individuais, no sentido de diferenciar um indivíduo de outro.

O estudo da personalidade não é recente. Os antigos gregos já demonstravam grande interesse nessa área. Por exemplo, Hipócrates (460-377 a.C.) e, mais tarde, Galeno (131-200 d.C.) desenvolveram uma teoria segundo a qual a personalidade seria determinada por quatro fluidos corporais, também denominados humores: sangue, fleuma, bile amarela e bile negra. Características positivas e negativas da personalidade humana estariam associadas a cada um desses humores. Assim, uma pessoa sanguínea (do humor sangue) seria corajosa, prestativa ou amorosa. No entanto, poderia ser, também, indisciplinada, impulsiva e imprevisível. Uma pessoa fleumática (do humor fleuma) seria mais calma, racional, comunicativa e empática. A indecisão e a preguiça seriam algumas de suas características negativas. Uma pessoa com personalidade colérica (do humor bile amarela) seria enérgica, com espírito de liderança, ambiciosa e empreendedora. Dentre suas características negativas estariam agressividade e irritabilidade. Finalmente, a personalidade melancólica (do humor bile negra) se caracterizaria por ser perfeccionista e exigente. Dentre seus aspectos negativos destacariam-se a insegurança e a depressão. O conceito de personalidade associada a diferentes humores foi predominante até o final da Idade Média, permanecendo praticamente intocado durante 14 séculos.

No início do século XX surgiram algumas tentativas de se estabelecer relações entre os aspectos corporais (morfológicos) e as características da personalidade. Em relação a isso, Ernst Kretschmer (1888-1964) e William Sheldon (1901-1985) propuseram duas teorias muito próximas. Tanto Kretschmer como Sheldon, com nomenclaturas diferentes, definiram três biotipos. Na nomenclatura de Kretschmer (1921), encontram-se o pícnico, o leptossômico e o atlético. Na de Sheldon (1940), estão definidos os biotipos endomorfo, ectomorfo e mesomorfo. O pícnico ou endomorfo, de estatura baixa e gordo, seria um indivíduo altamente sociável, expansivo, sempre bem disposto e tolerante. O leptossômico ou ectomorfo, com formas mais verticais (alto e magro), seria uma pessoa mais introvertida e reflexiva. Finalmente, o atlético ou mesomorfo, com formas mais robustas e musculosas, seria mais explosivo e dominador. Sabe-se hoje que não existe qualquer relação entre os aspectos morfológicos e as características da personalidade. Ambas as teorias propostas por Kretschmer e Sheldon apresentam apenas interesse histórico.

Pode-se definir personalidade como um padrão particular que um indivíduo apresenta com relação a seu modo de pensar, sentir e se comportar socialmente, que se mantém de certa forma constante ao longo do tempo e se expressa nas mais diferentes situações. Temperamento e caráter constituem os aspectos fundamentais da personalidade. O temperamento refere-se ao componente inato da personalidade, enquanto o caráter representa o aspecto adquirido ao longo da vida, sendo moldado basicamente pela cultura e pela educação. Portanto, a formação da personalidade é um processo gradual e resulta da interação entre os aspectos inatos e os aprendidos.

Os transtornos da personalidade são muito mais que traços de personalidade. Caracterizam-se por um padrão mal-adaptativo, profundamente enraizado e inflexível de comportamento, reações emocionais e formas de relacionamento interpessoais. Esse padrão pode gerar sofrimento subjetivo e prejuízo social ou ocupacional ou afetar negativamente outras pessoas. Os transtornos da personalidade são considerados variações quantitativas do que seria o normal, representam desvios em relação às características comuns ou médias de personalidade dentro da cultura em que o indivíduo está inserido. As características comportamentais e emocionais que definem um transtorno da personalidade são adquiridas ao longo do desenvolvimento, sendo percebidas já na adolescência, ou mesmo anteriormente, manifestando-se de forma plena na idade adulta.

Nos transtornos da personalidade, por definição, nunca há sintomas psicóticos (ver Capítulo 4). Indivíduos que apresentam um transtorno da personalidade muitas vezes não se sentem incomodados com as próprias alterações (os sintomas são egossintônicos) ou não as reconhecem como patológicas. Nesses casos, são as outras pessoas (ou a sociedade) que acabam prejudicadas pelo comportamento do indivíduo. Todavia, em algumas formas de transtornos da personalidade, pode haver um sofrimento subjetivo significativo (sintomas egodistônicos), e o indivíduo tem plena consciência quanto à sua anormalidade.

Visto que a consciência de morbidade pode estar ausente em um indivíduo que apresenta um transtorno da personalidade, é importante que se obtenham informações com as pessoas de seu convívio para a formulação do diagnóstico, o qual envolve uma avaliação longitudinal, ou seja, deve-se considerar toda a biografia do indivíduo. As manifestações estão presentes desde a infância ou adolescência e perduram por toda a vida. Se mudanças significativas da personalidade surgirem apenas a partir da vida adulta ou da velhice, elas não devem ser atribuídas a um transtorno da personalidade, podendo estar relacionadas a outro transtorno mental, como transtorno bipolar ou demência, entre outros.

O DSM-IV-TR define 10 categorias diagnósticas no capítulo sobre transtornos da personalidade. Entretanto, os limites não são precisos, uma vez que uma mesma alteração pode ser comum a diferentes transtornos da personalidade. Além disso, um mesmo paciente pode apresentar dois ou mais transtornos da personalidade ao mesmo tempo.

Os transtornos da personalidade podem ser classificados em três grupos. O primeiro incorpora os transtornos da personalidade que apresentam aspectos de bizarrice ou excentricidade. Incluem-se aqui os transtornos da personalidade paranoide, esquizoide e esquizotípica. Esse grupo encontra-se relacionado aos transtornos psicóticos, especialmente à esquizofrenia e ao transtorno delirante (ver Capítulo 4), embora não ocorram sintomas psicóticos (alucinações e delírios).

O segundo grupo caracteriza-se pela presença de componentes de dramaticidade, excessiva emocionalidade ou comportamento errático. Dele fazem parte os transtornos da personalidade antissocial, *borderline* (limítrofe), histriônica e narcisista. Esses transtornos da personalidade estão associados aos sintomas histriônicos da antiga histeria (ver Capítulo 7 para uma breve apresentação histórica desse conceito). Finalmente, o terceiro grupo apresenta os transtornos da personalidade relacionados a reações de medo e ansiedade. Fazem parte desse grupo os transtornos da personalidade esquiva, obsessivo-compulsiva e dependente. Eles são "aparentados" às antigas neuroses e aos atuais transtornos de ansiedade (ver Capítulo 6).

TRANSTORNO DA PERSONALIDADE PARANOIDE

Suspicácia e desconfiança em relação às outras pessoas são as características centrais do transtorno da personalidade paranoide. Os indivíduos tendem a interpretar as ações dos outros como malévolas, deliberadamente ameaçadoras ou insultuosas, e sentem as relações de intimidade como perigosas. As suspeitas não estão calcadas em qualquer fato ou evidência, ou, pelo menos, parecem exageradas. Acontecimentos irrelevantes podem ser utilizados como evidência para fundamentar o temor quanto a intenções nocivas de outras pessoas. A desconfiança acarreta comportamentos de cautela extrema, sentimentos hostis e agressividade, além de isolamento social. Por definição, o conjunto dessas preocupações não tem a intensidade de um delírio, o que diferencia esse transtorno da personalidade do transtorno delirante (ver Capítulo 4).

O transtorno da personalidade paranoide no cinema

Em *A conversação*, Harry Caul (Gene Hackman) é um investigador particular de grande prestígio, especialista em tecnologia e escutas telefônicas. A porta de sua casa tem muitas fechaduras e um alarme. Por isso, fica extremamente intrigado quando, ao chegar a sua casa, encontra uma garrafa de vinho, deixada pela sua senhoria como presente por seu aniversário. De imediato, Harry telefona para ela, perguntando como descobrira que era seu aniversário e como havia conseguido entrar em seu apartamento. Não ouvimos as respostas dela, mas Harry retruca que o lugar onde é colocada sua correspondência não iria mais ficar trancado à chave, passando a ser necessário ter uma combinação para abri-lo.

Harry vive sozinho e parece não ter amigos. Está sempre sisudo e continuamente preocupado com sua segurança e privacidade. Mente para seus clientes, dizendo que não tem telefone em casa. Tem uma namorada, mas o casal só se encontra no apartamento dela, do qual Harry tem a chave. Ela não sabe onde ele mora, nem seu telefone, nem a data de seu aniversário. Ele mente para a namorada que é um músico *freelancer*. Em uma visita que o vemos fazer à namorada, fica claro que ele desconfia dela e constantemente a vigia. Quando chega ao apartamento dela, inicialmente abre a porta sem fazer barulho, depois entra de forma súbita, com a intenção de surpreendê-la. Ela diz ter a sensação de que ele escuta suas ligações telefônicas, o que parece ser verdade diante de sua reação quando ela fala isso. A namorada reclama que ele tem muitos segredos e Harry vai embora, incomodado com suas perguntas.

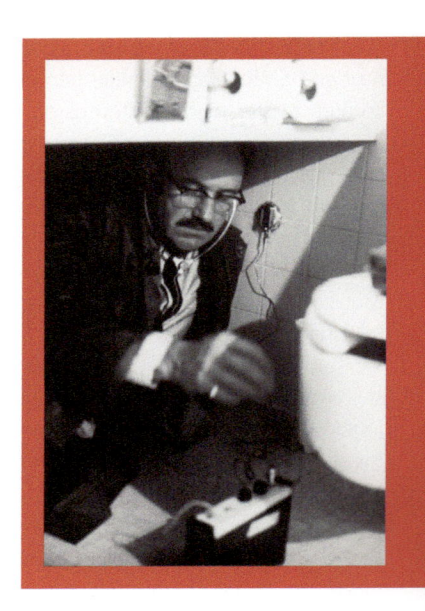

TRANSTORNO DA PERSONALIDADE ESQUIZOIDE

O transtorno da personalidade esquizoide (assim como o transtorno da personalidade esquizotípica) corresponde à antiga esquizofrenia simples, ainda presente na CID-10, mas não no

DSM-IV-TR. Caracteriza-se pela presença dos sintomas negativos da esquizofrenia, como embotamento afetivo, desinteresse, falta de iniciativa, isolamento social e empobrecimento do pensamento. Já os sintomas psicóticos, como alucinações e delírios, estão inteiramente ausentes.

Os indivíduos com um transtorno da personalidade esquizoide apresentam uma expressão afetiva muito restrita e pouco sofrem com seu isolamento social, pois não se interessam muito pelo contato com outras pessoas. Normalmente não são afetados por elogios ou críticas, têm poucos ou mesmo nenhum amigo, não namoram ou se casam, envolvendo-se, preferencialmente, em atividades solitárias, como jogos de computador ou quebra-cabeças, e costumam trabalhar em empregos que requerem pouca interação interpessoal.

O transtorno da personalidade esquizoide no cinema

Em *O último lance*, Alexandre Luzhin (John Turturro) chega a um hotel para disputar o título mundial de xadrez. Mostra-se inteiramente distraído, ensimesmado e estranho. Caminha pelas imediações do hotel, mas não conversa com ninguém. Durante a caminhada, deixa cair de seu bolso furado uma peça de xadrez, mas não percebe isso. Natalia Katkov (Emily Watson) pega a peça e devolve a ele, que a recoloca no bolso furado. Suas roupas estão sujas, mas ele não se dá conta disso. Quando Natalia lhe pergunta há quanto tempo joga xadrez, Alexandre responde precisamente em termos de anos, meses, dias e minutos. Ele não tem amigos e nunca teve uma namorada. Dedicou toda a sua vida, desde o final da infância, ao xadrez. Sabia dançar, mas nunca havia dançado com outra pessoa. Ele parece ser um indivíduo extremamente imaturo e frágil, além de tímido e tolo. No passado, fora abandonado por seu agente, que até então o explorava, e de quem era totalmente dependente. Quando o agente partiu, Alexandre, que deixava tudo por conta dele, não sabia nem em que cidade estava.

Até esse ponto, os sintomas que caracterizam o transtorno da personalidade esquizoide são bastante típicos. No entanto, Alexandre vai apresentar um comportamento bem inesperado, se considerarmos seu padrão de desinteresse pelo contato com outras pessoas. Na segunda vez em que vê Natalia, apaixona-se por ela e lhe propõe casamento, mesmo antes de saber, ao menos, seu nome. Apesar de o pedido ter sido feito de maneira totalmente inadequada e afetada, ela diz "sim", o que torna tudo ainda mais inverossímil.

TRANSTORNO DA PERSONALIDADE ESQUIZOTÍPICA

O transtorno da personalidade esquizotípica assemelha-se bastante ao transtorno da personalidade esquizoide. O que os distingue é o fato de o transtorno da personalidade esquizotípica apresentar mais bizarrices quanto ao pensamento e à aparência, como se estivesse a meio caminho entre o transtorno da personalidade esquizoide e a esquizofrenia (discutida no Capítulo 4). No transtorno da personalidade esquizotípica podem ocorrer distorções cognitivas ou perceptivas, assim como crenças bizarras e discurso incompreensível. Desconfiança e ideias de perseguição (menos intensas e irremovíveis que um delírio) também podem estar presentes.

O transtorno da personalidade esquizotípica no cinema

Não encontramos nenhum filme que pudesse ilustrar o transtorno da personalidade esquizotípica.

TRANSTORNO DA PERSONALIDADE ANTISSOCIAL

O transtorno da personalidade antissocial já foi conhecido por outras denominações, como *psicopatia* e *sociopatia*. Caracteriza-se pela presença de um padrão estável e duradouro de desconsideração e violação dos direitos dos outros.

Os indivíduos que apresentam esse transtorno da personalidade frequentemente enganam ou manipulam outras pessoas a fim de obter vantagens pessoais ou prazer. São irresponsáveis, irritáveis, agressivos e impulsivos, não toleram frustrações e buscam a satisfação imediata de seus desejos. São incapazes de amar e estabelecer relações pessoais duráveis. A ausência de remorso, apesar das ações lesivas às outras pessoas, é um aspecto marcante nesse transtorno da personalidade. Comportamentos de sedução e de manipulação são comuns. A conduta é repetitiva, mas esses indivíduos são incapazes de aprender pela experiência, cometendo sempre os mesmos erros. Alcoolismo, abuso ou dependência de outras drogas (ver Capítulo 3), promiscuidade sexual e parafilias (ver Capítulo 10) estão frequentemente associados a esse transtorno da personalidade. Muitos dos indivíduos acometidos morrem prematuramente, vítimas de crimes violentos.

As manifestações do transtorno da personalidade antissocial podem ter início na infância ou na adolescência. No entanto, esse diagnóstico só pode ser formulado a partir dos 18 anos de idade. Antes disso, faz-se o diagnóstico de transtorno da conduta (ver Capítulo 15), cujas características são semelhantes às do transtorno da personalidade antissocial, mas que é específico para crianças e adolescentes. O transtorno da personalidade antissocial está frequentemente associado a uma história de abuso sexual, abandono, negligência ou perdas na infância. Esse transtorno é bem mais comum no sexo masculino.

O transtorno da personalidade antissocial no cinema

Vários filmes mostram algumas das principais características do transtorno da personalidade antissocial. Por exemplo, em *Cassino*, temos dois personagens que se enquadram nesse diagnóstico. O primeiro é Nicky Santoto (Joe Pesci), um assassino profissional e cobrador de apostas de jogos ilegais. Várias cenas mostram sua agressividade, que tem um caráter, em geral, impulsivo. Em um bar, ele enfia uma caneta no pescoço de um homem que estava ofendendo seu amigo Sam "Ace" Rothstein (Robert De Niro) e ainda o chuta. Após ter perdido dinheiro em um cassino, fica irritado e agride fisicamente o subgerente. Em outro momento, Nicky aparece torturando outro bandido.

Outro aspecto observado em Nicky é o consumo de drogas. Na cena em que está agressivo no cassino, ele se encontrava em um estado de embriaguez alcoólica. Eventualmente também usa cocaína. Nicky é enviado a Las Vegas para cuidar da segurança de seu amigo Ace, que iria assumir a gerência de um cassino. Contando com o respaldo da máfia, ele faz apostas, mas não as paga quando perde. Trapaceia o tempo todo nos cassinos e acaba sendo banido de todos. Aos poucos vai expandindo seus negócios. Passa a atuar como agiota e forma uma quadrilha para assaltar residências. Além disso, engana os chefes mafiosos que o tinham enviado para Vegas, ficando com parte do dinheiro que deveria enviar para eles. Depois de ter ultrapassado todos os limites – inclusive os limites do crime organizado –, os chefões da máfia perdem a paciência com ele e ordenam sua morte.

Ginger McKenna-Rothstein (Sharon Stone) é outra *sociopata* nesse mesmo filme. Antes de se casar com Ace, trabalhava como prostituta e tinha o hábito de roubar os clientes. Já casada, fiel às suas raízes, continua a procurar seu ex-cafetão. Tem uma filha, mas não se preocupa nem um pouco com ela. Mente com frequência. De seu marido, Ace, só quer mesmo o dinheiro, traindo-o com Nicky para conseguir sua proteção.

Monster, desejo assassino é um filme que se baseia em uma "história real". Vítima de abusos durante a infância, Aileen Wuornos (Charlize Theron) tornou-se prostituta ainda na adolescência. Já adulta, depois de um cliente a amarrar e agredir, ela o mata a tiros. A partir desse episódio, de forma premeditada, passa a matar outros clientes para roubar seu dinheiro e carro. Alega que eles mereciam morrer, embora nenhum outro tenha cometido alguma violência contra ela. Aileen não sente culpa pelas mortes, o que é uma das principais características do transtorno da personalidade antissocial.

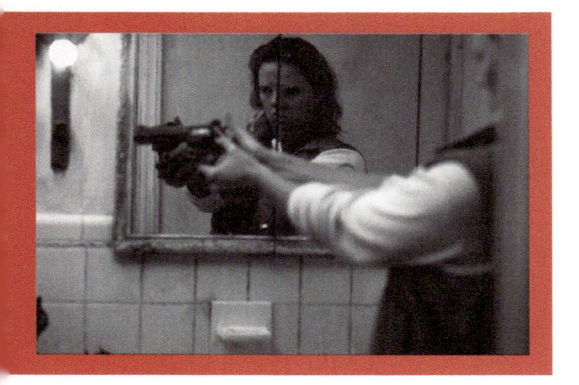

A agressividade altamente impulsiva de Aileen pode ser observada em outra cena, na qual está com Selby (Christina Ricci), sua companheira, em um restaurante. Quando um funcionário reclama que as duas estão fumando em uma área de não fumantes, Aileen o empurra violentamente.

Ela faz uso intenso de bebida alcoólica e diz que está pensando em se matar. Diferentemente do que se imagina, o suicídio não é raro no transtorno da personalidade antissocial. O filme também mostra que o pai de Aileen se matara quando ela ainda era criança. De fato, entre indivíduos que sofrem do transtorno da personalidade antissocial, é comum uma história de ausência de relacionamentos significativos durante a infância.

Em *Um estranho no ninho*, Randle Patrick McMurphy (Jack Nicholson) havia sido preso cinco vezes por agressão e uma por estupro. Na última prisão, fingia ser doente mental para escapar do trabalho forçado. Ele então é enviado a uma instituição psiquiátrica para avaliação do seu estado mental. De fato, é bastante comum indivíduos que apresentam um transtorno da personalidade antissocial tentarem simular um transtorno mental, especialmente para escapar da punição por crimes que cometeram (no Capítulo 9, esse mesmo filme é discutido quanto a seus aspectos relacionados à simulação).

No hospital psiquiátrico, ao contrário dos demais internos, Randle mostra-se uma pessoa bastante ativa. Quando lhe dão os comprimidos prescritos pelo médico, diz que só aceita tomá-los se souber o que são. No entanto, finge engoli-los diante da ameaça de uma medicação injetável. Assume o papel de líder dos outros pacientes na enfermaria. Em diversas ocasiões, faz reivindicações em nome do grupo, como a de assistir a um jogo do campeonato mundial de beisebol no horário da reunião terapêutica. Ao observar o comportamento de Randle, um médico do hospital afirma não ter observado qualquer sinal de doença mental nele.

Durante a internação, Randle comete vários atos antissociais. Consegue fugir e rouba um ônibus, levando outros pacientes para passear. Pelo caminho, pega uma amiga, que é prostituta, e também a leva na *excursão*. Em seguida, rouba um barco para ir pescar com os outros pacientes e para fazer sexo com a amiga. No entanto, diz que não vai ser preso por isso, apenas terá de voltar para o hospital. De volta à instituição psiquiátrica, consegue levar mulheres para dentro do hospital e, depois, foge novamente.

Na maior parte do tempo, Randle consegue controlar seus impulsos agressivos. Todavia, durante um episódio em que um paciente está sendo contido, um enfermeiro o empurra e Randle revida com um soco. Como consequência, é submetido a eletroconvulsoterapia. Quando um paciente comete suicídio, Randle culpa a enfermeira e tenta estrangulá-la, e por pouco não a mata. Por causa disso, é lobotomizado, tornando-se um *vegetal*. Nesse caso, a eletroconvulsoterapia e a lobotomia foram utilizadas mais como medidas de punição do que como terapia.

De uma forma geral, Randle ilustra muito bem algumas características presentes no transtorno da personalidade antissocial. A única exceção é que ele se mostra afetivamente ligado aos outros pacientes, fato bastante incomum nesse tipo de transtorno.

Em *Garota, interrompida*, Lisa (Angelina Jolie) também é uma *estranha no ninho*. Nós a vemos chegar a uma clínica psiquiátrica, onde recebe o diagnóstico de "sociopata".

Ela é desinibida, debochada e agressiva, e controla os outros pacientes. Da mesma forma que Randle, finge engolir a medicação e lidera uma fuga da clínica. Lá fora, rouba a carteira de um homem após seduzi-lo. Rouba também o dinheiro do bolso de uma ex-colega da clínica, quando esta é encontrada morta após cometer suicídio. Confrontada por outra paciente, Susanna (Winona Ryder), Lisa nega sentir-se culpada por esse ato.

Em *Gênio indomável*, Will Hunting (Matt Damon) tem 20 anos e é um gênio da matemática. No entanto, ninguém sabe disso, nem mesmo ele. Curiosamente, Will é faxineiro em um importante centro acadêmico nos Estados Unidos. Todavia, ao lado da genialidade, ele tem uma longa história de comportamento antissocial. Havia sido preso várias vezes e, em seu registro policial, constava a acusação de furto de automóvel. Quando sai com os amigos, bebe em excesso e sempre se mete em brigas. Ele tem no abdome a cicatriz de uma facada. Há uma cena em que chama seus amigos para brigar com outro grupo de rapazes e aparece batendo impiedosamente no rosto de um antigo rival da escola, mesmo quando a vítima já está desacordada. Nessa ocasião, só não mata o outro rapaz porque a polícia chega a tempo de impedi-lo. É novamente preso, mas sai sob condicional graças a um professor que descobrira que ele era um gênio e se responsabiliza por ele.

Outras características da personalidade de Will merecem ser citadas. Ele é um mentiroso contumaz. Nunca havia mantido um relacionamento amoroso nem um mesmo emprego por muito tempo. Na infância, tornou-se órfão e teve de viver em lares adotivos, onde sofreu maus-tratos. De fato, são comuns os episódios de abuso durante a infância na história de pacientes que recebem um diagnóstico de transtorno da personalidade antissocial.

Will não se considera doente e, inicialmente, se recusa a fazer qualquer tipo de tratamento. Mais tarde, aceita a ideia e começa a fazer psicoterapia com Sean Maguire (Robin Williams). Na sequência do enredo, Will se apaixona por Skyler (Minnie Driver). Por fim, o tratamento e o relacionamento amoroso o curam, o que, sem dúvida, é praticamente impossível no transtorno da personalidade antissocial.

Em *Kalifornia*, Early Grayce (Brad Pitt) já cometia atos antissociais desde a adolescência. Roubara os pneus da caminhonete do seu pai, sendo expulso de casa. Fora, também, preso por agredir e quase matar um garçom. Agora ele está saindo da prisão, sob condicional, após ter cumprido pena. Early bebe cerveja o dia inteiro, começando de manhã cedo. Costuma bater em Adele (Juliette Lewis), sua mulher, quando ela faz algo que o desagrada. Quando seu senhorio vai cobrar o aluguel atrasado do *trailer* em que moram, Early o mata e coloca fogo no *trailer*.

Early e Adele viajam de carro para a Califórnia, em companhia de Brian Kessler (David Duchovny) e sua namorada. Brian havia colocado um anúncio procurando alguém para dividir a gasolina em uma viagem àquele estado. Ele é escritor e quer escrever um livro sobre assassinos seriais, por isso pretende visitar lugares onde crimes famosos ocorreram. O que ele ainda não sabe é que terá uma aula prática sobre o tema de seu estudo.

Durante a viagem, Early vai cometendo roubos e matando pessoas. Inicialmente, rouba uma bolsa através da janela de uma casa que Brian queria visitar. No banheiro de um posto de gasolina, esfaqueia e mata um homem para roubar seu dinheiro. Depois, no mesmo banheiro, mostra sua total falta de remorso, escovando os dentes como se nada tivesse acontecido. Em um bar, Early agride violentamente um homem que havia provocado Brian. Mais adiante, assalta uma loja de conveniência em outro posto de gasolina e mata o atendente, o qual já estava rendido. Early ainda atira em um policial e tenta obrigar Brian a dar o *tiro de misericórdia*. Em seguida, invade uma casa e mata um senhor idoso, que nem ao menos havia reagido. Também mata Adele quando ela diz que está cansada de tanta *karnificina* e quer abandoná-lo. Por fim, estupra a namorada de Brian. Fiel à sua formação acadêmica, Brian não deixa o filme terminar sem fazer um comentário didático, afirmando que nos diferenciamos dos assassinos por sentirmos remorso.

Em *O silêncio dos inocentes*, filme vencedor do Oscar, Hannibal Lecter (Anthony Hopkins, que recebeu o Oscar por esse papel) é um psiquiatra que está preso em um manicômio judiciário. Ele possuía hábitos alimentares muito peculiares: depois de matar, costumava comer – literalmente – suas vítimas. O filme enfatiza a total ausência de sentimentos de culpa ou ansiedade nesse assassino. O médico que o está acompanhando relata que o pulso de Hopkins não passara de 85 batimentos por minuto enquanto ele devorava a língua de uma enfermeira. O próprio Hannibal conta sobre como havia matado um companheiro de prisão como se estivesse relatando um fato corriqueiro. Em sua fuga do manicômio, mata dois policiais, os médicos de uma ambulância e um turista no aeroporto, tudo com total frieza. Fica patente seu enorme prazer ao morder e arrancar um pedaço do rosto de um dos policiais.

TRANSTORNO DA PERSONALIDADE *BORDERLINE* (LIMÍTROFE)

A instabilidade é a característica central do transtorno da personalidade *borderline*, principalmente quanto ao humor, relacionamentos interpessoais, comportamento e autoimagem. O indivíduo apresenta um padrão de relacionamento interpessoal muito variável, que se caracteriza pela alternância entre um extremo de idealização e outro de completa desvalorização. Tal padrão está relacionado a fortes reações emocionais, assim como a uma intensa dependência de outras pessoas. São frequentes as queixas de medo de abandono e um sentimento constante de vazio.

São observadas, também, alterações súbitas do humor. Atitudes manipuladoras e autodestrutivas são comuns, incluindo abuso de substâncias psicoativas e tentativas de suicídio, bem como comportamentos impulsivos. Os indivíduos que sofrem de um transtorno da personalidade *borderline* com frequência apresentam acessos de raiva intensa, levando, muitas vezes, à destruição de objetos e à violência contra outras pessoas. Eventualmente podem ocorrer episódios dissociativos transitórios. Esse transtorno da personalidade é bem mais comum em mulheres que em homens.

O transtorno da personalidade *borderline* (limítrofe) no cinema

Três filmes ilustram muito bem as principais alterações presentes no transtorno da personalidade *borderline*. São eles: *Atração fatal*, *Igual a tudo na vida* e *Mamãezinha querida*. O filme *Garota, interrompida* também é discutido nesta seção, embora não apresente sintomas convincentes quanto a esse diagnóstico.

Em *Atração fatal*, Dan Gallagher (Michael Douglas) traiu a esposa com Alex Forrest (Glen Close) uma única vez. Depois de terem feito sexo, Dan diz que vai embora da casa de Alex, o que provoca nela uma reação de intensa violência. Primeiro, ela rasga a camisa dele e, em seguida, corta os punhos, em uma tentativa de suicídio. A partir de então, sentindo-se rejeitada, Alex passa a apresentar um comportamento cada vez mais impulsivo e destrutivo, tornando a vida de Dan um inferno. Ela fica constantemente telefonando para seu escritório e sua casa. Alega estar grávida e que ele é o pai. Depois, vai à casa de Dan fingindo estar interessada no apartamento que ele e a esposa colocaram à venda. Em outro momento, ameaça contar tudo à esposa dele. Destrói o carro de Dan, entra na nova casa da família e mata o coelho da filha do casal. Além disso, rapta a menina no colégio e, para culminar, invade novamente a casa de Dan para matar sua esposa. O filme deixa uma lição de moral: seja sempre fiel à sua esposa, mas, se for traí-la, não o faça com uma *border*.

O filme *Mamãezinha querida* baseia-se no livro sobre a famosa atriz Joan Crawford, escrito por sua filha adotiva. Várias vezes vemos Joan (interpretada por Faye Dunaway) em explosões de fúria, como quando joga bebida no namorado durante uma discussão. Sua instabilidade de humor é flagrante. Algumas vezes é carinhosa com a filha (ainda criança), mas, após qualquer pequena falha da menina, torna-se extremamente violenta. Certa vez, quase mata a filha por estrangulamento. Joan Crawford apresenta ainda uso abusivo de álcool, praticamente chegando ao coma em um episódio de intoxicação alcoólica.

Em *Igual a tudo na vida*, Amanda (Christina Ricci) é uma mulher completamente instável. No início do filme, ela está vivendo com um amigo de Jerry Falk (Jason Biggs). No entanto, quando conhece Jerry, termina o relacionamento para ficar com ele. Morando com Jerry, ela o trai várias vezes. Em determinado momento, ela sai de casa e vai viajar com outro homem. Mais tarde, decide voltar para Jerry e se apaixona novamente por outro homem. Por fim, Amanda quer se separar de Jerry por não se sentir mais atraída por ele, mas, quando Jerry concorda em terminar a relação, quer fazer sexo com ele, como despedida. Muitas vezes a vemos ansiosa, tensa ou irritada. Também a vemos constantemente tomando pílulas: inibidores do apetite, antidepressivos e hipnóticos.

Em *Garota, interrompida*, Susanne (Winona Ryder) é uma aspirante a escritora que usa muitas drogas, sendo internada em uma clínica psiquiátrica após uma tentativa de suicídio em que ingeriu grande quantidade de aspirina com vodca. Ao ser internada, parece triste e fala muito em morte. Na clínica, recebe o diagnóstico de transtorno da personalidade *borderline*. Todavia, esse diagnóstico parece bastante questionável. Sabe-se que o abuso de drogas e a tentativa de suicídio ocorrem com frequência nesse transtorno, mas essas alterações são muito inespecíficas. Os médicos alegam que ela tinha uma vida sexual promíscua, com base, porém, apenas na informação de que tivera um caso com um professor. Faltam algumas das principais características do transtorno da personalidade *borderline*, como a incapacidade de controlar a raiva. Depressão seria um diagnóstico a ser considerado, mas fala contra isso a manutenção dos cuidados quanto à sua aparência. Susanne aparece sempre maquiada e bem penteada, nem mesmo a depilação é esquecida.

TRANSTORNO DA PERSONALIDADE HISTRIÔNICA

O transtorno da personalidade histriônica tem suas raízes na antiga histeria (ver Capítulo 7). *Histriônico* é o adjetivo relativo a *histrião*, que significa "palhaço" ou "bobo". Era o termo que designava o comediante que representava farsas no antigo teatro romano. O transtorno da personalidade histriônica caracteriza-se por expressão emocional excessiva e desejo constante de chamar a atenção dos outros. Observam-se, ainda, dramaticidade, teatralidade, comportamento sedutor, exibicionismo, labilidade afetiva, afetividade superficial, egocentrismo, dependência, sugestionabilidade, puerilidade, comportamento manipulador e relações interpessoais superficiais. Pacientes que recebem um diagnóstico de transtorno da personalidade histriônica sentem-se desconfortáveis em situações nas quais não são o centro das atenções. Demonstram, também, uma preocupação excessiva quanto à aparência física. Esse transtorno de personalidade é mais comum no sexo feminino. A despeito do comportamento sedutor e do exibicionismo, as mulheres acometidas não raramente apresentam frigidez ou outra disfunção sexual.

O transtorno da personalidade histriônica no cinema

Em *Uma rua chamada pecado*, Blanche DuBois (Vivien Leigh) vai passar uns dias na casa de sua irmã, em outra cidade. Blanche é uma mulher muito vaidosa e preocupada com a aparência física, tanto que a irmã pede ao marido, Stanley Kowalski (Marlon Brando), e a uma vizinha que elogiem a aparência e o vestido de Blanche. Além disso, apesar de não ser rica, ela tem em sua bagagem diversas roupas caras.

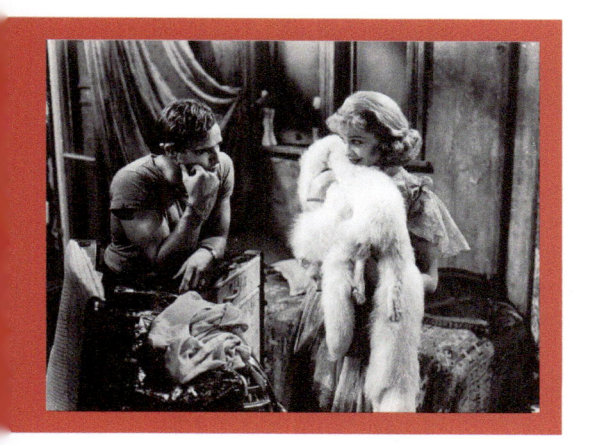

O comportamento de Blanche é muito dramático. Em uma cena, diz que, quando a irmã partiu da casa em que moravam com os pais, tudo havia ficado em suas costas e que, como consequência, quase morrera. Em outro momento, ameaça ir embora da casa da irmã, mas para no meio do caminho. Diz: "Eu sofri os golpes na cara e no corpo!". Os gestos são bastante teatrais. Quando descobre que Stanley havia mexido em seu baú e tocado em suas roupas, Blanche afirma que irá queimá-las.

Um comportamento sedutor também é muito evidente na personagem. Em uma cena, flerta com o cunhado e, depois, com um amigo dele, durante um jogo de pôquer. Em outro momento, seduz e beija um rapaz desconhecido que batera à porta para vender algo. Há uma cena em que se exibe para Stanley: liga o rádio, sabendo que isso faria com que ele entrasse no quarto em que estava e, assim, a veria em trajes menores. Mais adiante, descobrimos que Blanche havia seduzido um aluno de 17 anos na escola em que trabalhava como professora, assim como vários homens em sua cidade. A viagem para a casa da irmã havia sido, na verdade, uma forma de fugir das confusões que aprontara.

Em *E o vento levou*, a jovem Scarlett O'Hara (novamente Vivien Leigh) apresenta características compatíveis com um diagnóstico de transtorno da personalidade histriônica. Ela é uma riquinha frívola e egocêntrica. Os Estados Unidos estão à beira de uma guerra civil, mas ela só se preocupa com roupas, festas e rapazes. No início do filme, vemos Scarlett fazer uma chantagem emocional: quer usar um vestido que mostra seus ombros, mas é reprovada pela criada, que diz que vai contar sobre isso para sua mãe. A jovem, então, ameaça não comer o lanche levado para ela pela criada caso seja delatada para a mãe. E a chantagem funciona, pois a criada se preocupava muito com a alimentação de Scarlett.

Scarlett tem relações interpessoais superficiais, é sedutora e quer sempre ser o centro das atenções. Havia anos que flertava com Ashley Wilkes (Leslie Howard). Todavia, somente ao tomar conhecimento de que ele ficaria noivo de Melanie (Olivia de Havilland) é que decide se declarar ao rapaz. Em um churrasco na casa dos Wilkes, sentindo-se desprezada por Ashley, ela flerta com vários rapazes, inclusive na frente das respectivas namoradas, apesar de não ter interesse em nenhum deles. No mesmo churrasco, vemos Scarlett literalmente rodeada por muitos rapazes, que disputam quem iria buscar a sobremesa para ela. Em um momento em que Ashley não está com a noiva, Scarlett o chama para uma sala e tenta seduzi-lo. Ele diz que ela é uma pessoa "inconsequente", que o ignorava apesar de ele gostar dela. Ao final, a sedução não dá certo, e Scarlet – em uma atitude dramática – dá um tapa no rosto de Ashley e joga um vaso de vidro contra a parede. Mais adiante, mesmo com Ashley já casado com Melanie, Scarlett tenta seduzi-lo mais algumas vezes.

Ela apresenta um comportamento sedutor também em relação a Rhett Butler (Clark Gable), que se interessara por ela no passado, mas fora preso após a Guerra Civil. Scarlett agora estava pobre e precisava desesperadamente de dinheiro para pagar os impostos da propriedade de sua família. Vai, então, visitar Rhett na cadeia e joga todo o seu charme, na esperança de conseguir o dinheiro.

Durante o filme, Scarlett casa-se três vezes, mas em nenhuma delas estava apaixonada pelo noivo. Suas motivações para os matrimônios foram ou causar ciúmes em Ashley ou dinheiro. Nem mesmo ficou triste após as mortes dos dois primeiros maridos. Apesar de seu comportamento sedutor, ela provavelmente apresentava uma importante inibição sexual. Isso é indicado pelo fato de, após ter tido uma filha com Rhett, decidir nunca mais ter relações sexuais com ele. Nada de extraordinário havia acontecido que justificasse essa atitude e ela nem sequer tinha um amante.

Uma cena evidencia bem o comportamento manipulador de Scarlett. Após lutar na Guerra Civil Americana, Ashley queria ir para Nova York, onde conseguira um emprego. Scarlett, no entanto, o queria por perto, trabalhando na madeireira de seu primeiro marido. Ela então chora teatralmente na frente da esposa dele, Melanie, que gostava muito de Scarlett. Seu choro dá certo, e Melanie, sensibilizada, convence Ashley a ficar.

O filme *Jornada da alma* é baseado em uma história verídica. Sabina Spielrein (Emilia Fox), em 1904, é levada da Rússia pelos pais para um hospital psiquiátrico em Zurique, na Suíça, onde fica sob os cuidados do Dr. Carl Gustav Jung (Iain Glen), designado para o caso pelo Dr. Eugen Bleuler (o criador do termo *esquizofrenia*; ver Capítulo 4). Sabina, segundo sua família, estava doente havia um ano, desde a morte da irmã por pneumonia. Não são mencionadas informações sobre quais sintomas ela vinha apresentando nos últimos meses. Todavia, Sabina chega ao hospital agitada e é levada à força para a enfermaria. O diagnóstico formulado foi o de "histeria". Jung, discípulo de Freud, opta por tratá-la usando o método psicanalítico.

Durante a internação, alguns comportamentos de Sabina parecem ter como objetivo apenas chamar a atenção. Por exemplo, em conversa com Jung, diz que esteve em Marte e demonstra satisfação ao ver que ele, diferentemente das outras pessoas, se mostra interessado nos absurdos que está falando. Em outra cena, diante de seu médico no jardim do hospital, ela, de forma teatral e rindo, subitamente se joga no chão e diz que não sente as pernas – o que pode ser considerado um sintoma conversivo (ver Capítulo 7). Outro comportamento da mesma natureza é sua recusa em se alimentar, segundo ela, para morrer. Certa vez, no meio da noite, desaparece de seu quarto, sendo encontrada dentro de um poço nas dependências do hospital.

Sabina tem uma atitude claramente sedutora e exibicionista. Em uma cena, mostra o seio esquerdo para Jung, usando o pretexto de que estava falando sobre querer ter filhos e queria demonstrar como iria amamentá-los. Em outro momento, de súbito, pergunta a Jung se ele a ama. Quando o psiquiatra a leva a uma confeitaria, com o objetivo de fazê-la voltar a comer, de repente, no meio da conversa, Sabina conta que costuma se masturbar e pergunta se ele faz o mesmo.

Ela é também muito dramática e manipuladora. Quando Jung se ausenta do hospital por um breve período, para prestar o serviço militar anual obrigatório, é encontrada em seu quarto nua, cortando os punhos com as pontas de um garfo. Sua dramaticidade também é evidenciada em outra cena, na qual Jung está lhe aplicando um teste de associação de palavras. Após cada palavra que ele disser, ela deve falar outra, a primeira que vier à sua mente. Quando ele fala "pai", Sabina grita, chora e sai correndo.

Após quase um ano de internação, ela recebe alta, mas mantém as sessões de análise com Jung, duas vezes por semana. Na primeira sessão, espontaneamente fala sobre sexo e diz a Jung que ele tem insatisfação sexual. A sedução nunca acaba, e Jung, que era casado, acaba tornando-se seu amante. Quando, mais adiante, ele diz que quer romper o relacionamento entre os dois, Sabina joga longe as flores que ele levara para ela e, em seguida, pega uma faca e pula sobre Jung, ferindo uma das mãos dele. Após o término de seu relacionamento com Jung, Sabina melhora muito. Ela forma-se em medicina e torna-se psicanalista, tendo trocado diversas cartas com Freud. Depois, volta para a Rússia, onde cria uma creche que funciona de acordo com os princípios psicanalíticos.

TRANSTORNO DA PERSONALIDADE NARCISISTA

No transtorno da personalidade narcisista, o indivíduo vê a si mesmo de forma grandiosa e comporta-se com arrogância. Há um constante desejo de atenção e admiração por parte dos outros. Ele está sempre preocupado com a opinião dos demais sobre ele e se sente terrivelmente ferido quando é criticado ou fracassa, podendo reagir com raiva ou depressão. Sua autoestima é muito instável, e tipicamente há falta de empatia e insensibilidade em relação aos sentimentos das outras pessoas.

O transtorno da personalidade narcisista no cinema

Em *Crepúsculo dos deuses*, Norma Desmond (Gloria Swanson), uma grande estrela do cinema mudo, tem agora 50 anos de idade e vive praticamente isolada do mundo em sua mansão. Com o advento do cinema falado, Norma foi esquecida pelo público e pelos grandes estúdios. Apesar disso, continuava a se ver como uma figura extremamente importante e grandiosa.

Joe Gillis (William Holden) é um roteirista de cinema malsucedido e sem dinheiro. Fugindo de credores, ele tem o pneu do carro furado, casualidade que o leva à casa de Norma. Quando ele a reconhece, exclama: "Você era grande!". Norma então responde: "Eu sou grande, os filmes é que ficaram pequenos!". Como planeja voltar ao cinema, pede a ajuda de Joe para revisar o roteiro de um filme que ela mesma havia escrito. Nesse filme, Norma seria a atriz principal e apareceria em todas as cenas.

Na mansão, há muitos retratos de Norma quando jovem, assim como uma pequena sala de cinema, na qual ela assiste apenas aos próprios filmes. Os gestos de Norma são muito teatrais e ela comporta-se o tempo todo de forma arrogante. Quando telefonam da Paramount, recusa-se a atender porque não era Cecil B. DeMille, o chefão do estúdio, em pessoa. Fica indignada quando um jovem porteiro do estúdio não a reconhece. Também parece não ter empatia em relação aos sentimentos dos outros. Por exemplo, Joe queixa-se do fato de seus desejos serem sempre ignorados por ela.

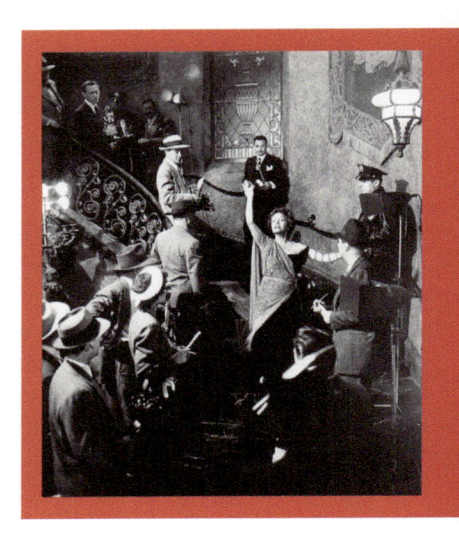

Norma lida muito mal com o fracasso e a rejeição. Por não suportar viver fora do estrelato, já tentara se matar algumas vezes. Quando Joe dá a entender que não quer nada com ela, Norma dá um tapa em seu rosto e, em seguida, tenta o suicídio, cortando os punhos. Quando ele faz as malas para ir embora, ela o mata a tiros.

Em *O que terá acontecido a Baby Jane?*, Jane Hudson (Bette Davis) e sua irmã, Blanche Hudson (Joan Crawford), haviam feito muito sucesso na carreira artística – cantavam e dançavam – quando ainda eram crianças. Na juventude, entretanto, enquanto Blanche mantinha-se no estrelato, Jane fracassava como atriz.

O filme começa com as duas já idosas, vivendo na mesma casa. Jane está sempre excessivamente maquiada. Já Blanche teve de interromper sua carreira artística prematuramente por causa de um acidente automobilístico que a deixara paralítica. Mesmo assim, Jane sente muita inveja da irmã. Durante anos, Jane jogou fora as cartas de fãs que chegavam para Blanche antes que esta as visse. A partir de determinado momento, Jane passa a ser cruel com a irmã. Primeiramente, mata o passarinho de Blanche e o coloca na comida dela. Não satisfeita, põe um rato morto no prato de Blanche. Jane acaba por agredir a irmã fisicamente e, mais tarde, a amarra e amordaça.

Uma cena do filme mostra Jane cantando uma canção de seu repertório da época em que era uma menina-prodígio. Ela diz que quer retomar a carreira, com os mesmos números musicais da sua infância. Por várias vezes diz seu nome a estranhos, com a expectativa, que nunca se confirma, de que lembrarão quem ela é. Na última cena do filme, Jane apresenta um episódio dissociativo (ver Capítulo 8), no qual tem a falsa vivência de estar novamente cercada por fãs.

TRANSTORNO DA PERSONALIDADE ESQUIVA

O transtorno da personalidade esquiva caracteriza-se por ansiedade em situações de exposição social, timidez e medo de ser avaliado de forma negativa pelos outros. Há, ainda, hipersensibilidade à rejeição, medo de falar em público e um constante sentimento de inadequação em situações sociais. Tudo isso leva a um isolamento social, o qual é vivenciado pelo indivíduo com muito sofrimento. Ele quer aproximar-se das pessoas, mas sente-se muito pouco à vontade com elas. Nesse aspecto, o transtorno da personalidade esquiva distingue-se bastante dos transtornos da personalidade esquizoide e esquizotípica, nos quais se observa uma indiferença quanto a relacionamentos interpessoais.

As características do transtorno da personalidade esquiva são muito semelhantes às do subtipo generalizado da fobia social (ver Capítulo 6) e, frequentemente, um mesmo paciente recebe os dois diagnósticos. Contudo, as manifestações do transtorno da personalidade esquiva, como todo transtorno da personalidade, já estão presentes desde a infância ou adolescência, enquanto, na fobia social, o início pode ocorrer em qualquer idade.

O transtorno da personalidade esquiva no cinema

O filme *Laura, a voz de uma estrela*, que já foi incluído na discussão sobre a fobia social (subtipo generalizado), também se mostra bastante útil para ilustrar o transtorno da personalidade esquiva (para detalhes, ver Capítulo 6).

TRANSTORNO DA PERSONALIDADE DEPENDENTE

Os aspectos centrais do transtorno da personalidade dependente são um comportamento de dependência e submissão em relação a outras pessoas. Os indivíduos que preenchem os critérios para esse diagnóstico apresentam baixa autoconfiança, baixa autoestima, insegurança, pessimismo, passividade e egocentrismo. Em geral, subordinam suas próprias necessidades às dos outros, permitindo que outras pessoas tomem importantes decisões por eles. Apresentam dificuldades em discordar dos outros, devido ao medo de perder seu apoio ou sua aprovação. Há um intenso medo de rejeição, de abandono e de solidão.

O transtorno da personalidade dependente no cinema

Zelig é um falso documentário. A história se passa na década de 1920. Zelig (Woody Allen) é um caso único na medicina. Ele recebeu a denominação "homem-camaleão" por sua psiquiatra, Eudora Fletcher (Mia Farrow), porque se tornava tanto mental quanto fisicamente semelhante às pessoas que estavam diante dele. Em uma festa, conversando com aristocratas, comporta-se como um deles, dizendo que é republicano. Na mesma festa, quando está com os serviçais, usa uma linguagem mais popular e diz ser democrata. Vemos Zelig transformar-se, consecutivamente, em jogador de beisebol, gângster, músico, chinês, psiquiatra, francês, obeso, negro, escocês, índio, boxeador, rabino, mexicano e nazista. Neste último caso, a transformação ocorre quando ele aparece furtivamente em um palanque em que está discursando Adolf Hitler. Zelig é internado em uma instituição psiquiátrica, onde é tratado por Eudora. Lá, diz acreditar que seu problema começara na infância, quando lhe perguntaram se já tinha lido *Moby Dick* e ele, mentindo, respondeu que sim. Sob hipnose, diz que se transforma porque é inseguro e porque necessita que as outras pessoas gostem dele. O locutor do documentário diz que Zelig queria apenas ser aceito.

Em *Igual a tudo na vida*, Jerry (Jason Biggs) é um escritor de comédia. Logo no início do filme, diz que não consegue "largar" ninguém. Embora soubesse que seu agente era incompetente, ele não o trocava por outro. Jerry queixava-se de que seu analista não falava nada durante as sessões, mas mantinha o tratamento havia três anos. Nas relações amorosas, seu padrão de comportamento não era diferente. Apesar dos inúmeros problemas em seu casamento, a separação só aconteceu quando a esposa tomou a iniciativa de ir embora. Em seu relacionamento com Amanda (Christina Ricci), apresenta o mesmo padrão de dependência. Embora ela o rejeitasse sexualmente, não conseguia romper o relacionamento. Quando a mãe de Amanda resolve mudar-se para o apartamento do casal – levando consigo um piano, para desespero de Jerry, que trabalhava em casa –, ele simplesmente não consegue dizer *não*.

TRANSTORNO DA PERSONALIDADE OBSESSIVO-COMPULSIVA

O transtorno da personalidade obsessivo-compulsiva – denominado transtorno da personalidade anancástica pela CID-10 – caracteriza-se por inflexibilidade e perfeccionismo. Há teimosia – ou, alternativamente, submissão –, obstinação, temor a mudanças, colecionismo, avareza e incapacidade de se desfazer de objetos. São observadas, ainda, dúvida constante, indecisão e cautela excessiva, relacionadas a um intenso medo de errar. São comuns, também, puritanismo, rigidez moral, respeito escrupuloso a regras, austeridade, pontualidade, meticulosidade e preocupação excessiva com limpeza. A agressividade aparece de forma disfarçada, por meio do sarcasmo, podendo haver uma constante luta contra qualquer figura de autoridade. A expressão afetiva é um pouco restrita, predominando a racionalidade sobre as emoções. Ocorre, ainda, uma exagerada devoção ao trabalho em detrimento das atividades de lazer.

É importante fazer uma distinção entre o transtorno obsessivo-compulsivo, definido no capítulo dos transtornos de ansiedade (ver Capítulo 6), e o transtorno da personalidade obsessivo-compulsiva. Somente no primeiro estão presentes ideias obsessivas e comportamentos compulsivos. Embora seja bastante frequente a comorbidade entre o transtorno obsessivo-compulsivo e o transtorno da personalidade obsessivo-compulsiva, muitos pacientes se adaptam aos critérios diagnósticos de apenas uma dessas duas categorias nosológicas.

O transtorno da personalidade obsessivo-compulsiva no cinema

Felix Unger (Jack Lemmon), em *O estranho casal*, é a perfeição em pessoa. A história começa quando ele se hospeda em um hotel com a intenção de se matar porque a esposa decidira separar-se dele. Felix acaba não se matando e é convidado por Oscar Madison (Walter Matthau) – um solteirão bagunceiro, desleixado e irresponsável – para morar com ele em seu apartamento. O aspecto mais engraçado dessa comédia está exatamente no contraste entre os dois personagens, e também na irritação que Felix causa em Oscar.

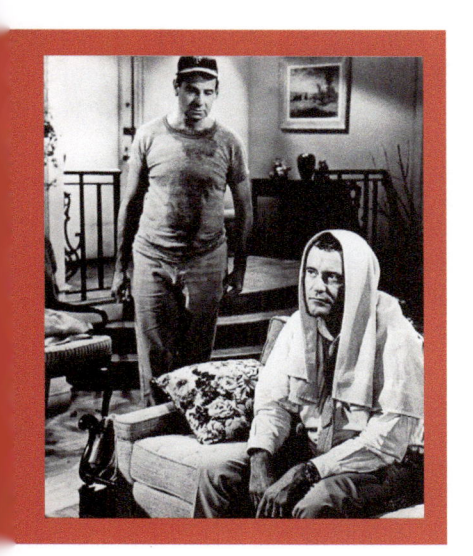

Felix diz ser um "limpador compulsivo" e conta que sempre limpava o que a mulher já havia limpado. No apartamento de Oscar, Felix está sempre limpando alguma coisa, chegando ao cúmulo de lavar as cartas do jogo de pôquer. Também aparece sempre arrumando alguma coisa, arruma todo o apartamento, especialmente os porta-retratos de Oscar.

O comportamento de Felix é bastante meticuloso. No supermercado, pede ao funcionário uma quantidade de carne que tem de corresponder exatamente ao peso de quatro *pounds*. Além disso, mostra-se muito preocupado em economizar dinheiro, inclusive o de Oscar. A retidão moral é outro aspecto marcante em sua personalidade. Mesmo separado da esposa, tem medo de sair com outra mulher e ser visto pelos filhos.

Em *Mais estranho que a ficção*, Harold Crick (Will Ferrell) é um funcionário da receita federal que tem uma vida extremamente metódica. Todas as manhãs, escova cada um dos seus 32 dentes um número determinado de vezes para cima, para baixo e para o lado. Dá sempre o mesmo nó na gravata. É totalmente dependente do relógio. Para pegar o ônibus para ir ao trabalho, dá sempre o mesmo número de passos e no mesmo ritmo. Pega o ônibus exatamente na mesma hora. Seu almoço dura exatamente o mesmo tempo, assim como o café após a refeição. Vai dormir diariamente no mesmo horário. Está sempre contando alguma coisa – frequências, quantidades, etc. Sua vida limita-se ao trabalho e seu único amigo é um colega do emprego. Mora sozinho e não tem namorada. Uma rotina tão controlada assim não deixa espaço para imprevistos.

Dois filmes que têm personagens com um transtorno obsessivo-compulsivo – *Melhor é impossível* e *Os vigaristas* (ver Capítulo 6) – também mostram as características de um transtorno da personalidade obsessivo-compulsiva. Em *Melhor é impossível*, Melvin Udall (Jack Nicholson) frequenta diariamente a mesma lanchonete, onde se senta sempre no mesmo lugar, come sempre o mesmo prato e quer ser atendido sempre pela mesma garçonete. Além disso, chega lá sempre no mesmo horário. A agressividade é um aspecto central de sua personalidade. Melvin está constantemente insultando as pessoas e também é bastante sarcástico. Obviamente ninguém o suporta.

Em *Os vigaristas*, vemos que na casa de Roy tudo está extremamente limpo, arrumado e organizado. Roy fora abandonado pela esposa havia muitos anos – não sendo difícil se imaginar o porquê. Desde então, não havia saído com nenhuma outra mulher. De fato, qualquer pessoa que ele levasse para sua casa certamente macularia toda aquela perfeição.

CAPÍTULO 15

TRANSTORNOS MENTAIS DA INFÂNCIA E DA ADOLESCÊNCIA

Ao nascer, o bebê é totalmente dependente dos cuidados de um adulto. Essa fragilidade faz com que necessite de atenção especial, sem a qual a preservação de sua vida seria inviável. Com o passar do tempo, a criança torna-se cada vez mais independente e autônoma ante as demandas do mundo externo, graças à aquisição de habilidades motoras, cognitivas e sociais. O desenvolvimento dessas habilidades depende da conjugação entre fatores genéticos, herdados dos pais, e informações adquiridas a partir das interações que faz com o seu ambiente.

Após o nascimento, a criança passa por períodos críticos ou sensíveis, durante os quais a influência do meio externo produz efeitos duradouros ou mesmo irreversíveis no funcionamento de sua atividade mental, em oposição a efeitos circunstanciais da experiência fora desses períodos. De fato, os períodos críticos representam momentos em que o sistema nervoso está extremamente sensível aos processos de aprendizagem capazes de produzir alterações permanentes em determinadas estruturas neurais.

A duração de um período crítico a partir do nascimento é muito variável e parece estar relacionada a processos psicológicos específicos. Por exemplo, fenômenos relacionados à organização perceptual têm períodos críticos relativamente curtos, na ordem de 1 a 2 anos. Já os processos linguísticos têm períodos críticos mais extensos, podendo chegar até os 7 anos. A privação de experiências sociais durante um período crítico pode causar prejuízos no desenvolvimento infantil que dificilmente serão revertidos em fases posteriores do desenvolvimento. Dessa forma, a estimulação durante os primeiros anos de vida é fundamental para o desenvolvimento da criança.

Tecnicamente, a infância consiste no período que vai desde o nascimento até aproximadamente os 12 anos. Em seguida, tem início a adolescência, que vai até os 18 anos de idade. A adolescência caracteriza-se por um período de profundas alterações físicas, cognitivas e sociais. Com a puberdade, que marca o início da adolescência, o indivíduo torna-se maduro sexualmente. No início da adolescência ocorrem, também, alterações importantes na atividade cognitiva. O pensamento torna-se cada vez mais abstrato e simbólico, permitindo a organização definitiva das funções mentais. Adolescentes apresentam alterações significativas em suas relações sociais. As relações familiares tornam-se cada vez menos importantes, enquanto as relações com os pares se intensificam. A adolescência caracteriza-se, também, por um período de muitas crises, decorrentes da independência e das responsabilidades que são progressivamente adquiridas. A construção de uma identidade torna-se cada vez mais sólida, atingindo sua forma plena na fase adulta.

O capítulo do DSM-IV-TR denominado *transtornos mentais geralmente diagnosticados pela primeira vez na infância ou na adolescência* define os seguintes transtornos mentais: retardo mental, transtornos globais do desenvolvimento, transtornos da aprendizagem, transtorno das habilidades motoras, os transtornos de déficit de atenção e de comportamento disruptivo (transtorno de déficit de atenção/hiperatividade, transtorno da conduta e transtorno desafiador de oposição), transtornos da comunicação, transtornos de tiques, transtornos da alimentação da primeira infância e transtornos da excreção.

As razões pelas quais se apresenta um capítulo separado para transtornos mentais da infância e adolescência são de natureza meramente prática. O objetivo é chamar a atenção para aqueles transtornos que costumam ter origem nos estágios mais precoces do desenvolvimento. Não existem transtornos mentais exclusivos da infância ou da adolescência. Os transtornos mentais supracitados, mesmo quando começam na infância, podem perdurar por toda a vida e, eventualmente, serem diagnosticados somente na vida adulta. Da mesma forma, crianças ou adolescentes podem apresentar transtornos mentais definidos em outros capítulos do DSM--IV-TR.

RETARDO MENTAL

A inteligência representa uma dimensão extremamente importante da atividade mental humana. Sua definição é complexa, uma vez que envolve um conjunto de funções mentais relacionadas a memória, raciocínio, resolução de problemas, planejamento, compreensão de ideias complexas e pensamento abstrato (ver Capítulo 2 para a descrição dessas funções). A inteligência consiste em uma capacidade geral de resolver problemas de acordo com determinadas regras previamente adquiridas, permitindo, assim, que o indivíduo se adapte de forma adequada a novas situações. O funcionamento intelectivo geral de um indivíduo pode ser avaliado por meio de testes específicos que fornecem um indicador conhecido como QI (quociente de inteligência). O QI representa a razão entre a idade mental e a idade cronológica multiplicada por 100. Por definição, o QI de uma pessoa que apresente uma idade mental exatamente na média em relação às pessoas de sua idade cronológica seria igual a 100.

O retardo mental, que já foi denominado *oligofrenia* (do grego *olígos*, "pouco", e *frenia*, "mente"), designa uma síndrome caracterizada por um funcionamento intelectivo significativamente inferior à média, detectado antes dos 18 anos de idade, e acompanhado de limitações em diversas habilidades que possibilitam ao indivíduo uma adaptação adequada ao meio em que vive. Essas habilidades incluem comunicação (expressiva e receptiva), interação social, motricidade, autocuidados, capacidade de gerir a própria vida, entre outras. Assim, o diagnóstico de retardo mental inclui três aspectos: inteligência abaixo da média, funcionamento adaptativo prejudicado e início na infância ou na adolescência. Quando um indivíduo maior de 18 anos começa a apresentar prejuízo nas funções intelectivas e na capacidade adaptativa, geralmente se formula um diagnóstico de demência (ver Capítulo 2).

A avaliação da gravidade do retardo mental baseia-se nos resultados de testes de inteligência. Com base no QI, quatro níveis de gravidade – leve (o mais comum), moderado, grave e profundo (o mais raro) – foram estabelecidos. A Tabela 15.1 apresenta a faixa de QI para cada um desses níveis, bem como suas respectivas características.

No retardo mental leve, o indivíduo desenvolve habilidades sociais e de comunicação durante o período pré-escolar (0-5 anos). Entretanto, pode apresentar dificuldades em lidar com conceitos abstratos e, consequentemente, problemas de aprendizagem escolar. Na idade adulta, em geral, consegue adquirir um trabalho e viver sem grandes problemas. No retardo mental moderado, o indivíduo desenvolve a linguagem e apresenta habilidades sociais durante o período pré-escolar. Todavia, apresenta sérios problemas escolares. Na adolescência e idade adulta, tem problemas de socialização, tendendo ao isolamento. É capaz de realizar trabalhos semiqualificados quando supervisionado adequadamente. Já os indivíduos com retardo metal grave apresentam problemas no desenvolvimento motor e grande prejuízo na habilidade de comunicação. Na idade adulta, são pouco autossuficientes, necessitando de constantes cuidados. Finalmente, no retardo mental profundo a pessoa não anda nem fala, apresenta incontinência urinária e fecal e é incapaz de se cuidar sozinha.

São alterações comuns no exame psíquico de um paciente com retardo mental: comportamento e fala pueris; dificuldade de abstração; pensamento empobrecido e concreto; afetividade embotada ou exaltada; impulsividade e explosões coléricas.

O retardo mental está relacionado a inúmeras causas, que podem ser classificadas em pré-natais, perinatais e pós-natais. Dentre as pré-natais, encontram-se infecções, complicações obstétricas, uso de substâncias psicoativas ou medicamentos por parte da gestante, aberrações cromossômicas (como a síndrome de Down) e doenças hereditárias. Dentre as perinatais, podemos citar prematuridade, tocotraumatismos, infecções, desnutrição e asfixia. Dentre as pós-natais, apontam-se meningoencefalites, desnutrição, traumatismo cranioencefálico, epilepsia, paralisia cerebral, envenenamento por chumbo e hipotireoidismo. Aspectos am-

TABELA 15.1
CLASSIFICAÇÃO DOS NÍVEIS DE RETARDO MENTAL DE ACORDO COM A FAIXA DE QUOCIENTE DE INTELIGÊNCIA (QI) E ALGUMAS CARACTERÍSTICAS DE CADA UM DESSES NÍVEIS

Características	Níveis de retardo mental			
	Leve	Moderado	Grave	Profundo
Faixa do QI	70-50	49-35	34-20	Abaixo de 20
Habilidades motoras	Presentes	Presentes	Grande dificuldade	Ausentes
Habilidades sociais	Presentes	Grande dificuldade	Ausentes	Ausentes
Habilidades linguísticas	Presentes	Presentes	Grande dificuldade	Ausentes
Nível acadêmico que pode alcançar	Sexta série	Segunda série	Dificilmente passa da primeira série	Dificilmente passa da primeira série
Capacidade de manter uma vida independente	Sim	Até certo ponto	Não	Não

bientais, como pobreza extrema, falta de acesso à educação e ausência de estímulos, também podem contribuir decisivamente para o desenvolvimento de um retardo mental. Em muitos casos de retardo mental, contudo, não se consegue detectar uma causa específica.

O retardo mental no cinema

O filme *O garoto selvagem* baseia-se nos relatos do médico francês Jean Itard (1774-1838) e representa um dos marcos no estudo do retardo mental (Sheerenberger, 1983). No verão de 1798, um menino (Jean-Pierre Cargol) de 11 ou 12 anos de idade é encontrado perto da floresta de Aveyron, sul da França, por um grupo de caçadores. Ele está sozinho, sem roupa, anda de quatro e não fala. Sobe muito bem em árvores e apresenta movimentos repetitivos – balançando o corpo para a frente e para trás – e um olhar vago. Muito provavelmente fora abandonado pelos pais e crescera sozinho na floresta.

O menino torna-se uma curiosidade pública. Por não conseguir se comunicar com as outras pessoas, é levado para o Instituto Nacional de Surdos-Mudos, em Paris, onde é examinado por Philippe Pinel (Jean Dasté), um dos principais responsáveis pelo desenvolvimento da psiquiatria moderna (ver Capítulo 1), e pelo jovem médico Jean Itard (François Truffaut). Pinel nota que o menino não reage a sons muito intensos. No entanto, uma pessoa que o acompanhara relata que ele foi capaz de reagir ao som produzido pelo quebrar de uma noz. A hierarquia dos sentidos da criança está alterada: o olfato é o mais desenvolvido, seguido do paladar, da visão e, por último, do tato. Uma cena curiosa mostra que o menino não é capaz de reconhecer sua imagem refletida. Quando uma maçã é colocada em cima de sua cabeça, ele, de frente para o espelho, tenta agarrá-la primeiro no espelho, e somente depois sobre sua cabeça.

Na instituição, o menino foge das outras crianças, que o maltratam, e é exposto pelos funcionários aos curiosos e à imprensa local. Pinel e Itard decidem, então, retirá-lo de lá. Pinel considera o menino incapaz de aprender qualquer coisa e o diagnostica como idiota.[1] Sua tese é a de que ele, que tinha uma cicatriz produzida por um instrumento cortante no pescoço, havia sido esfaqueado e abandonado na floresta pelos pais por ser uma criança anormal. Sugere, então, que seja levado para um hospital psiquiátrico, em Bicêtre. Itard, no entanto, levanta outra possibilidade. Ele especula que a criança teria sido abandonada na floresta por ser um filho ilegítimo. Assim, o menino teria um comportamento semelhante ao de uma criança deficiente mental apenas por ter ficado 6 ou 7 anos completamente isolado na floresta, mas não seria um verdadeiro idiota. Itard propõe-se, então, a educá-lo. Após a aprovação de Pinel, Itard decide levar a criança para sua casa, onde fica sob os cuidados de sua governanta, madame Guérin (Françoise Seigner).

Itard dá início a uma série de medidas, junto com madame Guérin, para que o menino possa se adaptar ao ambiente e atender às demandas sociais, como andar de forma ereta, usar roupas e sapatos e comer à mesa com talheres. Com o tempo, ele vai adquirindo esses hábitos. Além disso, sua atividade sensorial começa a ser estimulada com sucesso. Inicialmente, Itard submete o menino a banhos quentes e, durante o banho, joga pequenas quantidades de água fria nele, para propiciar o desenvolvimento da capacidade de distinguir diferentes temperaturas. Em seguida, começa um processo de estimulação auditiva, utilizando tambores, que são tocados em diferentes ritmos tanto pela criança como por ele. Nesse processo de estimulação sensorial, Itard nota que o menino demonstra um grande interesse pelo som da letra "o", razão pela qual ele recebe o nome de Victor.

Após a etapa de estimulação sensorial, Itard dá início a um meticuloso processo de ensino de funções mais complexas, como fala, escrita e leitura. Itard emprega métodos calcados em imitação, assim como em recompensa e castigo: dá água fresca para o menino beber quando realiza com acerto uma tarefa e o coloca em um quarto escuro se um erro é cometido. Embora o menino tenha se dedicado bastante para tentar desenvolver sua capacidade linguística, o progresso foi muito limitado. Exceto pela palavra *leite*, ele nunca foi capaz de falar, ler ou escrever. Entretanto, os métodos desenvolvidos por Itard estavam bem à frente de seu tempo, alguns deles sendo utilizados até hoje.

---

[1] O termo *idiota* faz parte de uma classificação antiga referente aos níveis de deficiência intelectiva: débil mental (equivalente ao retardo mental leve), imbecil (entre o retardo mental moderado e grave) e idiota (retardo mental profundo).

O filme *O enigma de Kaspar Hauser* baseia-se em uma história real. O caso foi amplamente discutido, em cerca de 3.000 livros e em mais de 14.000 artigos científicos (Masson, 1996), porque ilustra como a privação do contato social pode levar ao retardo mental. O filme tem início em 1828, com Kaspar Hauser (Bruno Schleinstein), um rapaz de 17 anos de idade, acorrentado na cela de uma prisão. De uma hora para outra, ele é retirado de seu cárcere, onde passara toda a vida, e abandonado em uma praça de Nuremberg, na Alemanha. Kaspar leva consigo uma carta endereçada ao oficial da cavalaria local, a qual explica que ele vivera até então quase que completamente isolado do contato humano. Até hoje não se conhece a razão da prisão de Kaspar. Acredita-se que ele seja o filho bastardo de um nobre e, por isso, sua existência tinha de ser mantida em segredo.

O rapaz tem dificuldades para andar e não entende nada do que lhe dizem. Sabe falar apenas uma frase: "quero ser cavaleiro". Quando lhe dão um papel e uma caneta, contudo, ele é capaz de escrever seu nome. Durante algum tempo, Kaspar torna-se atração em um circo, no qual é exibido como uma aberração. Posteriormente é acolhido na casa do professor Daumer (Walter Ladengast), que se propõe a educá-lo. Podemos observar que Kaspar é um jovem dócil, e sua capacidade de aprendizado é grande. Em dois anos, começa a falar e até mesmo a escrever. Porém, a despeito de seu progresso, ainda apresenta importantes limitações em sua capacidade intelectiva. Por exemplo, ao ver uma torre muito alta, ele fala: "Como esta torre é grande! O homem que a construiu deve ser muito alto!". Em outra cena, demonstra que não consegue entender que maçãs não têm vontade própria. Ao ver uma sendo jogada no mato, exclama: "Mas esta é uma maçã muito esperta!". Além disso, apresenta dificuldades para repetir pequenas histórias que ouve do professor. Quando tenta recontá-las, tem dificuldades para concluí-las, muito provavelmente porque não as compreende muito bem.

Nell relata uma história fictícia de uma jovem que cresceu completamente isolada do mundo, em uma pequena cabana junto a um lago, no meio de uma floresta. As únicas pessoas com quem Nell (Jodie Foster) teve contato foram a sua irmã gêmea, que morrera em torno dos 6 anos de idade, e sua mãe, que teve um acidente vascular cerebral e, por isso, tinha sérios problemas de fala.

Após a morte da mãe, Nell é encontrada na floresta pelo médico Jerry Lovell (Liam Neeson). Como nunca havia tido contato com outras pessoas, ela reage extremamente assustada e de forma agressiva quando o médico se aproxima dela. Jerry então pede à psicóloga Paula Olsen (Natasha Richardson), que trabalha em um hospital da cidade com crianças com necessidades especiais, para ajudá-lo na abordagem da menina. Ao observar o comportamento de Nell durante a noite, Jerry percebe que ela está relativamente adaptada à vida selvagem e acredita que a jovem deva permanecer vivendo lá, em sua pequena cabana na floresta. Entretanto, para Paula, Nell necessita de ajuda e deve ser internada em um hospital, onde aprenderia a adaptar-se à sociedade. Quando essa questão é levada a um tribunal, o juiz decide dar três meses para que o comportamento de Nell seja avaliado com mais cuidado. Jerry e Paula então vão para a floresta e começam a estudar o caso.

Da mesma forma que os casos reais de Victor e Kaspar Hauser, descritos nos dois filmes anteriores, Nell apresenta, claramente, um quadro de retardo mental relacionado ao isolamento social na infância. Suas habilidades linguísticas foram pouco desenvolvidas. Seu vocabulário é bastante pobre, limitado a algumas poucas palavras, cujos significados Jerry e Paula vão gradativamente decifrando. Além disso, a fala de Nell reproduz as dificuldades na articulação que sua mãe apresentava.

O comportamento da jovem é muito infantil. Várias vezes a vemos brincando como se fosse uma criança, repetindo as brincadeiras que fazia com sua irmã. Também fica claro que ela, embora conseguisse sobreviver sozinha na floresta, provavelmente não seria capaz de manter uma vida autônoma e independente na civilização. Ela mostra-se extremamente ingênua. Por exemplo, em um bar, um rapaz percebe toda a inocência de Nell e tenta se aproveitar dela: enquanto dançam, ele consegue induzi-la a despir-se em público.

O filme apresenta, contudo, algumas inverossimilhanças. Por exemplo, na primeira vez em que vai a um supermercado, Nell já é capaz de escolher as mercadorias de sua preferência. Em outra cena, quando está no tribunal, levanta-se e faz um discurso organizado e coerente, traduzido por Jerry, apesar de todas as suas limitações linguísticas. Além disso, seria praticamente impossível para Nell compreender o que estava acontecendo no tribunal.

Em *O oitavo dia*, Georges (Pascal Duquenne) sofre de síndrome de Down. Após a morte de sua mãe, ele é internado em uma instituição para deficientes mentais por sua irmã. Georges não gosta de viver lá e, um dia, foge. Harry (Daniel Auteuil), um funcionário de banco especialista em vendas, quase atropela Georges, que, na fuga, anda sem rumo à noite pela estrada. Sem saber o endereço de Georges, Harry decide levá-lo para sua casa e, a partir daí, nasce uma amizade entre os dois. Harry vivia sozinho, pois tinha sido abandonado por sua esposa e filhas havia pouco tempo. Além disso, está muito insatisfeito com seu trabalho e encontra em Georges uma pessoa simples e amável, que lhe dá atenção. Georges, por sua vez, não quer voltar para a instituição de deficientes mentais e certamente não seria acolhido na casa da irmã. Entretanto, Harry não está preparado para cuidar de Georges, que é muito infantil e simplesmente não pode ficar sozinho.

Na primeira manhã na casa de Harry, Georges faz uma grande bagunça na cozinha. Harry o encontra desmaiado, pois George comera muito chocolate, mesmo sendo alérgico a esse alimento. Em outra cena, Georges sai impulsivamente do carro de Harry, que estava parado no sinal de trânsito, correndo em direção a uma sapataria, onde escolhe um sapato, embora não tenha dinheiro para comprá-lo. Tem, então, uma crise de raiva e começa a gritar, só parando quando a vendedora permite que leve o calçado sem pagar.

Embora tenha a libido de um adulto, Georges aborda as moças como uma criança. Na loja de sapatos, diz que a vendedora é muito bonita e que quer se casar com ela. Em outra cena, em um restaurante com Harry, ele dá uma flor para uma garçonete. Ela, não percebendo que ele tem a síndrome de Down – pois Georges está usando óculos escuros –, a princípio mostra-se simpática com ele. Empolgado, Georges vai atrás dela, entra na cozinha desesperadamente e lhe dá de presente um trabalho de crochê que ele mesmo havia bordado. Quando tira os óculos, a garçonete fica assustada, pede desculpas e devolve o presente. Ele, então, se joga no chão do restaurante, chorando e dizendo que a ama. Em outro momento, em uma boate, Georges tenta dançar com uma mulher que está sozinha. Ela, porém, se recusa. Ele então tenta agarrá-la à força, mas ela escapa. Georges, mais uma vez, joga-se no chão e começa a chorar. De fato, indivíduos com a síndrome de Down, embora sejam extremamente sociáveis e dóceis, podem apresentar reações muito intensas à frustração.

Em *O guardião de memórias*, o ortopedista David Henry (Dermot Mulroney) faz o parto da própria esposa (Gretchen Mol), que dá à luz um casal de gêmeos fraternos, um menino e uma menina. Imediatamente após o parto, David detecta que sua filha recém-nascida apresenta as características físicas da síndrome de Down. Ele recorda todo o estresse e sofrimento que sua irmã, que também tinha a síndrome de Down e morrera aos 12 anos de idade, havia causado em sua mãe. Com medo de que sua esposa passasse pelo mesmo sofrimento, David entrega a criança à enfermeira Caroline Gill (Emily Watson), dizendo à esposa que a menina havia morrido no parto. No filme, o parto da filha de David ocorre em 1964, sendo que a morte de sua irmã havia ocorrido cerca de 15 anos antes. De fato, a expectativa de vida de indivíduos com o diagnóstico de síndrome de Down nas décadas de 1940 e 1950 era entre 12 e 15 anos. Contudo, hoje, a expectativa de vida desses indivíduos aumentou bastante, sendo praticamente igual à da população em geral.

Caroline decide adotar a criança e muda-se para outra cidade. A criança cresce feliz e cercada de cuidados pela mãe adotiva. Todavia, Caroline não consegue colocar a menina em uma escola pública, porque uma lei municipal não permite a matrícula de crianças com retardo mental. Ela então vai à Justiça para questionar essa lei discriminatória, alegando que sua filha teria uma capacidade de aprendizagem semelhante à das outras crianças da mesma idade, embora fosse um pouco mais "lenta".

A esposa de David quer ter mais um filho. Entretanto, ele diz que ainda não está preparado. Na verdade, pode-se inferir que David teme que a nova criança também apresente a síndrome de Down. De fato, pais que têm um filho com síndrome de Down apresentam um risco aumentado de ter outra criança com o mesmo problema em gestações futuras.

O filme contrasta o desenvolvimento, ao longo da infância e da adolescência, do irmão saudável, Paul (Tyler Stentiford/Jamie Spilchuk), com o da irmã com síndrome de Down, chamada Phoebe (Krystal Hope Nausbaum). Paul cresce normalmente, apresenta os conflitos naturais da adolescência e, já adulto, torna-se um músico de sucesso. Phoebe também gosta de música e costuma cantar. Ela é uma menina alegre e está aprendendo a costurar. Todavia, não é capaz de trabalhar ou de ter uma vida independente da mãe adotiva. Como geralmente ocorre em indivíduos com síndrome de Down, Phoebe apresenta um prejuízo na articulação da fala, que se deve a uma redução do tônus da musculatura dos lábios, das bochechas e da língua. A estatura de Phoebe também é pequena, fato igualmente comum na síndrome.

Em uma cena, vemos Phoebe com um namorado, que também tem síndrome de Down. Para o desespero da mãe adotiva, eles falam em se casar e ter filhos. A preocupação de Caroline está relacionada ao fato de que, quando ambos os pais apresentam a síndrome de Down, a probabilidade de o filho nascer com o mesmo problema é extremamente alta (75%).

A imaturidade de Phoebe é bastante evidente na cena em que ela, pela primeira vez, encontra-se com David, seu pai biológico. Embora já tenha mais de 20 anos de idade, comporta-se como se fosse uma criança, dizendo a ele que, como sua mãe lhe ensinara, ela não deveria falar com estranhos. Em outra cena, quando é apresentada ao seu irmão e à sua mãe biológica, Phoebe, em função de suas limitações intelectivas, não compreende o significado da situação e simplesmente convida Paul para conhecer sua casa.

Em *Uma lição de amor*, Sam Dawson (Sean Penn) tem a idade mental de 7 anos. Ele fala com uma voz infantilizada. Sua expressão facial é tola. Ele ri de forma tola. Seus gestos são amaneirados. Quando corre, vemos que apresenta dificuldades quanto à coordenação motora. Trabalha em uma cafeteria, onde realiza apenas atividades mais simples, como limpar o local, anotar os pedidos e levar as xícaras de café às mesas. O gerente não o considera capaz de preparar as várias modalidades de café.

Sam tem uma filha, Lucy (Dakota Fanning), prestes a completar 7 anos de idade, que apresenta um nível intelectivo normal. As respostas que ele dá às perguntas dela evidenciam suas limitações: "Por que a neve cai em flocos?", "Porque ela cai em forma de flocos"; "Do que é feita a mostarda?", "A mostarda é *catchup* amarelo"; "Por que há homens carecas?", "São carecas porque suas cabeças brilham e não há cabelos nelas, e ficam parecidas com as caras".

Sam tem um comportamento pueril, o que é evidente em diversas cenas. Na cafeteria, quando a garçonete traz a comida, ele, feliz, aplaude. Ele brinca com a filha de guerra de travesseiros como se também fosse uma criança. Mais de uma vez, vemos Sam deleitando-se com programas infantis a que assiste pela televisão. Quando vai comprar um sapato para a filha em uma loja, assim como quando se oferece para pagar o almoço de sua advogada, Rita (Michelle Pfeiffer), percebemos que ele tem dificuldades em realizar operações matemáticas e lidar com dinheiro. Quando a filha entra para a escola, Sam não consegue ler corretamente seus livros didáticos. Ele também é bastante ingênuo. Quando abordado por uma prostituta, não compreende a situação e diz que ela daria uma boa mãe. Os maiores amigos de Sam também apresentam retardo mental, sendo que um deles tem síndrome de Down.

Em *Gilbert Grape, aprendiz de sonhador*, o personagem-título (interpretado por Leonardo Di Caprio) tem 17 anos, mas sua voz é infantilizada, seu riso é tolo e seu comportamento é o de uma criança. Muitas vezes o vemos brincando. Ele costuma subir em árvores e no telhado de casa. Adora se esconder para seus familiares fingirem que não sabem onde ele está. Porém, sua maior diversão – para desespero de sua família – é escalar uma torre muito alta, no centro da cidade. Após uma dessas perigosas escaladas na torre, Gilbert é resgatado por policiais e colocado em uma viatura. No caminho, pede para ligarem a sirene do carro. Há uma cena em que ele brinca com um grilo, e depois chora, porque matou o pequeno inseto sem querer. Ele está sempre com o rosto sujo.

Gilbert depende muito da família, principalmente do irmão, até para tomar banho. É o irmão quem o coloca na cama toda noite. Como outros indivíduos com retardo mental, Gilbert eventualmente apresenta uma perda do controle dos impulsos. Por exemplo, em seu aniversário, come o bolo antes de a festa começar. Quando ganha um presente, o irmão tem de mandá-lo dizer "obrigado". Em um jantar com a família, tem uma explosão de raiva quando falam do pai, que havia cometido suicídio. Fica repetindo "papai morreu", ao mesmo tempo em que ri. Em seguida, chora, grita e bate na mesa, e encerra a crise choramingando no colo da mãe.

Algumas alterações psicomotoras são observadas em Gilbert: apresenta trejeitos com as mãos e seu abraço é bastante afetado, amaneirado. Os médicos disseram que ele não passaria dos 10 anos de idade, mas o seu diagnóstico – da doença que seria a causa do retardo mental – não é revelado no filme.

Em *Forrest Gump, o contador de histórias*, o personagem-título é interpretado por Tom Hanks (ganhador do Oscar por sua atuação neste filme). Quando criança, na escola, seu QI foi avaliado como igual a 75 – o que corresponde a um nível de inteligência limítrofe, um pouco abaixo do normal, porém acima do encontrado nos casos de retardo mental leve. Os colegas o chamavam de idiota ou retardado. Desde a infância e por toda a sua vida, ele repete uma frase que ouvira da mãe: "idiota é quem faz idiotices". Todavia, parece não entender o significado dessa frase.

Forrest tem uma voz infantilizada e monótona. Ele é sexualmente imaturo e seu comportamento é pueril. Nas conversas com as outras pessoas, sempre cita alguma frase da mãe. Tem dificuldades de entender aspectos abstratos da linguagem, dando sempre uma interpretação literal. Um exemplo – bastante exagerado – desse aspecto ocorre quando lhe ensinam as regras do futebol americano. Durante uma partida, gritam para ele correr com a bola, e ele acaba saindo do estádio com ela.

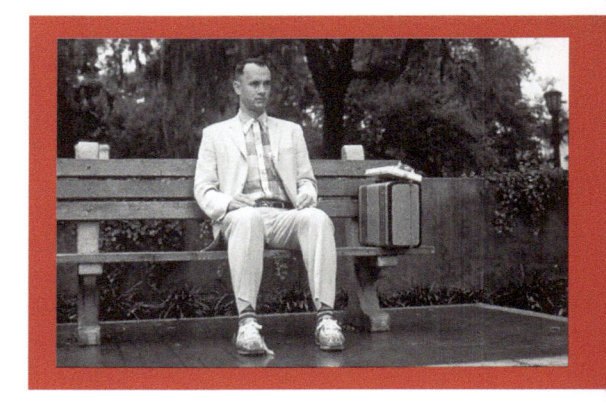

O destino de Forrest, contudo, é totalmente inverossímil. Mesmo não sendo um rapaz dos mais espertos, alcança um enorme sucesso na vida. Ensina Elvis Presley a dançar, entra para a Universidade, é convocado para a seleção de futebol americano, vira herói na guerra do Vietnã, torna-se campeão de tênis de mesa e, consequentemente, uma celebridade nacional, além de enriquecer com a pesca de camarão.

À semelhança de *Forrest Gump, o contador de histórias*, em *Muito além do jardim*, o personagem principal é um indivíduo com retardo mental que, surpreendentemente, é considerado brilhante pelas outras pessoas, transformando-se em uma celebridade nacional. Chance (Peter Sellers) trabalha como jardineiro de uma casa, na qual mora desde criança e da qual nunca tinha saído. Se não está cuidando do jardim, não faz nada além de ver televisão. Ele não aprendeu a ler e escrever. Não sabe ver as horas nem usar o telefone. Sua face é pouco expressiva, e seu riso é infantil. Para a empregada da casa, ele será sempre um "menininho".

Quando Chance é informado de que seu patrão havia morrido, não esboça qualquer reação e parece não entender a situação em que se encontra. Ele terá de sair da casa, pois o patrão não tinha família e a única empregada da casa está indo embora. A partir daí, Chance nos mostra o quão profunda é sua dificuldade de compreensão. Na rua, está tão "perdido" que é atropelado pelo carro de Eve Rand (Shirley MacLaine). Ela pergunta se ele vai querer dar queixa do ocorrido, mas ele não entende o que isso significa. Eve, consumida pela culpa, o convida para passar uns dias na casa dela e do marido milionário. Já na casa, Eve, cheia de amor para dar, pula em cima de Chance, mas ele simplesmente não sabe o que é sexo.

Chance fala o tempo todo sobre coisas concretas, praticamente apenas sobre jardinagem. Entretanto, as outras pessoas acham que ele está sendo metafórico ou irônico. Ele, então, passa a ser visto como um profundo pensador, sucessivamente, por Eve, seu marido, o presidente dos Estados Unidos – que visita a casa – e milhões de norte-americanos que o veem pela televisão em cadeia nacional.

Em *Simples como amar*, Carla Tate (Kendra Krull) é uma criança que apresenta comportamentos agressivos, especialmente quando contrariada. Por exemplo, certa vez começa a gritar e bate a porta da sala com força quando sua mãe não a deixa comer bolo antes de terminar o jantar. Ela tem um QI em torno de 70, o que corresponde a um diagnóstico de retardo mental leve – ou a um nível de inteligência limítrofe. Por essa razão, escolas tradicionais não querem aceitá-la. Sua mãe (Diane Keaton) decide, então, matriculá-la em uma escola interna especializada em crianças com deficiência metal. Após finalizar seus estudos na escola especial, Carla (agora interpretada por Juliette Lewis) volta para casa e reencontra sua família. Podemos notar que, embora já seja uma adolescente, ela ainda parece uma criança. Sua fala e seu comportamento são bastante infantis. No jantar, a vemos brincar com a comida. Durante uma festa beneficente para uma sociedade protetora de animais, fica imitando o latido de um cão e acaba provocando uma grande confusão, quando, literalmente, solta os cachorros. Em um parque, após conversar com sua mãe, joga-se na beira de um rio para alimentar patos que estão nadando. Ela é, também, muito ingênua. Ao andar sozinha por um *shopping*, é facilmente enganada por vendedoras de uma loja de maquiagem, que a convencem de que poderia ser maquiada gratuitamente. Porém, de graça mesmo, seria apenas um lado do rosto. Para pintar o outro, teria de pagar. Assim, ela acaba ridiculamente com uma hemiface maquiada e a outra não.

Carla pede a seus pais para continuar estudando, só que agora em uma escola regular. Sua mãe a princípio se opõe, mas acaba concordando. Na escola, conhece Daniel McMann (Giovanni Ribisi), um jovem que, como ela, também apresenta um retardo mental leve. Ele, entretanto, é bem mais independente. Daniel sempre estudou em escolas normais e, atualmente, mora sozinho e tem dois empregos. Todavia, como não ganha o suficiente para pagar o aluguel de seu apartamento, necessita da ajuda financeira do pai.

Como qualquer jovem em sua idade, Carla começa a se interessar por sexo. Em uma cena, imita um movimento sensual que havia observado em uma colega da escola durante uma aula de dança. Quer se maquiar e aprender a dançar música lenta para ir a um baile. Como é muito inocente, sua mãe tem medo de que os rapazes possam abusar sexualmente dela. De fato, essa é uma preocupação comum entre familiares de adolescentes com retardo mental.

Carla e Daniel começam a namorar e, com o tempo, sentem necessidade de fazer sexo. No entanto, Daniel parece ser tão imaturo sexualmente quanto ela. Eles buscam, então, informações em um livro e, observando as imagens, discutem quais seriam as melhores posições.

O filme mostra, também, como os adolescentes que apresentam esse nível de retardo mental podem ter certa consciência de suas limitações intelectivas. Por exemplo, Daniel, ao ser reprovado na escola onde estuda, reconhece que seus colegas poderiam estar certos quando o chamavam de "retardado".

Em *Quem vai ficar com Mary*, Warren (W. Earl Brown) é irmão de Mary (Cameron Diaz), a garota mais bonita da escola. Embora não estude nessa escola, ele aparece logo no início do filme repetindo uma mesma pergunta – "onde está a minha bola de beisebol?" – para pessoas desconhecidas que estão conversando na saída da escola ou simplesmente passando pela rua. Warner mostra-se muito ingênuo e é facilmente enganado por outro rapaz, que está conversando com um grupo de colegas. Ele diz a Warren que *bola de beisebol*, na verdade, se chama *pênis*, e que um casal de namorados que também se encontra na saída da escola sabe onde o objeto perdido está. Ao perguntar ao casal onde está seu pênis, acaba provocando uma reação violenta e um grande tumulto.

Sua infantilidade também pode ser observada quando pede para um amigo de sua irmã, Ted Stroehmann (Ben Stiller), que o carregue nas costas para brincar de "cavalinho", embora pese mais de 100 quilos. Em outra cena, insiste que Ted entre em uma loja de fantasias com ele e, pouco tempo depois, vemos ambos saírem de lá vestidos como super-heróis. Embora alterações motoras não estejam sempre presentes nos casos de retardo mental, Warren apresenta algumas estereotipias, como agitar ou torcer as mãos ou os dedos quando está nervoso.

Durante um jogo de beisebol, pode-se notar, também, que a sua coordenação motora é ruim. Warner apresenta, ainda, uma característica que não tem qualquer relação com o seu diagnóstico de retardo mental: por alguma razão, que não é esclarecida no filme, não gosta que as pessoas toquem ou mesmo se aproximem de suas orelhas.

O filme *De porta em porta* baseia-se na história verídica de Bill Porter, que nasceu com paralisia cerebral devido a um esmagamento do cérebro pelo uso de fórceps no momento do parto.[2] O filme tem início quando Bill (William H. Macy) já é adulto. Ele tem o braço direito inteiramente paralisado, o que o impede de amarrar os cadarços de seus sapatos e dar nó na gravata, entre outras atividades do dia a dia para as quais precisa da ajuda de sua mãe. Devido a um desvio de coluna, sua marcha encontra-se prejudicada. Bill apresenta, ainda, problemas na fala, e sua expressão facial é pouco expressiva devido a uma paralisia de parte dos músculos da face. Todas essas características dão a ele a aparência de uma pessoa altamente comprometida. Em uma cena em que está com a mãe em uma lanchonete, um grupo de pessoas próximo a eles começa a chamá-lo de "retardado". Entretanto, Bill tem um desempenho intelectivo normal. A despeito de todas essas limitações físicas, vive sozinho e é capaz de administrar sua vida de forma plena. Em determinado momento, consegue um emprego como vendedor. Nas atividades de trabalho, mostra-se uma pessoa persistente, capaz de organizar os pedidos feitos por seus clientes, e apresenta uma excelente desenvoltura social (ver Pereira; Del Prette, 2007, para uma discussão acerca da capacidade social de Bill). Todas essas habilidades o tornam capaz de exercer sua profissão por mais de 40 anos, tendo o seu trabalho reconhecido em 1989, quando ganhou da empresa em que trabalhava o título de "vendedor do ano". A partir das evidências apresentadas no filme, um diagnóstico de retardo mental seria claramente inadequado.

TRANSTORNOS GLOBAIS DO DESENVOLVIMENTO

Os transtornos globais do desenvolvimento – também conhecidos como transtornos do espectro autista ou transtornos invasivos do desenvolvimento – caracterizam-se por prejuízos na aquisição de praticamente todas as funções mentais que compõem a condição humana. Dentre essas funções estão a interação social, a afetividade, a linguagem e a comunicação, a atividade

---

[2] A paralisia cerebral decorre de uma lesão cerebral devido à falta de oxigenação ou trauma imediatamente antes, durante ou após o parto. O principal aspecto dessa condição médica são os sinais motores. Dependendo da gravidade, observam-se sérias dificuldades para andar, falar ou até mesmo para sustentar a cabeça. Se há comprometimento intelectual, ele representa meramente uma consequência indireta das limitações motoras, que impedem a criança de se relacionar de forma adequada com o meio externo.

cognitiva e a psicomotricidade. O DSM-IV-TR descreve quatro transtornos mentais dentro dessa seção: transtorno autista, transtorno de Asperger, transtorno de Rett e transtorno desintegrativo da infância.

O termo *autismo* vem do grego *autos*, que denota o comportamento de voltar-se para si mesmo. Foi utilizado pela primeira vez por Eugen Bleuler para indicar um dos sintomas fundamentais da esquizofrenia (ver Capítulo 4). Em 1943, Leo Kanner utilizou a expressão *autismo infantil* para descrever uma série de alterações clínicas observadas em um grupo de crianças, dentre as quais isolamento social, déficits na comunicação, distúrbios em comportamentos não verbais (p. ex., contato visual direto, expressão facial, posturas e gestos corporais) e extrema necessidade de manter determinadas rotinas. Estudos subsequentes mostraram que, de fato, o conjunto dessas alterações representa uma categoria nosológica denominada, hoje, transtorno autista, ou simplesmente autismo. Esses sintomas podem estar presentes desde o nascimento ou surgirem antes dos 3 anos de idade em uma criança com desenvolvimento aparentemente normal. Embora possam ocorrer progressos, o transtorno autista é uma condição patológica que se mantém ao longo da vida.

Os indivíduos que sofrem de autismo costumam se apegar de maneira inflexível a determinadas rotinas, reagindo negativamente a mudanças em seu ambiente. Em alguns, observa-se instabilidade emocional, com acessos de choro, riso ou raiva aparentemente despropositados. O nível de inteligência está abaixo do normal em três quartos das crianças com transtorno autista. Sintomas psicóticos, como delírios e alucinações, via de regra, estão ausentes.

Há, também, uma aparente indiferença ao afeto humano, sendo incomuns os comportamentos de imitação, sorrisos e contato visual direto. Além disso, a capacidade de empatia em relação aos sentimentos das outras pessoas encontra-se prejudicada. A comunicação verbal pode ser bem pouco desenvolvida. Alterações de linguagem são comuns, como ecolalia (repetir palavras ou frases emitidas por outros), troca de pronomes (referir-se a si mesmo como *ele*) e neologismos (a criação de palavras que não existem ou o uso de palavras já existentes com um significado novo). O comportamento tende a ser estereotipado, sendo comuns os rituais, movimentos de balanço ou rodopio, autolesões e autoestimulação. Finalmente, é comum em indivíduos com transtorno autista a comorbidade com retardo mental.

Uma pequena parcela de indivíduos com transtorno autista apresenta uma síndrome conhecida como *idiot-savant* (idiota-sábio), ou simplesmente "síndrome de *savant*". John Langdon Down (1828-1896), mais conhecido por ter identificado a síndrome de Down, foi o primeiro a descrever, em 1887, essa síndrome intrigante, na qual indivíduos com graves prejuízos intelectivos (na época denominados idiotas) apresentavam certas habilidades cognitivas extremamente desenvolvidas. Essas "ilhas de genialidade" estão relacionadas a música, arte, cálculos matemáticos, memória e orientação visuoespacial. Hoje, levanta-se a hipótese de que tais habilidades excepcionais em indivíduos autistas envolveriam uma exacerbação de funções do hemisfério direito. Porém, esses mesmos indivíduos possivelmente apresentam, também, um prejuízo nas funções associadas ao hemisfério esquerdo, como a linguagem.

O transtorno autista apresenta uma grande variabilidade de um paciente para outro com relação à intensidade dos sintomas. Em um extremo estão os casos graves de autismo, em que os prejuízos permanecem por toda a vida. Indivíduos nessa condição dificilmente conseguem ter uma vida completamente independente. No outro extremo, encontram-se condições bem mais funcionais, conhecidas como autismo de alto funcionamento ou síndrome de Asperger. Na verdade, existe um debate na literatura sobre se a síndrome de Asperger representaria ou não um transtorno mental independente do transtorno autista.

O DSM-IV-TR apresenta critérios diagnósticos específicos para o transtorno de Asperger, que são muito parecidos com os do transtorno autista, exceto pelo fato de que as habilidades linguísticas e intelectivas estão preservadas. Os sintomas autistas relacionados a prejuízos nas interações sociais, assim como comportamentos e interesses estereotipados, encontram-se presentes, porém de forma mais leve.

O transtorno de Rett representa uma interrupção e regressão do desenvolvimento de uma criança após um funcionamento adequado durante os primeiros anos de vida. Essa condição tem início antes dos 4 anos de idade, geralmente no primeiro ou segundo ano de vida, e perdura por toda a vida. O transtorno de Rett caracteriza-se pela perda do envolvimento social e por déficits linguísticos. Ocorre, também, a perda de habilidades manuais voluntárias anteriormente adquiridas. Com o tempo, a criança deixa de manipular objetos e passa a apresentar movimentos estereotipados das mãos: contorções, aperto, bater de palmas, levar as mãos à boca, lavar as mãos e esfregá-las. O crescimento craniano, até então normal, demonstra clara tendência para um desenvolvimento mais lento, ocorrendo uma microcefalia adquirida. Retardo mental grave ou profundo está sempre presente. O transtorno de Rett ocorre, quase exclusivamente, no sexo feminino, já que está relacionado a uma mutação em um gene do cromossomo X.

Finalmente, o transtorno desintegrativo da infância caracteriza-se, também, por um desenvolvimento aparentemente normal durante pelo menos os dois primeiros anos de vida, manifestado pela presença de comunicação verbal e não verbal, relacionamentos sociais, jogos e comportamentos adaptativos próprios da idade. Após esse período saudável de desenvolvimento, a criança começa a apresentar uma perda das habilidades previamente adquiridas. Ocorre um comprometimento da interação social e das habilidades linguísticas. Além disso, surgem padrões restritos, repetitivos e estereotipados de comportamento, interesses e atividades, incluindo estereotipias motoras e maneirismos.

A Tabela 15.2 apresenta, de forma comparativa, algumas das principais características de cada um desses quatro transtornos globais do desenvolvimento.

Os transtornos globais do desenvolvimento no cinema

Em *Código para o inferno*, Simon Lynch (Miko Hughes) é um menino de 9 anos que apresenta um quadro típico de autismo. Logo no início do filme, durante uma aula em um centro especializado para crianças com necessidades especiais, Simon está olhando um mapa, completamente isolado das outras crianças. Para estimulá-lo a participar da aula, uma assistente dá a ele uma revista de enigmas, pois sabe que gosta de resolvê-los. Mais tarde, já em sua casa, Simon decifra um código ultrassecreto que a agência de segurança nacional dos Estados

TABELA 15.2
ALGUMAS CARACTERÍSTICAS DOS QUATRO TIPOS DE TRANSTORNOS GLOBAIS DO DESENVOLVIMENTO (ADAPTADA DE HALES; YUDOFKY, 2006)

Características	Transtornos globais do desenvolvimento			
	Autismo	Transtorno de Asperger	Transtorno de Rett	Transtorno desintegrativo da infância
Inteligência	Retardo mental grave a normal	Retardo mental leve a normal	Retardo mental grave	Retardo mental grave
Habilidades motoras	Podem estar prejudicadas	Não há	Muito prejudicadas	Muito prejudicadas
Habilidades sociais	Muito limitadas	Limitadas	Variam com a idade	Muito limitadas
Habilidades linguísticas	Limitadas	Presentes	Muito prejudicadas	Muito prejudicadas
Perda das habilidades adquiridas	Não	Não	Sim	Sim
Curso na idade adulta	Estável	Estável	Em declínio	Em declínio

Unidos havia colocado na revista que ele ganhara. O governo norte-americano havia gastado cerca de 2 bilhões de dólares para desenvolver um sistema de códigos que permitiria a comunicação entre agentes secretos. O código, que passara por todos os testes da agência de segurança nacional, foi facilmente decifrado por Simon, embora ele não tivesse qualquer consciência do seu significado. Essa habilidade especial, associada ao déficit de inteligência que Simon apresenta, indica que ele tem a síndrome de *savant*.

  Simon evita o contato visual, a menos que seja solicitado por outra pessoa a olhar para ela. Ele também apresenta os movimentos estereotipados típicos de uma criança autista. Por exemplo, em uma cena, o vemos balançando o corpo quando brinca sozinho; em outra, fica girando a roda de um carrinho de brinquedo por um longo tempo. O comportamento de Simon é rigidamente repetitivo. Ao chegar à sua casa, sempre toca a campainha, mesmo quando vê sua mãe esperando-o junto à porta. Ao entrar, invariavelmente vai direto para a cozinha, à espera do copo de chocolate quente que ela diariamente lhe serve. Simon, quando contrariado, tem acessos de raiva e agitação psicomotora. Em uma cena em um hospital, é amarrado a uma cama e depois medicado para controlar sua agressividade.

Uma de suas principais limitações está relacionada à sua capacidade de comunicação. Sua fala é mecânica, monótona e estereotipada. Embora pareça entender o que as outras pessoas falam, ele nunca responde exatamente aquilo que lhe é perguntado. Para facilitar o processo de comunicação, Simon utiliza o *Sistema de Comunicação por Figuras* (PECS, do inglês *Picture Exchange Communication System*). Trata-se de um bloquinho que contém pequenas figuras relacionadas às necessidades e aos interesses da criança, abaixo das quais estão escritos os seus respectivos significados. De fato, o PECS é um método que facilita o processo de comunicação de crianças autistas com graves deficiências de linguagem.

O filme *Testemunha do silêncio* conta a história de Tim (Ben Faulkner), uma criança autista que acaba de testemunhar o assassinato brutal de seus pais. Ele é encontrado pela polícia, na sala de casa, onde ocorrera o crime, sujo de sangue e segurando uma faca. Tim está agitado, porém completamente mudo. Para ajudar no processo de comunicação, o xerife Mitch Rivers (J. T. Walsh) chama o psiquiatra Jake Rainer (Richard Dreyfuss), que havia deixado de trabalhar com crianças autistas desde a morte de um de seus pacientes. Harlinger (John Lithgow) é outro psiquiatra que coopera na investigação policial. Ele quer aplicar uma injeção de lorazepam em Tim para ajudá-lo a recuperar a lembrança do crime. De fato, benzodiazepínicos – como o lorazepam –, assim como barbitúricos, usados por via endovenosa, podem auxiliar na recuperação de memórias traumáticas, especialmente nos quadros de amnésia dissociativa (ver Capítulo 8). No entanto, Tim não apresentava um distúrbio de memória. Ele não podia relatar o evento que presenciara simplesmente porque apresentava um significativo prejuízo em sua capacidade linguística.

Em uma conversa com a irmã de Tim (Liv Tyler), Jake afirma que, há cerca de 2 mil anos, os autistas eram adorados como deuses; 300 anos atrás eram queimados como bruxas e agora são tratados com drogas e terapias. Essas afirmações podem ser contestadas, uma vez que os sintomas autistas foram descritos por Leo Kanner apenas em 1943. Além disso, indivíduos com transtornos mentais jamais foram idolatrados, e aqueles que foram jogados às fogueiras na Idade Média provavelmente sofriam, em sua maioria, de transtornos dissociativos (ver Capítulo 8) ou psicóticos (ver Capítulo 4). Por fim, até hoje, nenhum medicamento é considerado eficaz no tratamento das alterações centrais do autismo.

No filme, Tim apresenta uma série de alterações comuns a crianças com autismo. Fica sempre brincando sozinho e nunca interage com outras pessoas, nem mesmo durante as refeições que faz com amigos da família. Também apresenta acessos de raiva e agitação psicomotora quando contrariado. Em uma cena, por não gostar de alimentos com forma arredondada, reage violentamente quando ervilhas são colocadas em seu prato. Da mesma forma que outras crianças autistas, ele manifesta um interesse muito intenso por determinados objetos, especialmente aqueles que apresentam movimentos giratórios, e por cartas de baralho. Além disso, tem estereotipias motoras: está constantemente balançando o corpo para a frente e para trás e mexendo os dedos das mãos. Observa-se, ainda, um comportamento autodestrutivo: em certo momento, bate com a cabeça em um armário e, em outro, contra o vidro de uma janela.

Importantes alterações de linguagem também estão presentes em Tim. Ele não fala espontaneamente e apresenta ecolalia, isto é, repete de imediato o que outra pessoa que está por perto falou. Essa repetição ocorre na ausência da compreensão do que é falado. Em uma cena, repete *slogans* de programas de televisão a que está assistindo. No entanto, em relação a esse fenômeno de ecolalia, encontramos algumas inconsistências no filme. Tim, além de repetir as palavras que acabou de ouvir, também fica imitando as vozes dos outros, o que não acontece nessa situação. Além disso, é capaz de reproduzir várias vezes as falas que ocorreram durante o assassinato de seus pais. Entretanto, na verdadeira ecolalia, a repetição ocorre imediatamente após o indivíduo ter escutado o que o outro falou.

O filme apresenta outras incorreções acerca do comportamento de crianças com autismo. Por exemplo, apesar de suas dificuldades quanto à interação social, Tim tem a iniciativa de telefonar para sua irmã com o objetivo de impedir que ela mate Jake. Ele sabe que foi ela quem matou seus pais e que Jake está próximo de fazer essa descoberta. Nessa ligação, diferentemente do que acontecia até então, Tim fala de forma espontânea. Além disso, consegue imitar com perfeição a voz do xerife Mitch para se passar por ele. Novamente aqui a ecolalia está sendo erroneamente retratada, uma vez que Tim não está reproduzindo as palavras proferidas pelo xerife. Em outra cena, o vemos ser hipnotizado por Harlinger. Muito dificilmente uma criança que sofre de autismo seria sugestionada por uma pessoa estranha, a qual, ainda por cima, havia lhe ameaçado com uma injeção. No final do filme, após ser adotado por Jake e sua esposa, Tim apresenta uma melhora súbita e drástica, tornando-se, inclusive, capaz de falar normalmente. Todavia, embora o autismo de fato curse com algum grau de melhora ao longo da vida, os progressos são graduais e, em geral, bastante limitados.

Em *O enigma das cartas*, Ruth Matthews (Kathleen Turner) decide deixar o México e voltar para os Estados Unidos com seus dois filhos, Michael (Shiloh Strong) e Sally (Asha Menina), após a morte de seu marido durante uma escavação arqueológica em uma ruína da civilização Maia. Ao partirem, Sally, que tem 6 anos de idade, pergunta sobre seu pai a um amigo local, que responde que agora ele morava na Lua. Já em sua casa, Sally, que até então era uma criança alegre e cheia de vida, começa a se comportar de forma estranha. Por exemplo, certa vez, começa a gritar quando seu irmão retira do lugar uma de suas bonecas. Os gritos só terminam quando a boneca é recolocada em seu local original. Em outro momento, vemos Sally imóvel, com um olhar distante e completamente muda. Alterações semelhantes de comportamento ocorrem na escola, e, por isso, o psiquiatra Jake Beerlander (Tommy Lee Jones) é chamado para avaliá-la.

Jake vai à casa de Ruth e encontra Sally gritando em cima do telhado, onde, tentando resgatá-la, também está sua mãe. Jake pede que a mãe tire o boné que está usando, o que faz com que Sally pare de gritar. Ao final do incidente, ele explica a Ruth que crianças autistas costumam se sentir muito incomodadas quando notam que algum objeto está fora do lugar ou quando há alguma mudança na rotina diária. Nesse caso, a não usual presença de um boné na cabeça da mãe foi o que causou aquela intensa reação em Sally. A mãe, a princípio, recusa-se a aceitar o diagnóstico formulado por Jake para sua filha, mas nota que ela de fato apresenta sinais típicos de autismo: Sally não fala mais, não ri quando lhe fazem cócegas e não se relaciona socialmente.

Ruth, que é engenheira civil, em uma cena, leva sua filha para acompanhar o andamento de uma construção. Por alguns minutos, descuida-se da menina, que, sem noção do perigo, fica andando pelo prédio que ainda está em construção. O caso é levado a um tribunal, e, por decisão de uma juíza, Sally é colocada em tratamento compulsório, tendo de frequentar, diariamente, o hospital dirigido por Jake.

Antes de iniciar o tratamento, Sally havia construído, com cartas comuns de baralho e de tarô, um castelo extremamente complexo, mais alto do que ela própria, em forma de espiral. Mais tarde, Ruth decide construir uma réplica desse castelo com madeira e ferro, só que com mais de 20 metros de altura. Faz isso porque acredita que Sally estava querendo transmitir alguma mensagem com o castelo de cartas. Essa mensagem nunca fica clara, mas, quando Sally vê o castelo construído por sua mãe, de uma hora para outra fica milagrosamente curada.

Embora o filme ilustre de maneira adequada alguns dos sinais típicos do autismo, ele comete sérias incorreções acerca da origem e do curso desse transtorno mental. Diferentemente do que o filme mostra, as alterações se tornam evidentes, praticamente, desde o nascimento, e o diagnóstico já é possível antes dos 3 anos de idade. Além disso, o início não está associado à ocorrência de qualquer evento traumático. Mais ainda, o autismo é uma condição patológica que se estende por toda a vida, sendo, portanto, extremamente improvável uma melhora súbita.

Rain man é um dos filmes que melhor ilustra os sintomas presentes em autistas com alto funcionamento (transtorno de Asperger). Nessa história, Charlie Babbitt (Tom Cruise) descobre, logo após a morte de seu pai, que tem um irmão, o qual se chama Raymond Babbitt (Dustin Hoffman, ganhador do Oscar pelo papel). Raymond apresenta transtorno de Asperger e se encontra internado em uma instituição. Ele é pouco expressivo afetivamente e nunca olha para o rosto de outra pessoa. Também nunca toca em ninguém, ficando assustado quando Charlie o abraça. Raymond mostra-se o tempo todo indiferente, mesmo quando recebe um beijo na boca da bela namorada de seu irmão.

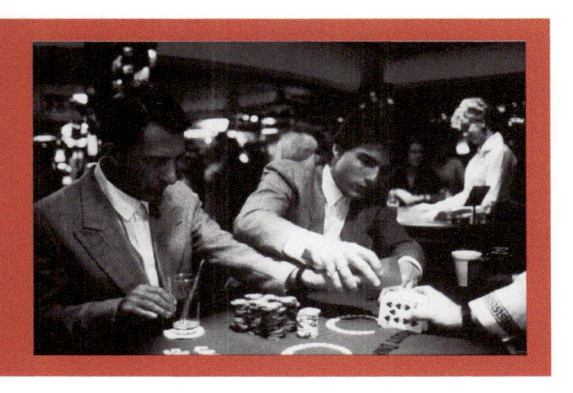

Um médico da instituição diz que ele tem um autismo de alto funcionamento, uma vez que, diferentemente dele, a maioria dos autistas não consegue aprender a falar, e que ele é um "idiota-sábio". Raymond consegue memorizar tudo o que lê, inclusive a lista telefônica, literalmente. Em uma cena em que está almoçando com o irmão, com base no nome da garçonete que vê no crachá, consegue se lembrar do telefone dela. Sabe de cor informações sobre acidentes com aviões: companhia aérea, data, causa, número do voo, etc. Todas são informações inúteis, mas ele as acumula de forma mecânica. Raymond também exibe uma espantosa capacidade para cálculos matemáticos. Ainda durante o almoço, cai da mesa uma caixa de palitos e ele, de imediato, é capaz de dizer, acertadamente, que há 246 palitos no chão. Além disso, muito rapidamente chega ao resultado correto das seguintes contas: 312 vezes 123; 4.343 vezes 1.213; e a raiz quadrada de 2.130. Todavia, de forma paradoxal, não resolve um problema tão banal quanto este: uma pessoa tinha um dólar e gasta 50 centavos, quanto resta? Quando descobre essas habilidades do irmão, Charlie espertamente o leva a Las Vegas. Nos cassinos, Raymond consegue contar as cartas nos jogos com baralho, rendendo, assim, muitos lucros para Charlie.

Raymond apresenta uma extrema rigidez em relação à rotina. Nada pode mudar: o lugar dos objetos, horários, o cardápio das refeições e suas atividades. A cama, obrigatoriamente, tem de ficar ao lado da janela. Em uma cena, fica muito ansioso porque Charlie está mexendo em seus livros. Apresenta, também, estereotipias e maneirismos. Fica sempre balançando o corpo, anda de forma afetada e com o pescoço inclinado para um lado. Há uma cena em que permanece demoradamente observando uma secadora de roupa, o que ilustra o fascínio que muitos autistas experimentam por objetos que apresentam movimentos circulares. Raymond também tem déficits significativos com relação à comunicação e ao uso da linguagem. Com enorme frequência inclui a palavra *definitivamente* em seu discurso. Existem várias cenas em que ele repete suas próprias palavras. Muitas vezes repete o texto de um esquete dos comediantes Abbott e Costello, o qual, na verdade, não compreende.

Em *Um certo olhar*, Alex (Alan Rickman) dá uma carona para Vivienne (Emily Hampshire). Durante a viagem, eles sofrem um acidente na estrada e Vivienne morre instantaneamente. Alex decide, então, visitar a mãe da moça, Linda (Sigourney Weaver), que tem o diagnóstico de transtorno de Asperger, uma vez que, embora demonstre alguns sinais autistas, não apresenta qualquer problema de comunicação. Linda fala com fluência e entende bem o que as outras pessoas dizem. Ela trabalha meio expediente em um supermercado local, arrumando os produtos nas prateleiras. Entretanto, apresenta um marcante isolamento social. Vive sozinha e não gosta de pessoas por perto. Sua filha fora criada pelos avós. Não se sabe ao certo como Linda engravidou. Seus pais acreditam que ela fora forçada a fazer sexo por um rapaz que, na época, frequentava sua casa. Os pais só notaram que estava grávida no sexto mês de gestação.

Quando Alex lhe dá a notícia de que sua filha havia morrido, Linda não demonstra qualquer reação emocional. A princípio, ela não deixa Alex entrar em sua casa, mas acaba permitindo ao ver que ele estava lhe trazendo bolas que brilham quando são tocadas, as quais haviam sido compradas por Vivienne. Vemos Linda maravilhada com as luzes que as bolas emitem. De fato, indivíduos que sofrem de um transtorno do espectro autista muitas vezes apresentam padrões muito peculiares de interesse.

Linda pede que Alex tire seus sapatos ao entrar, para não sujar a casa, e que os coloque em um lugar onde existem outros sapatos, todos extremamente bem organizados. Ela tem uma preocupação excessiva quanto à arrumação dos seus sapatos. Sua casa também é extremamente ordenada. Ela não permite que ninguém entre em sua cozinha, temendo que possam sujá-la. Como as roupas de Alex estavam molhadas, e isso certamente sujaria a casa, Linda pede que Alex tire suas roupas e as coloca para lavar. De fato, uma característica de pessoas que apresentam um transtorno de Asperger é a presença de padrões muito rígidos de comportamento.

Linda apresenta um comportamento bastante infantilizado. Embora já seja noite e esteja nevando muito, ela convida Alex para brincar em uma cama elástica que se encontra no quintal de sua casa. À noite fica brincando sozinha com uma lanterna. No dia seguinte, joga-se na neve e come flocos de neve como se fossem pedaços de bolo.

Quando contrariada, Linda tem reações de raiva, típicas de pacientes do espectro autista. Por exemplo, em uma cena em que Alex entra na cozinha sem ser autorizado, ela começa a gritar. Apresenta, também, estereotipias motoras: durante a missa pela alma de sua filha, fica balançando o corpo para a frente e para trás e torcendo as mãos e os dedos com um olhar vazio. Após a missa, todos vão à sua casa prestar a última homenagem a Vivienne, mas Linda não consegue tolerar todas essas pessoas reunidas ali. Em determinado momento, pede para que saiam, liga o aparelho de som em um volume bem alto e começa a dançar. Aquele evento estava alterando enormemente sua rotina, o que, para um indivíduo que sofre de um transtorno do espectro autista, é insuportável.

Após a saída das pessoas, Linda limpa toda a casa. Todavia, apresenta uma intensa aversão em relação a tocar na lata de lixo, muito provavelmente com medo de se sujar. Em função disso, solicita ajuda a Alex para levar o lixo para fora. Como o caminhão do lixo não aparece, ela manifesta uma estereotipia verbal: fica repetindo inúmeras vezes a palavra *lixo*.

Loucos de amor baseia-se na história de amor de dois indivíduos com o diagnóstico de transtorno de Asperger, Donald (Josh Hartnett) e Isabelle (Radha Mitchell). No filme, eles se conhecem em um grupo de ajuda mútua para indivíduos autistas, criado e coordenado por Donald. O quadro clínico de Donald é bem mais típico do que o dela. A expressão afetiva dele é bastante pobre. Sua mímica facial e o tom de sua voz pouco se alteram. Quando elogia o suéter de Isabelle, com o intuito de agradá-la, não se percebe nenhuma emoção em sua fala.

Donald possui uma capacidade prodigiosa com números. Ainda criança, era capaz de efetuar de cabeça, corretamente, operações matemáticas complexas como "5.589 vezes 3.972 dividido por 17". Além disso, é obcecado por números. Quando era motorista de táxi, podia dizer com exatidão quantos dias, horas e minutos estava naquela empresa. Ao conhecer Isabelle, calcula em número de dias a diferença de idade entre eles e, sem muito esforço, consegue afirmar que ambos haviam nascido em uma quinta-feira. Está sempre procurando números para fazer cálculos. Em um estacionamento, observa as placas de todos os carros. No mesmo local, pergunta a um desconhecido qual o número de seu cartão do seguro social.

Donald apresenta, ainda, uma característica que é mais comum em indivíduos com transtorno obsessivo-compulsivo ou transtorno da personalidade obsessiva. Não joga nada fora, alegando que um dia aquelas coisas poderiam ser úteis. Consequentemente, seu apartamento está cheio de lixo. Quando Isabelle arruma e limpa o apartamento, ele fica desesperado, especialmente porque ela havia jogado fora a cortina do banheiro, o que é um pouco diferente de um apego exagerado a rotinas e padrões, um fenômeno comum em pacientes autistas. Há uma cena em que Donald e um companheiro do grupo de autistas conversam em uma lavanderia. Como muitos pacientes que sofrem de um transtorno mental do espectro autista, eles sentem-se atraídos pelos movimentos circulares e repetitivos das máquinas de lavar roupa.

Isabelle, contudo, não apresenta muitas características do transtorno de Asperger, embora a médica com a qual se trata tenha formulado esse diagnóstico. Ela tem uma expressão afetiva rica e ri de forma exagerada. É até bastante desinibida e toma toda a iniciativa no namoro com Donald. Ela diz que um de seus problemas é dizer tudo o que está pensando, sem censura. Por isso, muitas vezes, torna-se inconveniente. Refere, também, que entende as coisas de maneira literal, o que é mais típico dos quadros de retardo mental. Ela apresenta um comportamento pueril, que se evidencia em uma cena no zoológico em que fica imitando um macaco. Talvez a única alteração em Isabelle que lembre um transtorno de Asperger seja o fato de ela ter uma reação emocional exagerada e incompreensível em função de determinados estímulos ambientais. Por exemplo, não tolera o som de metais se batendo.

Outros componentes do grupo de autistas apresentam algumas alterações características. Por exemplo, um deles também é um *idiot savant*, sendo capaz de dizer como estava o clima e a temperatura em qualquer data do passado. Uma moça exibe sempre o mesmo sorriso, mesmo quando está falando algo triste, e utiliza em quase todas as frases a expressão *com certeza*, o que consistiria em um maneirismo verbal.

TRANSTORNOS DA APRENDIZAGEM

Os transtornos da aprendizagem equivalem ao que antigamente se denominava transtornos das habilidades escolares. Representam prejuízos específicos do desenvolvimento que se distinguem do retardo mental pelo comprometimento seletivo de determinadas funções mentais. Crianças com inteligência normal (QI igual ou acima de 70) podem apresentar problemas de leitura (dislexia – *dis* significa "difícil" ou "prejudicada", e *lexis*, "palavra"), escrita (disgrafia – *grafia* significa "escrita") ou realização de cálculos matemáticos (discalculia – *calculare* significa "contar"). A dislexia, a disgrafia e a discalculia não se confundem com alexia, agrafia e acalculia. Nos três primeiros casos ocorre um prejuízo na aquisição das funções de leitura, escrita ou matemática, respectivamente, enquanto nos outros três observa-se uma deterioração ou perda dessas funções após terem sido adquiridas adequadamente. Nesses casos, o prefixo "a" indica "ausência".

Os transtornos da aprendizagem costumam ser identificados nas salas de aula com base em um baixo rendimento escolar. Embora um transtorno da aprendizagem possa ocorrer de forma isolada, geralmente se observa mais de um em uma mesma criança. Com frequência há comorbidade com o transtorno de déficit de atenção/hiperatividade e, eventualmente, com o transtorno da conduta. O quadro pode variar desde uma lentidão para a leitura, escrita ou realização de cálculos matemáticos até uma incapacidade quase total para essas tarefas.

Intervenções educacionais associadas ao apoio familiar podem aliviar ou mesmo levar ao desaparecimento dos transtornos da aprendizagem. Por sua vez, a falta de um diagnóstico ou a identificação tardia do problema, assim como a ausência de qualquer tipo de intervenção, pode levar ao fracasso escolar e, consequentemente, a uma baixa autoestima e a limitações na atividade profissional futura.

A experiência clínica mostra que o fracasso escolar também pode estar associado ao retardo mental. Dessa forma, é importante diferenciar se o prejuízo na aprendizagem envolve dificuldades específicas – relacionadas a leitura, escrita ou cálculos matemáticos – ou se representa um comprometimento geral da atividade intelectiva. É ainda importante descartar o diagnóstico de um transtorno da aprendizagem quando o prejuízo no desenvolvimento das habilidades intelectivas se dá porque a criança não tem acesso à escola ou porque não dispõe de um ensino adequado. Aspectos étnicos e culturais também devem ser levados em conta, especialmente quando a língua materna da criança não é a mesma falada no país onde se encontra.

O DSM-IV-TR distingue três tipos de transtornos da aprendizagem: transtorno da leitura, transtorno da expressão escrita e transtorno da matemática. O transtorno da leitura caracteriza-se pela falta de fluência (lentidão) tanto na leitura em voz alta quanto na silenciosa, o que acaba afetando também a compreensão do texto. Alguns erros de leitura são comuns, devido às semelhanças existentes entre certas letras ou entre determinados números: por exemplo, trocar *p* por *q*, *g* por *q*, *b* por *d*, ou 6 por 9. O transtorno da leitura é o mais prevalente de todos os transtornos da aprendizagem, representando cerca de 80% dos casos.

No transtorno da expressão escrita, observa-se um prejuízo na capacidade de empregar corretamente regras ortográficas e gramaticais para escrever um texto. Problemas na escrita, como caligrafia pobre ou dificuldade para copiar um texto, podem estar presentes. O conteúdo das ideias e a capacidade de abstração também podem estar prejudicados, embora não sejam elementos necessários para o diagnóstico.

O transtorno da matemática consiste em uma dificuldade em compreender ou manipular números, resultando em problemas para realizar operações aritméticas simples, como somar, ou mesmo incapacidade de contar corretamente.

Os transtornos da aprendizagem no cinema

Sempre amigos é um filme triste, que conta a história da amizade entre Max Kane (Elden Henson) e Kevin Dillon (Kieran Culkin). Max é um jovem fisicamente forte, mas atormentado pelo fato de ter visto seu pai matar sua mãe. Além disso, sofre de dislexia. Lê de forma muito lenta, especialmente palavras mais difíceis, como *Grã-Bretanha*. Na leitura, seus erros são frequentes, trocando, por exemplo, *bigorna* por *bidoda*. Max já foi reprovado na escola duas vezes e, muito provavelmente, isso acontecerá de novo no ano em que o filme se passa. Por causa de suas flagrantes dificuldades, é constantemente ridicularizado pelos colegas, que o chamam de "Max sem cérebro". Em função das zombarias, não tem amigos e praticamente não fala com ninguém. Além disso, sua autoestima é muito baixa.

Para conseguir passar de ano, Max recebe a ajuda de seu vizinho Kevin, que se torna seu monitor na escola. Kevin sofre de uma doença óssea degenerativa, conhecida como síndrome de Morquio. Por causa dessa síndrome, é muito pequeno e tem sérios problemas motores, sendo obrigado a se locomover com o auxílio de muletas e botas especiais. Embora seja alegre e extremamente inteligente, devido à sua aparência e limitações físicas, Kevin é discriminado pelos colegas, tendo recebido o apelido de "monstrinho". Assim, da mesma forma que Max, Kevin não tem amigos.

Com o tempo, Max e Kevin vão superando suas respectivas dificuldades. Max compensa as limitações físicas de Kevin, levando-o, literalmente, nas costas. Dessa forma, tornam-se uma dupla e tanto, chegando mesmo a conquistar a simpatia dos colegas de escola. Kevin, por sua vez, estimula a leitura de Max, que pouco a pouco torna-se mais seguro e autoconfiante. Após cerca de seis meses de convívio com Max, Kevin morre. Embora tenha ficado extremamente triste, Max demonstra bastante progresso na escola. Ele já é capaz de ler com fluência e faz intervenções apropriadas na sala de aula. Além disso, chega a escrever um livro sobre suas experiências com Kevin, o que indica que suas dificuldades para a leitura eram um problema isolado. Ele não apresentava, portanto, um prejuízo global de suas funções intelectivas.

No filme *Em seu lugar*, Rose Feller (Toni Collette) e Maggie (Cameron Diaz) são duas irmãs muito diferentes entre si. Rose é uma advogada bem-sucedida, enquanto Maggie não consegue parar em emprego algum. Maggie apresenta um transtorno da leitura e um transtorno da matemática, problemas que a prejudicaram na escola, quando criança, e agora interferem enormemente em sua vida profissional. Quando trabalhava como caixa em uma loja, tinha muita dificuldade para calcular os descontos nos preços das mercadorias. Em um teste para a função de apresentadora da MTV, ela não consegue ler o texto na tela do vídeo e, embora seja muito bonita e desinibida, obviamente não consegue o trabalho.

Desempregada e sem dinheiro, e depois de ter aprontado algumas confusões – entre elas, ter *ficado* com o namorado de sua irmã –, Maggie resolve sair da cidade e procura sua avó, Ella (Shirley MacLaine), que, até então, não conhecia. Ella aceita que sua neta more em sua casa por algum tempo, mas impõe uma condição: Maggie teria de aceitar um emprego em uma clínica para idosos. Na clínica, Maggie torna-se amiga de um paciente cego (Norman Lloyd), um professor aposentado de literatura inglesa. Em uma cena, ele pede a ela que leia uma poesia para ele, o que Maggie faz com grande dificuldade. Ele então percebe que ela sofre de dislexia. Todavia, ao final da leitura, Maggie foi capaz de compreender completamente o conteúdo do poema, fato não muito comum em indivíduos com transtorno da leitura.

O paciente tenta ajudá-la e lhe dá algumas orientações. Sugere que primeiro leia as palavras para si mesma e, somente depois, tente pronunciá-las em voz alta. Assim, ao perceber um erro, poderia corrigi-lo. Vemos Maggie repetidamente lendo para o paciente, e, com o passar do tempo, sua capacidade para a leitura vai progressivamente melhorando. Como consequência disso, sua autoestima aumenta e, mais tarde, ela torna-se uma vendedora de roupas para idosos. Maggie mostra-se uma pessoa talentosa nessa área e decide abrir um negócio com sua avó, que, no entanto, precisa tomar conta das finanças, uma vez que Maggie ainda não se dá muito bem com os números. No entanto, as aulas com o paciente/professor foram tão boas que, no final do filme, Maggie declama, sem dificuldade, um poema no casamento de sua irmã.

Em *Pearl Harbor*, Rafe McCawley (Jesse James) e Danny Walker (Reiley McClendon) são dois garotos aficionados por aviões. Quando estão brincando de pilotar um avião de guerra de brinquedo, pode-se ver que Rafe tem problemas para escrever a palavra *leme* (em inglês, escreve ruder em vez de rudder) em uma das partes do brinquedo, a qual é corrigida por Danny. De fato, a dificuldade para a escrita (disgrafia) é comum em indivíduos que, como Rafe, sofrem de dislexia. Muito tempo depois, na época do ataque japonês à base militar norte-americana, em dezembro de 1941, que marcou a entrada dos Estados Unidos na Segunda Guerra Mundial, Rafe (agora Ben Affleck) e Danny (agora Josh Hartman) estão se alistando na Força Aérea. Durante o exame de visão, Rafe não consegue ler as letras que estão em um cartaz afixado na parede. Ele então explica para a enfermeira Evelyn Johnson (Kate Beckinsale) que, embora sua visão seja muito boa, tem dificuldades para reconhecer as letras. Conta que sempre teve problemas para ler e escrever e que tivera muita dificuldade nas provas escritas de inglês quando ainda estava na escola. Todavia, relata que tirava notas excelentes em provas que envolviam cálculos matemáticos, lógica espacial e raciocínio. Esse fato mostra a especificidade do transtorno da aprendizagem nesse caso, restrito à capacidade para a leitura. A enfermeira, que mais tarde se tornaria sua namorada, não resiste ao charme do rapaz e acaba aprovando-o no exame.

TRANSTORNO DE DÉFICIT DE ATENÇÃO/HIPERATIVIDADE

O transtorno de déficit de atenção/hiperatividade caracteriza-se por dois grupos de alterações: desatenção e hiperatividade com impulsividade. Há pacientes que apresentam apenas um dos grupos sintomáticos. Assim, podemos encontrar o tipo predominantemente desatento e o predominantemente hiperativo.

Com relação ao primeiro tipo, observa-se uma dificuldade de concentração e o desvio constante da atenção em função dos estímulos do ambiente, levando a prejuízos na execução de diversas tarefas. Desorganização, esquecimentos e perda de objetos são algumas das consequências associadas à desatenção. Já o tipo predominantemente hiperativo se caracteriza pela presença de inquietação psicomotora, particularmente em situações que exigem uma relativa calma. Dificuldade de permanecer sentado, correrias, fala excessiva, jogos e brincadeiras barulhentas são algumas das características associadas à hiperatividade. Neste segundo tipo, há também impulsividade, que se expressa por uma dificuldade de esperar a vez, intromissões em conversas ou jogos dos outros e respostas precipitadas antes do final da pergunta.

A desatenção causa baixo desempenho acadêmico e repetência escolar. Os sintomas de hiperatividade e impulsividade levam, por sua vez, a alterações do comportamento associadas a problemas disciplinares na escola. O tipo predominantemente hiperativo apresenta comorbidades frequentes com o transtorno da conduta ou com o transtorno desafiador de oposição.

É importante destacar que o diagnóstico de um transtorno de déficit de atenção/hiperatividade só pode ser formulado quando há um importante prejuízo acadêmico, ocupacional ou social. Além disso, as alterações devem estar presentes em mais de um contexto, por exemplo, não apenas na escola, mas também em casa.

Os sintomas têm início na infância – antes dos 7 anos –, persistem durante os anos escolares e, em cerca de metade dos casos, permanecem durante a idade adulta. Via de regra, a hiperatividade e a impulsividade tendem a desaparecer mais precocemente que a desatenção. Na idade adulta, o transtorno de déficit de atenção/hiperatividade pode estar associado a outros transtornos mentais que cursam com instabilidade do humor, como transtorno da personalidade antissocial (Capítulo 14), transtornos do humor (Capítulo 5) e transtornos de ansiedade (Capítulo 6), além de transtornos mentais relacionados ao uso de substâncias psicoativas (Capítulo 3).

O transtorno de déficit de atenção/hiperatividade no cinema

Em *Impulsividade*, Justin Cobb (Lou Pucci) é um adolescente de 17 anos que tem como hábito chupar o polegar. Na escola, suas notas estão fracas. Em uma cena na sala de aula, quando é chamado pelo professor para discutir um tema, não consegue fazê-lo adequadamente, por não ter estudado. Sua autoestima é baixa. Nunca teve uma namorada.

De tanto chupar o dedo, Justin tem de ir ao consultório de um ortodontista para consertar os dentes. O ortodontista resolve hipnotizá-lo para fazê-lo abandonar esse hábito, o que dá certo. No entanto, Justin, por não estar mais chupando o dedo, fica nervoso. Em casa, não consegue abrir uma caixa de suco e, irritado, a joga no chão.

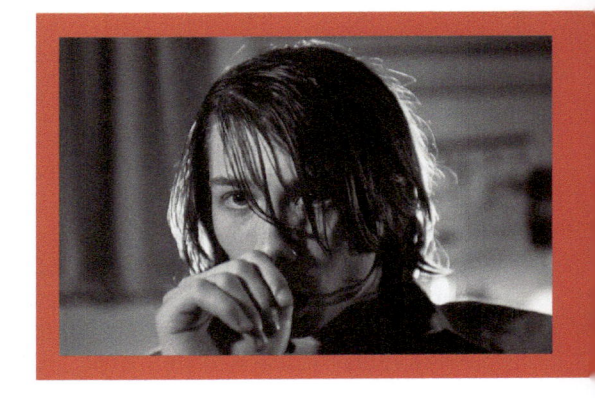

Ele culpa o ortodontista por seu estado emocional e decide se vingar. Com a ajuda do irmão, e de forma premeditada, faz o ortodontista acidentar-se em uma corrida de bicicletas. Justin, então, é levado pela polícia. Em seguida, o vemos junto com seus pais na escola, em uma reunião com um professor e a diretora. Durante a conversa, a diretora afirma que o atentado contra o ortodontista foi uma manifestação do transtorno de déficit de atenção/hiperatividade – o que parece incorreto, visto que o ato foi planejado, não foi impulsivo. Argumentando a favor desse diagnóstico, a diretora alega que Justin é impaciente e não consegue terminar o que começa. Refere ainda que ele tem medo de ser deixado sozinho, mas fica irritado em multidões. Esta última característica, contudo, não está relacionada a esse transtorno mental. Ela sugere que Justin tome uma medicação, como metilfenidato – uma substância estimulante que é considerada o medicamento de escolha para o tratamento do transtorno de déficit de atenção/hiperatividade. Ela diz que, com o medicamento, Justin teria um rendimento escolar melhor.

A mãe lê um prospecto sobre o transtorno de déficit de atenção/hiperatividade e diz que os sintomas ali listados são vagos: "ignora informação, comete erros, parece inquieto, evita atividades que requerem esforço mental contínuo". O pai duvida que um remédio vá mudar o comportamento de seu filho. Justin, no entanto, vê o diagnóstico como uma explicação para seus problemas e fica feliz. Lê no prospecto que, com o tratamento, vai adquirir mais confiança e autocontrole e terá melhores relacionamentos, o que também lhe parece bom.

Ele passa a tomar diariamente o remédio e acredita que mudou. Participa mais das aulas, e conta para o professor ter conseguido ler *Moby Dick* até o fim e prestar atenção no juramento à bandeira. A partir de então, participa com grande sucesso de competições intercolegiais em que um aluno enfrenta outro em um debate de ideias. Justin fica, sem dúvida, muito mais autoconfiante.

Depois que um colega lhe diz que a medicação que ele toma é quimicamente semelhante à cocaína, Justin decide jogá-la fora. Na manhã seguinte, em uma possível síndrome de abstinência, acorda sentindo-se mal. No entanto, não volta a fazer uso do medicamento e fica bem, sem qualquer recaída quanto ao problema de atenção. Mais adiante, passa a fazer uso frequente de maconha. Como se sabe, o abuso de substâncias psicoativas é uma comorbidade comumente observada no transtorno de déficit de atenção/hiperatividade.

TRANSTORNO DA CONDUTA

O transtorno da conduta caracteriza-se por um padrão repetitivo e persistente de comportamento agressivo e desafiador, que vai contra as regras de convivência social. Para que esse diagnóstico seja formulado, tal comportamento deve ser bastante grave, sendo diferente de meras travessuras infantis ou uma rebeldia "normal" da adolescência. As crianças com transtorno da conduta agridem pessoas e animais, envolvem-se em brigas, destruição de propriedade alheia, furtos ou, ainda, agressão sexual. Sérias violações de regras, como fugir de casa, não comparecimento sistemático à escola e enfrentamento desafiador e hostil em relação aos pais também podem indicar esse diagnóstico. O transtorno da conduta está frequentemente associado a situações sociais adversas na infância, como instabilidade ou violência familiar, história de abuso físico ou sexual e alcoolismo nos pais. Ocorre com mais frequência no sexo masculino. Uma comorbidade entre o transtorno da conduta e o transtorno de déficit de atenção/hiperatividade é bastante comum. O transtorno da conduta é diagnosticado quase sempre em crianças ou adolescentes. Se o indivíduo já tem 18 anos ou mais, esse diagnóstico somente pode ser formulado se não forem satisfeitos os critérios para o transtorno da personalidade antissocial (ver Capítulo 14).

O transtorno da conduta no cinema

Em *Kids*, Telly (Leo Fitzpatrick) é um adolescente *do mal*. Além de bastante precoce, sua vida sexual é bastante promíscua e irresponsável, tanto que ele, sem saber e sem se preocupar com essa possibilidade, está infectado com o vírus da AIDS. Telly prefere fazer sexo com meninas virgens e acaba transmitindo o HIV para uma amiga, Jennie (Chloë Sevigny), de quem havia sido o único parceiro sexual.

Telly também se caracteriza por um comportamento antissocial. Ele faz uso de drogas ilícitas – como maconha, cocaína e *crack*. Chega a roubar dinheiro da mãe para comprá-las e, eventualmente, realiza pequenos furtos. Junto com um colega, conhecido como Casper (Justin Pierce), pega sem pagar uma garrafa de bebida em uma loja e laranjas de uma barraca de um vendedor de rua. Em outra cena, vemos Telly pular a roleta do metrô para não pagar a passagem. Em certo momento, mostra que pode ser extremamente violento. Quando Casper, em uma pista de *skate*, briga com outro adolescente, este rapaz é linchado por Telly e muitos outros colegas. Depois de o rapaz já ter apanhado muito, Telly, covardemente, ainda o atinge no rosto com um *skate*. Não satisfeito, também cospe no rapaz, que já estava caído e inconsciente.

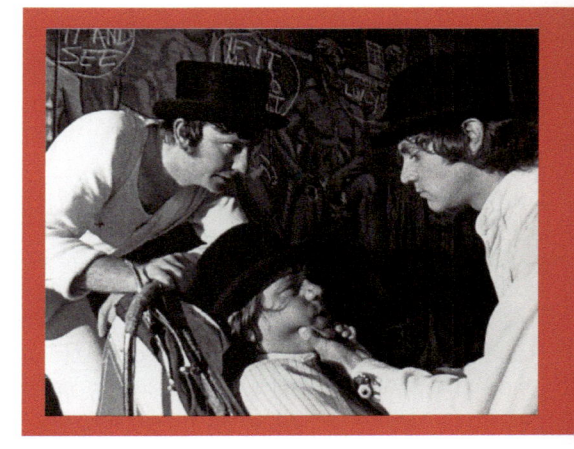

Em *Laranja mecânica*, Alex DeLarge (Malcolm McDowell) é líder de uma gangue, da qual fazem parte mais três amigos. O divertimento deles é a "ultraviolência". Durante o filme, podemos vê-los exibindo um comportamento sádico, desprovido de qualquer sentimento de culpa. Eles espancam um mendigo bêbado por puro prazer e, em seguida, brigam com outra gangue. Invadem uma casa e espancam o casal que ali reside. A mulher é estuprada, e seu marido fica paraplégico. Além disso, roubam dinheiro e objetos de valor do casal. Mais adiante, invadem outra casa, onde Alex acaba matando uma mulher. Para se manter como líder, ele costuma bater em seus comparsas. Por vingança, eles o traem, e Alex acaba sendo preso. Na prisão, é submetido a um revolucionário – porém completamente antiético – tratamento psicológico. Usando uma técnica de condicionamento aversivo, que o faz sentir náuseas quando vê qualquer coisa relacionada a violência, tentam controlar seu comportamento antissocial. Diferentemente do que acontece na vida real, tal tratamento foi, a princípio, bem-sucedido, embora tenha provocado muitos efeitos colaterais.

TRANSTORNO DESAFIADOR DE OPOSIÇÃO

Da mesma forma que no transtorno da conduta, o diagnóstico de transtorno desafiador de oposição é formulado preferencialmente para crianças e adolescentes, não sendo aplicado a indivíduos com 18 anos ou mais que preencham os critérios para o diagnóstico de transtorno da personalidade antissocial (ver Capítulo 14). A principal característica do transtorno desafiador de oposição é a presença de um padrão recorrente de comportamentos negativistas, desafiadores, desobedientes e hostis em relação às figuras de autoridade. Discussões excessivas e dificuldade em aceitar regras são comuns. As alterações presentes no transtorno desafiador de oposição são menos graves do que aquelas observadas no transtorno da conduta. Não ocorrem agressões a pessoas ou animais, destruição de propriedade ou desrespeito aos direitos das outras pessoas, características que se manifestam no transtorno da conduta. Há uma alta taxa de comorbidade entre o transtorno desafiador de oposição e o transtorno de déficit de atenção/hiperatividade.

O transtorno desafiador de oposição no cinema

Não encontramos nenhum filme que pudesse ilustrar o transtorno desafiador de oposição.

TRANSTORNOS DA COMUNICAÇÃO

Os transtornos da comunicação estão relacionados à dificuldade da linguagem, ou seja, à capacidade de produzir e compreender sons que tenham um significado. Via de regra, essas dificuldades interferem no desempenho escolar, profissional ou social. O DSM-IV-TR define quatro transtornos da comunicação: transtorno da linguagem expressiva, transtorno misto da linguagem receptivo-expressiva, transtorno fonológico e tartamudez (gagueira). No transtorno da linguagem expressiva ocorre um prejuízo no uso comunicativo da linguagem, resultando em uma fala pobre e de baixa qualidade. Dentre os sintomas mais comuns estão: vocabulário restrito, dificuldade em evocar palavras previamente adquiridas ou adquirir novas palavras e erros gramaticais. Não há qualquer prejuízo com relação à compreensão da linguagem. Crianças que recebem o diagnóstico de um transtorno da linguagem expressiva geralmente começam a falar tardiamente.

No transtorno misto da linguagem receptivo-expressiva observa-se um prejuízo na compreensão da linguagem que acarreta, também, falhas em sua expressão. Os sintomas incluem os mesmos citados em relação ao transtorno da linguagem expressiva acrescidos de uma dificuldade para compreender frases ou palavras proferidas pelas outras pessoas. A presença de um transtorno do espectro autista, retardo mental, déficit motor da fala, déficit sensorial ou privação ambiental descartam o diagnóstico de transtorno misto da linguagem receptivo-expressiva. Muitas vezes é difícil distinguir casos graves do transtorno misto da linguagem receptivo-expressiva de um transtorno do espectro autista. Entretanto, crianças com esse transtorno da comunicação possuem habilidades sociais superiores àquelas observadas em um transtorno do espectro autista.

O transtorno fonológico caracteriza-se por um prejuízo na articulação das palavras. Ocorrem erros por omissão (*peto* em vez de *preto*), substituição (*tabão* em vez de *sabão*), adição (*parato* em vez de *prato*) ou inversão (*vremelho* em vez de *vermelho*) de sons na fala. Problemas estruturais nos órgãos fonadores periféricos – por exemplo, fenda palatina –, assim como distúrbios neurológicos ou retardo mental, podem estar associados ao transtorno fonológico.

A tartamudez (ou gagueira) caracteriza-se por uma ruptura do fluxo da fala. Há hesitação involuntária e irregular, prolongamentos, repetições ou bloqueio em sons, sílabas ou palavras. No início da tartamudez, o indivíduo, muitas vezes, não se dá conta de que tem esse problema. Quando toma consciência disso, pode tentar evitar a sua ocorrência ou escondê-lo usando alguns artifícios, como falar mais devagar, não telefonar ou falar em público, ou evitar certas palavras ou sons. A tartamudez pode ser acompanhada por tiques motores e normalmente é exacerbada em situações de ansiedade. De uma forma geral, essas alterações estão ausentes durante a leitura oral ou o canto, ou quando se fala com objetos inanimados ou animais. A tartamudez leva a um prejuízo no funcionamento social, podendo resultar em sentimentos de frustração e baixa autoestima.

Os transtornos da comunicação no cinema

Em *Um peixe chamado Wanda*, Ken (Michael Palin), Wanda (Jamie Lee Curtis), Otto (Kevin Kline) e George (Tom Georgeson) formam uma quadrilha de assaltantes que planeja roubar uma joalheria. Logo no início do filme, Ken está sozinho em casa e dá "bom dia" ao seu peixinho, que, como sua comparsa, também se chama Wanda. Nesse momento, não percebemos nenhuma anormalidade em sua fala, embora a frase tenha sido muito curta. Pouco depois, chega a Wanda humana, trazendo consigo Otto. Quando ela pergunta a Ken se George já havia chegado, ele tem enorme dificuldade em responder, em função de sua evidente tartamudez. Otto fica surpreso e começa a ironizar: "que gagueira terrível!". Durante o filme,

Ken é repetidamente humilhado pelas zombarias de Otto. Por exemplo, em uma reunião da quadrilha, Otto, fingindo-se preocupado, pergunta: "e se ele (Ken) tiver de dizer algo durante o assalto?". Mais adiante, a gagueira de Ken desaparece momentaneamente quando Wanda – o *mulherão*, e não o peixe – lhe dá um beijo *mágico* na boca. No entanto, logo em seguida a gagueira retorna, quando Ken se lembra que, minutos antes, Otto tentara beijá-lo. No final, depois de se vingar de Otto, passando com um rolo compressor por cima dele, sua gagueira *milagrosamente* desaparece.

Outro filme que ilustra a tartamudez é *Pear Harbor*. O tenente da aeronáutica Red Winkle (Ewen Bremner) é gago. Podemos observar seu problema em situações que geram ansiedade, como em uma cena em que precisa tomar uma injeção nas nádegas. Quanto mais ansioso ele fica, mais gagueja. Um exemplo disso seria a cena em que vai pedir em noivado sua linda namorada, ou quando vai avisar seus colegas que Pearl Harbor está sendo atacada pelos japoneses, e não consegue falar sequer uma palavra inteira. A tartamudez de Red geralmente é acompanhada por um tique verbal, que lembra um ronco. A despeito dessa dificuldade, ele não apresenta isolamento social ou baixa autoestima. Muito pelo contrário, é uma pessoa alegre, sociável e muito popular entre as mulheres.

TRANSTORNO DAS HABILIDADES MOTORAS

O único transtorno das habilidades motoras relacionado no DSM-IV-TR é o transtorno do desenvolvimento da coordenação, que se caracteriza por um desenvolvimento da coordenação motora abaixo do esperado para a idade. As habilidades de se sentar, engatinhar e caminhar se consolidam mais tardiamente do que o normal. A criança, em geral, deixa cair coisas, tem um fraco desempenho nos esportes ou uma caligrafia insatisfatória. Muitas vezes é vista como desajeitada, tropeça com frequência, ou é inábil para abotoar suas roupas ou amarrar os cadarços do sapato. Dentre as principais alterações encontradas no transtorno do desenvolvimento da coordenação estão as dispraxias, as quais representam um prejuízo na aprendizagem e no desempenho de movimentos voluntários que exigem uma sequência de atos motores. Essa deficiência pode ser avaliada clinicamente, pedindo-se que a criança, com a idade adequada, vista uma calça. Embora a tarefa possa parecer simples, ela exige planejamento e organização. Uma série de atos motores é necessária para que a tarefa possa ser executada: vestir primeiro uma perna, depois a outra, fechar o botão e, por fim, o zíper da calça. Se há dispraxia, a criança não irá conseguir realizar, sequencialmente, esses atos motores.

O transtorno das habilidades motoras no cinema

Não encontramos nenhum filme que pudesse ilustrar o transtorno das habilidades motoras.

TRANSTORNO DE TIQUE

Um tique consiste em uma atividade motora ou vocalização que ocorre de forma súbita, rápida, recorrente e estereotipada. Os tiques são incontroláveis, embora possam ser inibidos ou suprimidos por um período de tempo de forma consciente. Podem ser exacerbados por situações de estresse e estão ausentes durante o sono. Os tiques motores e vocais podem ser classificados em simples ou complexos. São exemplos de tiques motores simples: piscar os olhos, balançar a cabeça, coçar a nuca, arquear as sobrancelhas, contrair o pescoço, encolher os ombros, protrair a língua, fazer caretas ou tossir. Dentre os tiques vocais simples estão: pigarrear, roncar, fungar, bufar e emitir qualquer tipo de som sem sentido. Tiques motores complexos são movimentos de extensão mais prolongada, como cheirar objetos, tocar em outras pessoas, encostar-se em objetos variados ou imitar movimentos de outras pessoas (ecocinesia). Finalmente, os tiques vocais complexos implicam a vocalização de palavras inteiras. Incluem repetições de palavras ou frases fora de contexto, xingamentos ou uso de palavras obscenas (coprolalia – *copro* significa "fezes"; *lalia*, "fala"), repetição dos próprios sons ou palavras (palilalia) ou repetição da última palavra, som ou frase ouvida (ecolalia).

O DSM-IV-TR relaciona três transtornos de tique distintos: transtorno de tique transitório, transtorno de tique motor ou vocal crônico e transtorno de Tourette. O período de um ano é empregado como critério para diferenciar um transtorno de tique transitório do transtorno de tique motor ou vocal crônico. O transtorno de Tourette é bem mais grave e, por isso, tem sido estudado de forma mais sistemática. Ele foi inicialmente descrito em 1885, por Gilles de la Tourette (1857-1904), em uma criança francesa. Caracteriza-se pela combinação de múltiplos tiques motores e, pelo menos, um tique vocal. Os tiques motores podem aparecer simultaneamente em relação aos vocais ou, alternativamente, os dois tipos de tique se manifestam em momentos diferentes. Os tiques ocorrem muitas vezes ao dia, de forma recorrente. Em alguns casos, pode estar presente a coprolalia (falar palavras obscenas ou chulas). Pacientes que sofrem de transtorno de Tourette com frequência apresentam atos compulsivos ou impulsivos. Hiperatividade, distração e impulsividade também são comuns. Finalmente, o transtorno de Tourette gera desconforto social e vergonha, podendo, inclusive, ocasionar reações depressivas nos indivíduos acometidos.

O transtorno de tique no cinema

Dodes'ka-den:[3] *o caminho da vida* retrata o cotidiano de uma favela em Tóquio. Em um dos episódios do filme, há um senhor chamado Shima (Junzaburo Ban) que apresenta um tique facial muito bem definido. Trata-se de um tique motor complexo. Shima

---

[3] *Dodes'ka-den* é uma onomatopeia japonesa para indicar o som das rodas de um trem em movimento. Para nós, seria equivalente a *tchuk, tchuk...* ou *choc, choc....*

gira amplamente a cabeça até realizar uma extensa flexão do pescoço para trás, ao mesmo tempo em que contrai a musculatura de uma hemiface, e, em seguida, deixa a cabeça tombar para a frente. Durante a execução dos movimentos faciais, Shima mexe também a sua mão direita. Um tique vocal simples ocorre simultaneamente ao tique motor. Consiste em um som da garganta parecido com um ronco ou pigarro. Como existe uma combinação entre um tique motor e um tique vocal, pode-se considerar o diagnóstico de um transtorno de Tourette. Os episódios aparecem em três cenas: quando, após sair de casa, Shima passa por um grupo de pessoas na rua; dentro de casa, recebendo a visita de três colegas de trabalho; e no final do filme, entrando em casa.

Em *Quem está morto sempre aparece*, Margaret (Holly Hunter) é casada com Paul Barnell (Robin Williams). Ela acredita que sofre de transtorno de Tourette e, durante o tempo todo, apresenta coprolalia. Em uma cena do início do filme, Margaret abre a porta de casa para uma criança, que está cobrando algum pagamento, e fica repetindo a palavra *idiota*, ao mesmo tempo em que sorri. Depois, fala para a criança: "Diga à vadia da sua mãe que falei 'oi!'". Em outro momento, durante uma conversa banal com o marido, Margaret fala "putas" e "foda-se" em meio a um diálogo que não tem qualquer conotação agressiva. No suposto enterro do irmão de Paul, durante a leitura de um texto religioso, ela fala "besteira", "imbecil" e fica rindo. Diz que às vezes consegue controlar esse comportamento, mas outras vezes não. Embora a coprolalia seja uma característica importante do transtorno de Tourette, Margaret não apresenta qualquer tique motor, que seria obrigatório para uma formulação adequada desse diagnóstico.

Na metade do filme, quando é sequestrada, ela diz para os bandidos que sofre do transtorno de Tourette. Após ler informações sobre a doença em uma revista leiga, um deles põe em dúvida esse diagnóstico, referindo que ela não apresenta metade dos sintomas listados. O convênio médico de Margaret e Paul também não aceita o diagnóstico de transtorno de Tourette. Em uma carta que o casal recebe, o convênio alega que ela não pode sofrer desse transtorno mental porque nenhum ataque havia ocorrido antes dos 18 anos, além de não haver história familiar. De fato, por definição, o início das alterações no transtorno de Tourette deve ser anterior aos 18 anos. Contudo, embora esse transtorno esteja relacionado a uma importante carga genética, a ausência de familiares com o mesmo problema não pode afastar o diagnóstico.

Margaret faz uso do medicamento Adavan. Entretanto, esse remédio é geralmente utilizado para o tratamento de ansiedade, não apresentando nenhuma indicação para o transtorno de Tourette, para o qual, em geral, são prescritos neurolépticos, substâncias também utilizadas em transtornos psicóticos.

Seu comportamento é muito pueril. Muitas vezes parece estar brincando como se fosse uma criança. Embora essa característica não esteja relacionada ao transtorno de Tourette, há no filme diversos exemplos dessa puerilidade. Várias vezes a vemos andar saltitando e depois jogar-se no chão. Há uma cena em que, dentro de casa, fica pulando e batendo com sua barriga na do marido, enquanto ele fala ao telefone. Em alguns momentos, fala com uma voz infantilizada, imita o latido do cão e imita uma galinha. Quando sua casa é invadida por um bandido, joga coisas nele como se fosse uma brincadeira. Depois de amarrada, fica rindo. Os roteiristas frequentemente seguem o senso comum, muitas vezes equivocado, de que o *louco* age como uma criança.

Em *Santos justiceiros*, o dono de um bar está conversando com alguns fregueses. Percebemos que ele gagueja (ver transtornos da comunicação, descritos neste capítulo). Em meio a sua fala, de forma desproposital, súbita e sem controle, ele grita "foda-se!", "bunda!". Em outra cena, o mesmo indivíduo vai encontrar dois daqueles fregueses em um hospital, onde estavam sendo atendidos. Ele novamente grita os mesmos palavrões. O filme retrata bem o tique verbal e a coprolalia, que podem ocorrer no transtorno de Tourette. Todavia, esse diagnóstico provavelmente não poderia ser formulado para o personagem, pois ele não apresenta tiques motores. Além disso, a gagueira (ou tartamudez) não faz parte do quadro clínico do transtorno de Tourette.

TRANSTORNOS DA ALIMENTAÇÃO DA PRIMEIRA INFÂNCIA

Como já discutido no capítulo sobre os transtornos da alimentação (Capítulo 11), a bulimia nervosa e a anorexia nervosa geralmente têm início na adolescência e podem continuar pela vida adulta. Além desses dois transtornos mentais, três outros podem ser diagnosticados durante a primeira infância, ou seja, até os 6 anos de idade. São eles: pica, transtorno de ruminação e transtorno da alimentação da primeira infância. A principal característica da pica é a presença de um padrão persistente de consumo de substâncias não nutrientes, como terra, lascas de pintura, cordões, cabelo, tecidos ou papel. Crianças mais velhas podem comer fezes de animais, areia, insetos, folhas ou pedregulhos. Adolescentes e adultos podem consumir argila ou terra. Não existe aversão em relação ao que é comido. Quando a ingestão de terra ou barro (geofagia) faz parte dos hábitos de uma cultura – como em certas tribos indígenas –, esse padrão alimentar não representa um transtorno mental.

No transtorno de ruminação, observa-se certa satisfação que bebês ou crianças muito pequenas apresentam em regurgitar, ruminar, babar e tornar a engolir o alimento. O alimento parcialmente digerido é regurgitado sem náusea ou repugnância. Ele, então, é ejetado da boca ou, mais comumente, mastigado e engolido de novo. Não há distúrbio gastrintestinal aparente. A ruminação pode levar à perda de peso e, eventualmente, à morte. O transtorno de ruminação está comumente associado a problemas no vínculo entre a criança e seu cuidador. Embora seja observado com maior frequência em bebês, também pode ocorrer em crianças mais velhas, particularmente naquelas que apresentam retardo mental.

O transtorno da alimentação da primeira infância caracteriza-se pela presença de alterações no comportamento alimentar do bebê, que levam à incapacidade de ganhar peso ou à perda substancial de peso. Em geral, essas alterações representam problemas persistentes em comer ou mamar adequadamente. É importante descartar a presença de uma condição médica geral ou do transtorno de ruminação para que se possa formular o diagnóstico de um transtorno da alimentação da primeira infância.

Os transtornos da alimentação da primeira infância no cinema

Não encontramos nenhum filme que pudesse ilustrar os transtornos da alimentação da primeira infância.

TRANSTORNOS DA EXCREÇÃO

Os transtornos da excreção incluem a encoprese e a enurese. A encoprese consiste na eliminação repetida de fezes nas roupas, na cama, no chão ou em qualquer outro local inadequado, de forma involuntária ou intencional, após os 4 anos de idade. A enurese, por sua vez, caracteriza-se pela micção repetida na cama ou na roupa, de forma involuntária ou intencional, também após os 4 anos de idade.

Ambos os transtornos da excreção podem aparecer após algum episódio de natureza emocional, como a separação dos pais ou o nascimento de um irmão. Geralmente levam a sofrimento intenso, estigmatização e, consequentemente, redução da autoestima. Podem ocasionar, também, isolamento social e perturbações no ambiente ou nas relações familiares. Esses transtornos podem durar anos, mas acabam remitindo de forma espontânea.

Os transtornos da excreção no cinema

Não encontramos nenhum filme que pudesse ilustrar os transtornos da excreção.

REFERÊNCIAS FILMOGRÁFICAS

12 macacos, Os (*Twelve monkeys*). Direção: Terry Gillian. Intérpretes: Bruce Willis; Madeleine Stowe; Brad Pitt; Joseph Melito; Joey Perillo e outros. Roteiro: David Webb Peoples e Janet Peoples. Universal, 1996. (ver p.97)

28 dias (*28 days*). Direção: Betty Thomas. Produção: Jenno Topping. Intérpretes: Sandra Bullock; Viggo Mortensen; Dominic West; Elizabeth Perkins; Steve Buscemi e outros. Columbia, 2000. (ver p.68)

Adaptação (*Adaptation*). Direção: Spike Jonze. Intérpretes: Nicolas Cage; Meryl Streep; Chris Cooper; Tilda Swinton; Maggie Gyllenhaal. Columbia, 2002. (ver p.122 e 134)

Alguém tem que ceder (*Something's gotta give*). Direção: Nancy Meyers. Intérpretes: Jack Nicholson; Diane Keaton; Frances McDormand; Keanu Reeves; Amanda Peet. Warner, 2003. (ver p.119)

Amadeus. Direção: Milos Forman. Intérpretes: Christine Ebersole; Elizabeth Berridge; Roy Dotrice; F. Murray Abraham; Jeffrey Jones; Tom Hulce; Simon Callow. Warner, 1984. (ver p.106)

Amnésia (*Memento*). Direção: Christopher Nolan. Produção: Jennifer Todd; Suzanne Todd. Intérpretes: Guy Pearce; Carrie-Anne Moss e outros. Roteiro: Christopher Nolan. Newmarket Capital Group, 2000. (ver p.59)

Asas da liberdade (*Birdy*). Direção: Alan Parker. Intérpretes: Matthew Modine; Nicolas Cage; John Harkins; Sandy Baron; Karen Young e outros. Roteiro: Sandy Kroopf e Jack Behr. Sony, 1984. (ver p.157)

Atração fatal (*Fatal attraction*). Direção: Adrian Lyne. Intérpretes: Michael Douglas; Glen Close; Anne Archer; Ellen Hamilton; Stuart Pankin e outros. Roteiro: Nicholas Meyer e James Dearden. Paramount, 1987. (ver p.217)

Aviador, O (*The aviator*). Direção: Martin Scorcese. Intérpretes: Leonardo Dicaprio; Kate Blanchett; Kate Beckinsale; Adam Scott; Kelli Garner e outros. Warner Bros, 2004. (ver p.106)

Belo Antônio, O (*Il bell'Antonio*). Direção: Mauro Bolognini. Intérpretes: Tomas Milian; Rina Morelli; Marcello Mastroianni; Pierre Brasseur; Jole Fierro e outros. Silver Screen, 1960. (ver p.173)

Bem me quer, mal me quer (*A la folie... pas du tout*). Direção: Laetitia Colombani. Intérpretes: Audrey Tautou; Samuel Le Bihan. Roteiro: Laetitia Colombani e Caroline Thivel. Europa Filmes, 2002. (ver p.92)

Benny & Joon, corações em conflito (*Benny & Joon*). Direção: Jeremiah Chechik. Produção: Susan Arnold. Intérpretes: Johnny Depp; Mary Stuart; Aidan Quinn. Roteiro: Barry Berman. MGM, 1993. (ver p.87)

Betty Blue (*37°2 le matin*). Direção: Jean-Jacques Beineix. Intérpretes: Béatrice Dalle; Jean-Hugues Anglade; Gérard Darmon; Clémentine Célarié; Consuelo De Haviland; Jacques Mathou. Flashstar, 1986. (ver p.96 e 202)

Bicho de sete cabeças. Direção: Laís Bodanzky. Intérpretes: Rodrigo Santoro; Othon Bastos; Cássia Kiss; Jairo Mattos; Caco Ciocler e outros. Roteiro: Luiz Bolognesi. Buriti, 2000. (ver p.40)

Bird. Direção: Clint Eastwood. Intérpretes: Forest Whitaker; Diane Venora. Warner, 1988. (ver p.77)

Camille Claudel. Direção: Bruno Nuytten. Intérpretes: Alain Cuny; Isabelle Adjani; Gerard Depardieu; Madeleine Robinson; Laurent Grevill. Spectra Nova, 1988. (ver p.90)

Capitu. Direção: Paulo César Saraceni. Intérpretes: Isabella; Othon Bastos; Marília Carneiro; Raul Cortez; Rodolfo Arena e outros. Roteiro: Paulo César Saraceni e Paulo Emílio Salles Gomes. Rio de Janeiro: Difilm, 1968. (ver p.91)

Caso Alzheimer, O (*De zaak Alzheimer*). Direção: Erik Van Looy. Intérpretes: Koen De Bouw; Werner de Smedt; Jan Decleir e outros. Bridge Pictures, 2003. (ver p.55)

Cassino (*Casino*). Direção: Martin Scorcese. Intérpretes: Robert De Niro; Joe Pesci; Sharon Stone; James Woods; Don Rickles e outros. Columbia, 1996. (ver p.212)

Certo olhar, Um (*Snow cake*). Direção: Marc Evans. Intérpretes: Sigourney Weaver; Emily Hampshire; Alan Rickman; Jackie Brown; Callum Keith Rennie e outros. Imagem, 2006. (ver p.246)

Clube da luta (*Fight club*): Direção: David Fincher. Intérpretes: Edward Norton; Brad Pitt; Helena Borham Carter, Meat Loaf; Jared Leto e outros. Roteiro: Jim Uhls. Fox, 1999. (ver p.96 e 190)

Código para o inferno (*Mercury rising*). Direção: Harold Becker. Intérpretes: Bruce Willis; Alec Baldwin; Miko Hughes; Chi McBride; Kim Dickens e outros. Universal, 1998. (ver p.241)

Como se fosse a primeira vez (*50 first dates*). Direção: Peter Segal. Intérpretes: Adam Sandler; Drew Barrymore; Sean Astin; Rob Schneider; Kent Avenido; Pomaika'i Brown e outros. Columbia, 2004. (ver p.61)

Contos proibidos do Marquês de Sade (*Quills*). Direção: Philip Kaufman. Intérpretes: Michael Caine; Geoffrey Rush; Kate Winslet; Joaquin Phoenix; Ron Cook; George Yiasoumi. Fox, 2000. (ver p.31 e 203)

Conversação, A (*The conversation*). Direção: Francis Ford Coppola. Intérpretes: Gene Hackman; John Cazale; Allen Garfield; Frederic Forrest; Cindy Williams e outros. Paramount, 1974. (ver p.210)

Copycat, a vida imita a morte (*Copycat*). Direção: Jon Amiel. Intérpretes: Sigourney Weaver; Holly Hunter; Dermot Mulroney; William McNamara; Will Patton e outros. Warner Bros, 1995. (ver p.117)

Coração valente (*Braveheart*). Direção: Mel Gibson. Intérpretes: Mel Gibson; Sophie Marceau; Patrick McGoohan; James Robinson; Catherine McCormack e outros. Fox, 1995. (ver p.196)

Corpo que cai, Um (*Vertigo*). Direção: Alfred Hitchcock. Intérpretes: James Stewart; Kim Novak; Barbara Bel Geddes; Tom Helmore; Henry Jones e outros. Paramount, 1958. (ver p.124, 130 e 132)

Costa do mosquito, A (*The Mosquito Coast*). Direção: Peter Weir. Intérpretes: Harrison Ford; River Phoenix; Helen Mirren; Martha Plimpton; Jadrien Steele e outros. Warner Bros, 1986. (ver p.106)

Crepúsculo dos deuses (*Sunset Blvd.*). Direção: Billy Wilder. Intérpretes: William Holden; Gloria Swanson; Erich von Stroheim; Nancy Olson; Fred Clark e outros. Paramount, 1950. (ver p.154 e 221)

Cyrano de Bergerac. Direção: Jean-Paul Rappeneau. Intérpretes: Gérard Depardieu; Anne Brochet; Vincent Perez; Jacques Weber; Roland Bertin e outros. Hachette Première, 1990. (ver p.145)

Despedida em Las Vegas (*Leaving Las Vegas*). Direção: Mike Figgis. Intérpretes: Nicolas Cage; Elisabeth Shue; Steven Weber e outros. Roteiro: Mike Figgis. Lumière, 1995. (ver p.68)

Diário de um adolescente (*The basketball diaries*). Direção: Scott Kalvert. Intérpretes: Leonardo DiCaprio; Bruno Kirbi; Lorraine Bracco; Ernie Hudson; James Madio e outros. Roteiro: Bryan Goluboff. New Line, 1995. (ver p.77)

Dirigindo no escuro (*Hollywood ending*). Direção: Woody Allen. Intérpretes: Woody Allen; Téa Leoni; Debra Messing; Mark Rydell; George Hamilton. DreamWorks, 2002. (ver p.140)

Dodes'ka-den: o caminho da vida (*Dô desu ka den*). Direção: Akira Kurosawa. Intérpretes: Junzaburo Ban; Yoshitaka Zushi; Kin Sugai; Toshiyuki Tonomura; Shinsuke Minami; Yûko Kusunoki; e outros. 1970. (ver p.258)

Dom. Direção: Moacyr Góes. Intérpretes: Marcos Palmeira; Maria Fernanda Cândido; Bruno Garcia; Malu Galli. São Paulo: Warner Bros, 2003. (ver p.92)

Don Juan de Marco. Direção: Jeremy Leven. Intérpretes: Marlon Brando; Johnny Depp; Faye Dunaway; Géraldine Pailhas; Bob Dishy e outros. Columbia, 1995. (ver p.94)

Donnie Darko. Direção: Richard Kelly. Intérpretes: Drew Barrymore; Jake Gyllenhaal; Patrick Swayze; Jake Gyllenhaal; Holmes Osborne e outros. Newmarket, 2001. (ver p.198)

Dragão vermelho (*Red dragon*). Direção: Brett Ratner. Intérpretes: Anthony Hopkins; Edward Norton; Ralph Fiennes; Harvey Keitel; Emily Watson e outros. Universal, 2002. (ver p.144)

Dublê de corpo (*Body double*). Direção: Brian de Palma. Intérpretes: Craig Wasson; Gregg Henry; Melanie Griffith. Columbia, 1984. (ver p.124 e 175)

Em seu lugar (*In her shoes*) Direção: Curtis Hanson. Intérpretes: Cameron Diaz; Toni Collette; Shirley MacLaine; Norman Lloyd; Anson Mount e outros. Roteiro: Susannah Grant. Fox, 2005. (ver p.250)

Enfermeira Betty, A (*Nurse Betty*). Direção: Neil LaBute. Intérpretes: Renée Zellweger; Morgan Freeman; Chis Rock; Greg Kinnear. Roteiro: John C. Richards e James Flamberg. USA Films, 2000. (ver p.151)

Enigma das cartas, O (*House of cards*). Direção: Michael Lessac. Intérpretes: Kathleen Turner; Shiloh Strong; Asha Menina; Tommy Lee Jones; Esther Rolle e outros. LWE, 1993. (ver p.244)

Enigma de Kaspar Hauser, O. (*Jeder für sich und Gott gegen alle*). Direção: Werner Herzog. Intérpretes: Tommy Lee Jones; Bruno Schleinstein; Walter Ladengast; Brigitte Mira; Willy Semmelrogge; Michael Kroecher. Versátil, 1974. (ver p.232)

Ensina-me a viver (*Harold and Maude*). Direção: Hal Ashby. Intérpretes: Ruth Gordon; But Cort; Vivian Pickles; Cyril Cusack; Charles Tyner e outros. Roteiro: Colin Higgins. Paramount, 1972. (ver p.112 e 176)

Estamira. Direção: Marcos Prado. Intérpretes: Estamira. Rio de Janeiro: Riofilme, 2006. (ver p.83)

Estranho casal, O (*The odd couple*). Direção: Gene Saks. Intérpretes: Jack Lemmon; Walter Matthau; John Fiedler; Herb Edelman; David Sheiner e outros. Paramount, 1968. (ver p.225)

Estranho no ninho, Um (*One flew over the cuckoo's nest*). Direção: Milos Forman. Intérpretes: Jack Nicholson; Louise Fletcher; William Redfield; Michael Berryman; Peter Brocco e outros. Universal, 1975. (ver p.37, 161 e 214)

Eu, Christiane F., 13 anos, drogada e prostituída (*Christiane F.*). Direção: Ulrich Edel. Intérpretes: Natja Brunkhorst; Thomas Haustein. Spectra Nova, 1981. (ver p.76)

Excêntricos Tenenbaums, Os (*The Royal Tenenbaums*). Direção: Wes Anderson. Intérpretes: Gene Hackman; Anjelica Huston; Ben Stiller; Luke Wilson; Owen Wilson; Danny Glover; Bill Murray. Fox, 2001. (ver p.160)

Falecida, A. Direção: Leon Hirszman. Intérpretes: Fernanda Montenegro; Ivan Cândido; Paulo Gracindo; Nelson Xavier; Joel Barcelos e outros. Herbert Richers, 1965. (ver p.94 e 95)

Fantasmas da guerra (*In country*). Direção: Norman Jewison. Intérpretes: Bruce Willis; Emily Lloyd; Joan Allen; Kevin Anderson; Judith Ivey. Warner Bros: 1989. (ver p.130)

Farrapo humano (*The lost weekend*). Direção: Billy Wilder. Intérpretes: Ray Milland; Jane Wyman e outros. Paramound, 1945. (ver p.51 e 66)

Filhas de Marvin, As (*Marvin's room*). Direção: Jerry Zaks. Produção: Robert De Niro; Jane Rosenthal; Scott Rudin. Intérpretes: Meryl Streep; Leonardo DiCapro; Diane Keaton; Robert de Niro e outros. Roteiro: Scott McPherson. Europa Filmes, 1996. (ver p.56)

Forrest Gump, o contador de histórias (*Forrest Gump*). Direção: Robert Zemeckis. Intérpretes: Tom Hanks; Robin Wright; Gary Sinise; Mykelti Williamson; Sally Field e outros. Roteiro: Eric Roth. Paramount, 1994. (ver p.236)

Frances. Direção: Graeme Clifford. Produção: Jonathan Sanger. Intérpretes: Jessica Lange; Sam Shepar; Bart Burns; Jordan Charne; Donald Craig e outros. Roteiro: Eric Bergren; Christopher De Vore e Nicholas Kazan. Universal, 1982. (ver p.69)

Franco-atirador, O (*The deer hunter*). Direção: Michael Cimino. Intérpretes: Robert de Niro; John Cazale; John Savage; Christopher Walken; Meryl Streep. Universal, 1978. (ver p.129 e 132)

Freud, além da alma (*Freud*). Direção: John Huston. Intérpretes: Montgomery Clift; Susannah York; Eric Portman; Fernand Ledoux; Larry Parks. Roteiro: Jean-Paul Sartre; Charles Kaufman e Wolfgang Reinhardt. Universal, 1962. (ver p.34, 133 e 139)

Gaiola das Loucas, A (*The Birdcage*). Direção: Mike Nichols. Intérpretes: Robin Williams; Gene Hackman; Nathan Lane; Dianne Wiest; Dan Futterman e outros. Roteiro: Elaine May. United Artists, 1996. (ver p.169)

Garota, interrompida (*Girl, interrupted*). Direção: James Mangold. Intérpretes: Winona Ryder; Angelina Jolie; Whoopi Goldberg; Vanessa Redgrave; Clea DuVall. Columbia, 1999. (ver p.214 e 218)

Garoto selvagem, O. (*L'enfant sauvage*). Direção: François Truffaut. Intérpretes: François Truffaut; Jean-Pierre Cargol; Françoise Seigner; Jean Dasté e outros. United Artists, 1970. (ver p.230)

Garotos de programa (*My own private Idaho*). Direção: Gus Van Sant. Intérpretes: River Phoenix; Keanu Reeves; James Russo; William Richert; Rodney Harvey e outros. 1991. (ver p.191)

Gênio indomável (*Good will hunting*). Direção: Gus Van Sant. Intérpretes: Matt Damon; Minnie Driver; Ben Affleck; Robin Williams; Stellan Skarsgard e outros. Roteiro: Matt Damon e Ben Affleck. Miramax, 1997. (ver p.215)

Geração Prozac (*Prozac nation*). Direção: Erik Skjoldbjaerg. Intérpretes: Christina Ricci; Michelle Williams; Jason Biggs; Anne Heche; Jessica Lange; Jonathan Rhys Meyers e outros. Miramax, 2001. (ver p.108)

Gilbert Grape, aprendiz de sonhador (*What's eating Gilbert Grape*). Direção: Lasse Hallstrom. Intérpretes: Johnny Depp; Juliette Lewis; Leonardo Di Caprio; Robert B. Hedges; Susan Loughran e outros. Roteiro: Peter Hedges. Flashstar, 1993. (ver p.235)

Glória feita de sangue (*Paths of glory*). Direção: Stanley Kubrick. Intérpretes: Kirk Douglas; Adolphe Menjou; George Macready; Timothy Carey. Warner Bros, 1957. (ver p.132)

Grande garoto, Um (*About a boy*). Direção: Chris Weitz; Paul Weitz. Intérpretes: Hugh Grant; Toni Collette; Rachel Weisz; Nicholas Hoult; Ryan Speechley e outros. Universal, 2002. (ver p.111)

Guardião de memórias, O (*The memory keeper's daughter*). Direção: Mick Jackson. Intérpretes: Dermot Mulroney; Gretchen Mol; Emily Watson; Tyler Stentiford; Jamie Spilchuk; Krystal Hope Nausbaum. Sony, 2008. (ver p.234)

Hannah e suas irmãs (*Hannah and her sisters*). Direção: Woody Allen. Intérpretes: Woody Allen; Mia Farrow; Dianne Wiest; Michael Caine. Orion, 1986. (ver p.142)

Homem do braço de ouro, O (*The man with the golden arm*). Direção: Otto Preminger. Intérpretes: Frank Sinatra; Eleanor Parker; Kim Novak; Arnold Stang; Darren McGavin e outros. Roteiro: Walter Newman e Lewis Meltzer. VTO Continental, 1955. (ver p.76)

Homem errado, O (*The wrong man*). Direção: Alfred Hitchcock. Intérpretes: Henry Fonda; Vera Miles; Anthony Quayle; Harold Stone; John Heldabrand e outros. Roteiro: Angus MacPhail. Warner Bros, 1956. (ver p.100)

Horas, As (*The hours*). Direção: Stephen Daldry. . Intérpretes: George Loftus; Miranda Richardson; Claire Danes; Sophie Wyburd; Meryl Streep e outros. Imagem Filmes, 2002. (ver p.109)

Igual a tudo na vida (*Anything else*). Direção: Woody Allen. Intérpretes: Jason Biggs; Christina Ricci; Woody Allen; Danny DeVito; Kadee Strickland e outros. Europa Filmes, 2003. (ver p.217 e 224)

Iluminado, O (*The shining*). Direção: Stanley Kubrick. Intérpretes: Jack Nicholson; Shelley Duvall; Danny Lloyd; Scatman Crothers; Barry Nelson e outros. Londres: Warner Bros, 1980. (ver p.98)

Impulsividade (*Thumbsucker*). Direção: Mike Mills. Intérpretes: Lou Taylor Pucci; Keanu Reeves; Tilda Swinton; Vincent D'Onofrio. Columbia, 2006. (ver p.252)

Insônia (*Insomnia*). Direção: Christopher Nolan. Intérpretes: Al Pacino; Robin Williams; Hilary Swank; Martin Donovan e outros. Playarte, 2002. (ver p.194)

Interiores (*Interiors*). Direção: Woody Allen. Intérpretes: Diane Keaton; Kristin Griffith; Richard Jordan; Maureen Stapleton; Geraldine Page. 1978. (ver p.110)

Iris. Direção: Richard Eyre. Produção: Robert Fox, Scott Rudin. Intérpretes: Judi Dench; Kate Winslet; Jim Broadbent e outros. Roteiro: Richard Eyre e Charles Wood. Miramax, 2001. (ver p.53)

Janela indiscreta (*Rear window*). Direção: Alfred Hitchcock. Intérpretes: James Stewart; Grace Kelly; Wendell Corey; Thelma Ritter; Raymond Burr e outros. Paramount, 1953. (ver p.174)

Joana D'Arc de Luc Besson (*The messenger: the story of Joan of Arc*). Diretor: Luc Besson. Intérpretes: Milla Jovovich; Dustin Hoffman; John Malkovich. Columbia, 1999. (ver p.27)

Joe contra o vulcão (*Joe versus the volcano*). Direção: Joe Patrick Shanley. Intérpretes: Tom Hanks; Meg Ryan; Lloyd Bridges; Robert Stack; Dan Hedaya e outros. CIC, 1990. (ver p.143)

Johnny & June (*Walk the line*). Direção: James Mangold. Produção: James Keach. Intérpretes: Joaquin Phoenix; Reese Witherspoon; Ginnifer Goodwin; Robert Patrick; Dallas Roberts e outros. Roteiro: Gill Dennis e James Mangold. Fox, 2005. (ver p.71)

Jornada da alma (*Prendimi L'Anima*). Diretor: Roberto Faenza. Intérpretes: Emilia Fox; Iain Glen; Caroline Ducey; Craig Ferguson; Jane Alexander e outros. Paris Filmes, 2003. (ver p.220)

Kalifornia. Direção: Dominic Sena. Intérpretes: Brad Pitt; Juliette Lewis; David Duchovny; Michelle Forbes; John Zarchen e outros. Roteiro: Tim Metcalfe. Polygram, 1993. (ver p.215)

Kids. Direção: Larry Clark. Intérpretes: Chloë Sevigny; Michele Lockwood; Rosario Dawson; Leo Fitzpatrick; Justin Pierce e outros. Miramax, 1995. (ver p.254)

K-Pax, o caminho da luz (*K-Pax*). Direção: Iain Softley. Intérpretes: Kevin Spacey; Jeff Bridges; Iain Softley. Universal, 2002. (ver p.97)

Laranja mecânica (*A clockwork orange*). Direção: Stanley Kubrick. Intérpretes: Malcolm McDowell; Patrick Magee; Michael Bates; Warren Clarke; John Clive e outros. ING, 1971. (ver p.254)

Laura, a voz de uma estrela (*Little voice*). Direção: Mark Herman. Intérpretes: Brenda Blethyn; Jane Horrocks; Ewan McGregor; Philip Jackson; Annette Badland. Miramax, 1998. (ver p.122)

Lição de amor, uma (*I am Sam*). Direção: Jessie Nelson. Intérpretes: Sean Penn; Michelle Pfeiffer; Dakota Fanning; Dianne Wiest. Roteiro: Kristine Johnson e Jessie Nelson. New Line, 2001. (ver p.120 e 235)

Lolita. Direção: Stanley Kubrick. Intérpretes: James Mason; Shelley Winters; Sue Lyon; Peter Sellers; Gary Cockrell e outros. MGM, 1962. (ver p.175)

Longa jornada noite adentro (*Long day's journey into night*). Direção: Sidney Lumet. Intérpretes: Katharine Hepburn; Jason Robards; Ralph Richardson; Jeanne Barr; Dean Stockwell e outros. Embassy, 1962. (ver p.78)

Longe dela (*Away from her*). Direção: Sarah Polley. Intérpretes: Julie Christie; Michael Murphy; Gordon Pinsent; Olympia Dukakis; Kristen Thomson; Wendy Crewson e outros. The Film Farm, 2007. (ver p.54)

Loucos de amor (*Mozart and the whale*). Direção: Petter Naess. Intérpretes: Josh Hartnett; Radha Michell; Gary Cole; Allen Evangelista; Sheila Kelley e outros. 2005. (ver p.247)

Loucuras do Rei George, As (*The madness of king George*). Direção: Nicholas Hytner. Intérpretes: Nigel Hawthorne; Helen Mirren; Ian Holm; Rupert Graves; Amanda Donohoe e outros. Roteiro: Alan Bennett. Channel, 1994. (ver p.31 e 105)

M.A.S.H. Direção: Robert Altman. Intérpretes: Sally Kellerman; Jo Ann Pflug; Donald Sutherland; Tom Skerrit; Rene Auberjondis e outros. Fox, 1970. (ver p.161)

Madame Satã. Direção: Karim Aïnouz. Intérpretes: Lázaro Ramos; Emiliano Queiroz; Ricardo Blat; Marcélia Cartaxo; Renata Sorrah. Lumiere, 2002. (ver p.169)

Máfia no divã (*Analyze this*). Direção: Harold Ramis. Intérpretes: Robert De Niro; Billy Crystal; Lisa Kudrow; Chazz Palminteri; Joseph Rigano e outros. Baltimore, 1999. (ver p.119)

Mais estranho que a ficção (*Stranger than fiction*). Direção: Marc Forster. Intérpretes: Will Ferrell; Denise Hughes; Tony Hale; Maggie Gyllenhaal; Emma Thompson e outros. Roteiro: Zach Helm. Sony, 2006. (ver p.226)

Mamãezinha querida (*Mommie dearest*). Direção: Frank Perry. Intérpretes: Faye Dunaway; Diana Scarwid; Steve Forrest; Howard da Silva; Mara Hobel e outros. Paramount, 1981. (ver p.217)

Marnie, confissões de uma ladra (*Marnie*). Direção: Alfred Hitchcock. Intérpretes: Sean Connery; Bruce Dern; Martin Gabel; Diane Baker; Tippi Hedren. Roteiro: Jay Presson Allen. Universal, 1964. (ver p.124, 154, 172 e 204)

Maus hábitos (*Malos hábitos*). Direção: Simón Bross. Intérpretes: Ximena Ayala; Elena de Haro; Marco Antonio Treviño; Aurora Cano; Elisa Vicedo; Emilio Echevarría e outros. Paris Filmes, 2007. (ver p.51 e 181)

Medo e delírio (*Fear and loathing in Las Vegas*). Direção: Terry Gilliam. Intérpretes: Johnny Depp; Benicio Del Toro; Tobey Maguire; Michael Lee Gogin; Larry Cedar e outros. Universal, 1998. (ver p.75)

Melhor é impossível (*As good as it gets*). Direção: James L. Brooks. Intérpretes: Jack Nicholson; Helen Hunt; Greg Kinnear; Cuba Gooding Jr.; Skeet Ulrich e outros. Columbia, 1997. (ver p.126 e 226)

Memórias póstumas de Brás Cubas. Direção: André Klotzel. Intérpretes: Reginaldo Faria; Petrônio Gontijo; Marcos Caruso; Viétia Rocha; Stepan Nercessian; Débora Duboc e outros. Manaus: Europa Filmes, 2001. (ver p.51)

Meninos não choram (*Boys don't cry*). Direção: Kimberly Peirce. Intérpretes: Hilary Swank; Chloë Sevigny; Peter Sarsgaard; Brendan Sexton III; Alison Folland e outros. Fox, 1999. (ver p.166)

Mente brilhante, Uma (*A beautiful mind*). Direção: Ron Howard. Intérpretes: Russell Crowe; Jennifer Connelly; Christopher Plummer; Paul Bettany; Ed Harris e outros. Paramount, 2001. (ver p.84)

Meu amigo Harvey (*Harvey*). Direção: Henry Koster. Intérpretes: James Stewart; Josephine Hull; Peggy Dow; Charles Drake; Cecil Kellaway e outros. Universal, 1950. (ver p.100)

Meu nome não é Johnny. Direção: Mauro Lima. Produção: Mariza Leão. Intérpretes: Selton Mello; Cleo Pires; Júlia Lemmertz; Rafaela Mandelli; Eva Todor e outros. Roteiro: Mariza Leão e Mauro Lima. São Paulo: Sony, 2008. (ver p.73)

Meu primeiro amor (*My girl*). Direção: Howard Zieff. Intérpretes: Dan Aykroyd; Jamie Lee Curtis; Macaulay Culkin; Anna Chlumsky. Columbia, 1991. (ver p.144)

Monster, desejo assassino (*Monster*). Direção: Patty Jenkins. Intérpretes: Charlize Theron; Christina Ricci; Bruce Dern; Annie Corley; Pruitt Taylor Vince e outros. Imovision, 2003. (ver p.213)

Moulin Rouge: amor em vermelho (*Moulin Rouge*). Direção: Baz Luhrmann. Intérpretes: Nicole Kidman; Jim Broadbent; John Leguizamo; Ewan McGregor; Richard Roxburgh e outros. Fox, 2001. (ver p.192)

Mr. Jones. Direção: Mike Figgs. Intérpretes: Peter Jurasik; Lauren Tom; Tom Irwin; Epatha Harris; Baha Jackson; Richard Gere e outros. Sony, 1993. (ver p.103)

Muito além do jardim (*Being there*). Direção: Hal Ashby. Intérpretes: Peter Sellers; Shirley MacLaine; Melvyn Douglas. Warner Bros, 1979. (ver p.237)

Mulher sob influência, Uma (*A woman under the influence*). Direção: John Cassavetes. Intérpretes: Gena Rowlands; Peter Falk; Fred Draper; Lady Rowlands; Katherine Cassavetes e outros. Faces International, 1974. (ver p.108)

Mundo é um hospício, Esse. (*Arsenic and old lace*). Direção: Frank Capra. Intérpretes: Cary Grant; Priscilla Lane; Josephine Hull; Jean Adair; Raymond Massey e outros. Roteiro: Julius J. Epstein e Philip G. Epstei. Warner Bros, 1944. (ver p.100)

Não me mandem flores (*Send me no flowers*). Direção: Norman Jewison. Intérpretes: Rock Hudson; Edward Andrews; Tony Randall; Doris Day. Roteiro: Julius Epstein. Universal, 1964. (ver p.143)

Nascido em 4 de julho (*Born on the fourth of july*). Direção: Oliver Stone. Intérpretes: Tom Cruise; Raymond J. Barry; Caroline Kava; Kyra Sedgwick; Jamie Talisman e outros. Universal, 1989. (ver p.128)

Nell. Direção: Michael Apted. Intérpretes: Jodie Foster; Liam Neeson; Natasha Richardson; Richard Libertini; Nick Searcy. Roteiro: William Nicholson e Mark Handley. Fox, 1994. (ver p.232)

Noivo neurótico, noiva nervosa (*Annie Hall*). Direção: Woody Allen. Intérpretes: Woody Allen; Diane Keaton; Tony Roberts; Carol Kane; Paul Simon e outros. United Artists, 1977. (ver p.113 e 134)

Oitavo dia, O (*Le huitième jour*). Direção: Jacó van Dormael. Intérpretes: Daniel Auteuil; Pascal Duquenne; Miou-Miou; Isabelle Sadoyan; Henri Garcin; Michele Maes. Europa Filmes, 1996. (ver p.233)

Oscar & Lucinda: uma história de amor e loucura (*Oscar and Lucinda*). Direção: Gilliam Armstrong. Intérpretes: Ralph Fiennes; Cate Blanchett. Fox, 1997. (ver p.205)

Para Wong Foo, obrigada por tudo! Julie Newmar (*To Wong Foo, thanks for everything! Julie Newmar*). Diretor: Beeban Kidron. Intérpretes: Wesley Snipes; Patrick Swayze; John Leguizam. CIC, 1995. (ver p.168)

Paris, Texas. Direção: Wim Wenders. Intérpretes: Barnhard Wicki; Socorro Valdez; Nastassja Kinski; Aurore Clement; John Lurie e outros. Fox, 1984. (ver p.151)

Pearl Harbor. Direção: Michael Bay. Intérpretes: Ben Affleck; Josh Hartnett; Kate Beckinsale; Cuba Gooding Jr.; Tom Sizemore e outros. Buena Vista, 2001. (ver p.251 e 257)

Peixe chamado Wanda, Um (*A fish called Wanda*). Direção: Charles Crichton. Intérpretes: John Cleese; Jamie Lee Curtis; Kevin Kline; Michael Palin; Tom Georgeson e outros. MGM, 1988. (ver p.256)

Pequena Miss Sunshine (*Little Miss Sunshine*). Direção: Jonathan Dayton; Valerie Faris. Intérpretes: Greg Kinnear; Steve Carell; Toni Collette; Paul Dano e outros. Fox, 2006. (ver p.111 e 113)

Perdoa-me por me traíres. Direção: Braz Chediak. Produção: J. B. Tanko. Intérpretes: Vera Fischer; Nuno Leal Maia; Lídia Brondi; Zaíra Zambelli; Rubens Correia e outros. J. B. Tanko, 1980. (ver p.92)

Pescador de ilusões, O (*The fisher king*). Direção: Terry Gillian. Intérpretes: Jeff Bridges; Robin Williams; Amanda Plummer; Mercedes Ruehl; David Hyde Pierce e outros. Columbia, 1991. (ver p.98)

Politicamente incorreto (*Bullworth*). Direção: Warren Beatty. Intérpretes: Warren Beatty; Halle Berry; Joshua Malina; Laurie Metcalf; Oliver Platt e outros. Fox, 1998. (ver p.105)

Porta em porta, De (*Door to door*). Direção: Steven Schachter. Produção: Warren Carr. Intérpretes: William H. Macy; Kyra Sedgwick; Helen Mirren. Warner Bros, 2002. (ver p.55 e 239)

Preço da perfeição, O (*Dying to be perfect: the Ellen Hart Peña story*). Direção: Jan Egleson. Intérpretes: Amy Beth Reece; Casey Sander; Crystal Bernard; Esai Morales; Shirley Knight; Tom Atkins. CIC, 1997. (ver p.182)

Priscilla: a rainha do deserto (*The Adventures of Priscilla, Queen of the Desert*). Direção: Stephan Elliott. Intérpretes: Terence Stamp; Hugo Weaving; Guy Pearce; Bill Hunter; Rebel Russell e outros. Fox, 1994. (ver p.167)

Procurando Nemo (*Finding Nemo*). Direção: Andrew Stanton. Walt Disney; Buenavista, 2003. (ver p.62)

Psicose (*Psycho*). Direção: Alfred Hitchcock. Intérpretes: Anthony Perkins; Janet Leigh; Vera Miles; John Gavin; Martin Balsam e outros. Universal, 1960. (ver p.155 e 175)

Quando fala o coração (*Spellbound*). Direção: Alfred Hitchcock. Intérpretes: Gregory Peck; Ingrid Bergman; Leo G. Carrol; Jean Acker; Rhonda Fleming; Michael Cheknov. Continental, 1945. (ver p.152 e 155)

Quando um homem ama uma mulher (*When a man loves a woman*). Direção: Luis Mandoki. Intérpretes: Meg Ryan; Andy Garcia; Ellen Burstyn; Lauren Tom; Tina Majorino e outros. Roteiro: Ronald Bass e Al Franken. Touchstone, 1994. (ver p.69)

Quanto mais quente melhor (*Some like it hot*). Direção: Billy Wilder. Intérpretes: Marilyn Monroe; Tony Curtis; Jack Lemmon. United Artists, 1959. (ver p.170)

Que terá acontecido a Baby Jane?, O (*What ever happened to Baby Jane?*). Direção: Robert Aldrich. Intérpretes: Bette Davis; Joan Crawford; Victor Buono; Wesley Addy; Julie Allred e outros. Warner Bros, 1962. (ver p.154 e 222)

Quem está morto sempre aparece (*The big white*). Direção: Mark Mylod. Intérpretes: Robin Willians; Holly Hunter; Woody Harrelson; Giovanni Ribisi; Tim Blake Nelson e outros. Capitol, 2004. (ver p.259)

Quem vai ficar com Mary (*There's Something About Mary*). Direção: Bobby Farrelly; Peter Farrelly. Intérpretes: Cameron Diaz; Ben Stiller; W. Earl Brown; Matt Dillon; Lee Evans e outros. Fox, 1998. (ver p.238)

Quero ser John Malkovich (*Being John Malkovich*). Direção: Spike Jonze. Intérpretes: John Cusack; Cameron Diaz; Catherine Keener; Orson Bean; Mary Kay Place. USA Films, 1999. (ver p.134)

Rain man. Direção: Barry Levinson. Intérpretes: Dustin Hoffman; Tom Cruise; Valeria Golino; Gerald R. Molen; Jack Murdock e outros. United Artists, 1988. (ver p.245)

Ray. Direção: Taylord Hackford. Intérpretes: Regina King; Clifton Powell; Kerry Washington; Jamie Foxx. Universal, 2004. (ver p.77)

Rede de intrigas (*Network*). Direção: Sidney Lumet. Intérpretes: Faye Dunaway; William Holden; Peter Finch; Robert Duvall e outros. Warner Bros, 1976. (ver p.94)

Refém do silêncio (*Don't say a word*). Direção: Gary Fleder. Intérpretes: Michael Douglas; Brittany Murphy. Fox, 2001. (ver p.160)

Repulsa ao sexo (*Repulsion*). Direção: Roman Polanski. Intérpretes: Catherine Deneuve; Yvonne Furneaux; John Fraser; Ian Hendry; James Villiers; Patrick Wymark. Royal International, 1965. (ver p.99 e 172)

Réquiem para um sonho (*Requiem for a dream*). Direção: Darren Aronofsky. Intérpretes: Ellen Burstyn; Jared Leto; Jennifer Connelly; Marlon Wayans e outros. Roteiro: Darren Aronofsky e Hubert Selby Jr. Artisan Entertainment, 2000. (ver p.52 e 70)

Rua chamada pecado, Uma (*A streetcar named desire*). Direção: Elia Kazan. Intérpretes: Vivien Leigh; Marlon Brando; Kim Hunter; Karl Malden; Rudy Bond e outros. Warner Bros, 1951. (ver p.218)

Salto para a felicidade, Um (*Overboard*). Direção: Garry Marshall. Intérpretes: Goldie Hawn; Kurt Russel; Edward Herrmann; Katherine Helmond; Michael Hagerty e outros. Roteiro: Leslie Dixon. New York: MGM, 1987. (ver p.61)

Santos justiceiros (*The Boondock saints*). Direção: Troy Duffy. Intérpretes: Willem Dafoe; Sean Patrick Flanery; Norman Reedus; David Della Rocco; Billy Connolly e outros. Innfusion, 1999. (ver p.260)

Sede de viver (*Lust for life*). Direção: Vincente Minnelli. Intérpretes: Kirk Douglas; Anthony Quinn; James Donald; Pamela Brown; Everett Sloane e outros. Warner, 1957. (ver p.106)

Segunda chance, Uma (*Regarding Henry*). Direção: Mike Nichols. Intérpretes: Harrison Ford; Annete Bening; Michael Haley; Stanley Swerdlow; Julie Follansbhee; Rebecca Miller e outros. Roteiro: Ann Roth; Giuseppe Rotunno; J. Abrams. Paramount, 1991. (ver p.56)

Sem destino (*Easy rider*): Direção: Dennis Hopper. Intérpretes: Peter Fonda; Dennis Hopper; Jack Nicholson; Karen Black e outros. Columbia, 1969. (ver p.74)

Sem medo de viver (*Fearless*). Direção: Peter Weir. Intérpretes: Jeff Bridges; Isabella Rossellini; Rosie Perez; Tom Hulce; John Turturro; Benicio Del Toro. Warner Bros, 1993. (ver p.131 e 132)

Sempre amigos (The *mighty*). Diretor: Peter Chelsom. Intérpretes: Sharon Stone; Kieran Culkin; Elden Henson; Harry Dean Stanton; Gena Rowlands e outros. Roteiro: Charles Leavitt. Imagem, 1998. (ver p.249)

Sexo, mentiras e videotape (*Sex, lies and videotape*). Direção: Steven Soderbergh. Intérpretes: James Spader; Andie MacDowell; Peter Gallagher; Laura San Giacomo; Ron Vawter. Miramax, 1989. (ver p.173)

Shine: brilhante (*Shine*). Direção: Scott Hicks. Intérpretes: Armin Mueller-Stahl; Noah Taylor; Geoffrey Rush; Lynn Redgrave. Roteiro: Jan Sardi. Walt Disney, 1996. (ver p.107)

Sideways: entre umas e outras (*Sideways*). Direção: Alexander Payne. Intérpretes: Paul Giamatti; Thomas Haden Church; Virginia Madsen e outros. Fox, 2004. (ver p.112)

Silêncio dos inocentes, O (*Silence of the Lambs*). Direção: Jonathan Demme. Intérpretes: Jodie Foster; Anthony Hopkins; Lawrence A. Bonney; Kasi Lemmons; Lawrence T. Wrentz e outros. Orion, 1991. (ver p.216)

Simples como amar (*The other sister*). Diretor: Garry Marshall. Intérpretes: Juliette Lewis; Diane Keaton; Giovanni Ribisi; Tom Skerritt. Buena Vista, 1999. (ver p.237)

Sombra do vulcão, À (*Under the volcano*). Direção: John Huston. Produção: Moritz Borman e Wieland Schulz-Keil. Intérpretes: Albert Finney; Jacqueline Bisset; Anthony Andrews; Ignacio López Tarso; Katy Jurado e outros. Roteiro: Ruy Gallo. Universal, 1984. (ver p.68)

Sonho de Cassandra, O (*Cassandra's dream*). Direção: Woody Allen. Intérpretes: Colin Farrell; Ewan McGregor; Tom Wilkinson; Hayley Atwell; Sally Hawkins. Iberville, 2007. (ver p.204)

Sonho fatal (*Dream lover*). Direção: Alan J. Pakula. Intérpretes: Kristy McNichol; Ben Masters; Paul Shenar; Justin Deas; John McMartin; Gayle Hunnicutt. 1986. (ver p.195)

Sonhos de um sedutor (*Play it again, Sam*). Direção: Herbert Ross. Intérpretes: Woody Allen; Diane Keaton; Tony Roberts; Jerry Lacy; Susan Anspach; Jennifer Salt e outros. Roteiro: Woody Allen. Paramount, 1972. (ver p.121)

Spider: desafie sua mente (*Spider*). Direção: David Cronenberg. Intérpretes: Ralph Fiennes; Bradley Hall; Miranda Richardson; Gabriel Byrne; Lynn Redgrave; John Neville. Paris Filmes, 2002. (ver p.87)

Stardust, o mistério da estrela (*Stardust*). Direção: Matthew Vaughn. Intérpretes: Claire Danes; Charlie Cox; Sienna Miller; Ricky Gervais; Jason Flemyng; Peter O'Toole; Michelle Pfeiffer; Robert De Niro. Paramount, 2007. (ver p.169)

Sylvia, paixão além das palavras (*Sylvia*). Direção: Christine Jeffs. Intérpretes: Gwyneth Paltrow; Daniel Craig; Jared Harris; Blythe Danner; Michael Gambon e outros. Roteiro: John Brownlow. Imagem Filmes, 2003. (ver p.110)

Tá Todo Mundo Louco! Uma Corrida de Milhõe$ (*Rat Race*). Direção: Jerry Zucker. Intérpretes: Rowan Atkinson; John Cleese; Whoopi Goldberg; Cuba Gooding Jr.; Seth Green. Roteiro: Andy Breckman. Paramount, 2001. (ver p.192)

Taxi driver. Direção: Martin Scorcese. Intérpretes: Robert De Niro; Cybill Shepherd; Peter Boyle; Jodie Foster; Harvey Keitel. Columbia, 1976. (ver p.99)

Tempestade de gelo (*The ice storm*). Direção: Ang Lee. Intérpretes: Joan Allen; Kevin Kline; Sigourney Weaver; Tobey Maguire; Christina Ricci; Elijah Wood. Roteiro: James Schamus. Fox, 1997. (ver p.203)

Tensão (*The boost*). Direção: Harold Becker. Intérpretes: Amanda Blake; David N. Preston; Fred McCarren; James Woods; Sean Young e outros. CIC, 1988. (ver p.72)

Teoria da conspiração (*Conspiracy theory*). Direção: Richard Donner. Intérpretes: Mel Gibson; Julia Roberts; Patrick Stewart; Cylk Cozart; Steve Kahan e outros. Roteiro: Brian Helgeland. Warner Bros, 1997. (ver p.91)

Testemunha do silêncio (*Silent Fall*). Direção: Bruce Beresford. Intérpretes: Ben Faulkner; J. T. Walsh; Richard Dreyfuss; John Lithgow; Liv Tyler. Warner Bros, 1994. (ver p.243)

Tiros na Broadway (*Bullets over Broadway*). Direção: Woody Allen. Intérpretes: John Cusack; Dianne Wiest; Jennifer Tilly; Chazz Palminteri; Jack Warden e outros. Playarte, 1994. (ver p.184)

Todos dizem eu te amo (*Everyone says I love you*). Direção: Woody Allen. Intérpretes: Woody Allen; Goldie Hawn; Julia Roberts; Tim Roth; Allan Alda e outros. Miramax, 1996. (ver p.56)

Traídos pelo desejo (*The crying game*). Direção: Neil Jordan. Intérpretes: Stephen Rea; Miranda Richardson; Jaye Davidson; Forest Whitaker; Adrian Dunbar e outros. Miramax, 1992. (ver p.167)

Transamérica (*Transamerica*). Direção: Duncan Tucker. Intérpretes: Felicity Huffman; Kevin Zegers; Fionnula Flanagan; Elisabeth Peña; Graham Greene e outros. Focus, 2005. (ver p.166)

Três máscaras de Eva, As (*The three faces of Eve*). Direção: Nunnally Johnson. Intérpretes: Joanne Woodward; David Wayne; Lee J. Cobb; Edwin Jerome; Alena Murray e outros. 1957. (ver p.156)

Tudo o que você sempre quis saber sobre sexo, mas tinha medo de perguntar (*Everything you always wanted to know about sex, but were afraid to ask*). Direção: Woody Allen. Intérpretes: Woody Allen; Gene Wilder; Burt Reynolds; Tony Randall; Louise Lasser. Fox, 1972. (ver p.176)

Último lance, O (*The Luzhin defense*). Direção: Marleen Gorris. Intérpretes: John Turturro; Stuart Wilson; Emily Watson; Geraldine James; Christopher Thompson e outros. Europa Filmes, 2000. (ver p.153 e 211)

Vento levou, E o. (*Gone with the wind*). Direção: Victor Fleming. Intérpretes: Clark Gable; Vivien Leigh; Leslie Howard; Olivia de Havilland e outros. Warner Bros, 1939. (ver p.196 e 219)

Vida Bandida (*Bandits*). Direção: Barry Levinson. Intérpretes: Bruce Wills; Billy Bob Thornton; Cate Blanchett; Richard Riehle e outros. Fox, 2001. (ver p.141 e 192)

Vigaristas, Os (*The matchstick men*). Direção: Ridley Scott. Intérpretes: Nicolas Cage; Sam Rockwell; Alison Lohman; Bruce McGill; Bruce Altman. Warner Bros, 2003. (ver p.127 e 226)

Visões de um crime (*The caveman's valentine*). Direção: Kasi Lemmons. Intérpretes: Samuel L. Jackson; Colm Feore; Ann Magnuson; Damir Andrei; Aunjanue Ellis e outros. Roteiro: George Dawes Green. Universal, 2001. (ver p.86)

Voltar a morrer (*Dead again*). Direção: Kenneth Branagh. Intérpretes: Kenneth Branagh; Emma Thompson; Andy Garcia; Lois Hall; Richard Easton e outros. UIP, 1991. (ver p.153)

Zelig. Direção: Woody Allen. Intérpretes: Woody Allen; Mia Farrow; John Buckwalter; Marvin Chatinover; Stanley Swerdlow e outros. Orion, 1983. (ver p.224)

Zoolander. Direção: Ben Stiller. Intérpretes: Ben Stiller; Owen Wilson; Christine Taylor; Will Ferrell; Milla Jovovich e outros. Paramount, 2001. (ver p.183)

REFERÊNCIAS BIBLIOGRÁFICAS

ALLEN, C. The schizophrenia of Joan of Arc. *Hist Med*, 1975, v. 6, n. 3-4, p. 4-9.

AMERICAN ACADEMY OF SLEEP MEDICINE. *International classification of sleep disorders*: diagnostic and coding manual: CIDS-2. 2. ed. Westchester: American Academy of Sleep Medicine, 2005.

AMERICAN PSYCHIATRIC ASSOCIATION. *Diagnostic and statistical manual of mental disorders*: DSM-III. Washington: American Psychiatric Association, 1980.

AMERICAN PSYCHIATRIC ASSOCIATION. *Manual diagnóstico e estatístico de transtornos mentais*: DSM-IV-TR. 4. ed. rev. Porto Alegre: Artmed, 2002 [2000].

BAYLEY, J. *Iris:* a memoir of Iris Murdoch. Londres: Abacus, 1999.

BERRIOS, G. Classificações em psiquiatria: uma história conceitual. *Rev Psiquiatr Clín,* v. 35, p. 113-127, 2008.

BOIME, A. P. Portraying monomaniacs to service the alienist's monomania: Géricault and Georget. *Oxford Art J*, v. 14, p. 79-91, 1991.

BRADY, S. *Ten things I learned from Bill Porter*: the inspiring true story of the door-to-door salesman who changed lives. Los Angeles: New World Library, 2002.

BREUER, J.; FREUD, S. (1895). Estudos sobre a histeria. In: FREUD, S. *Obras psicológicas de Sigmund Freud*. Rio de Janeiro: Imago, 1987. (Edição Standard brasileira, v. 2).

BROWNSTEIN, S. George III: a revised view of the royal malady. *J Hist Neurosci*, v. 6, n. 1, p. 38-49, 1997.

CALLEGARO, M. M.; LANDEIRA-FERNANDEZ, J. Pesquisas em neurociência e suas implicações na prática psicoterápica. In: Cordioli, A. V. (Org.) *Psicoterapias:* abordagens atuais. 3. ed. Porto Alegre: Artmed, 2007. p. 851-872.

CHENIAUX, E. et al. Does schizoaffective disorder really exist? A systematic review of the studies that compared schizoaffective disorder with schizophrenia or mood disorders. *J Affect Disord*, v. 106, n. 3, p. 209-217, 2008.

CHENIAUX, E. *Manual de psicopatologia*. 3. ed. Rio de Janeiro: Guanabara Koogan, 2008.

CHENIAUX, E. Os sonhos: integrando as visões psicanalítica e neurocientífica. *Rev Psiquiatr Rio Gd Sul*, v. 28, n. 2, p. 169-177, 2006.

CHENIAUX, E.; LANDEIRA-FERNANDEZ, J.; VERSIANI, M. The diagnoses of schizophrenia, schizoaffective disorder, bipolar disorder and unipolar depression: interrater reliability and congruence between DSM-IV and ICD-10. *Psychopathology*, v. 42, p. 293-298, 2009.

CLAPARÈDE, E. D. Expériences sur la mémoire dans un cas de psychose de Korsakoff. *Revue Médicale de la Suisse Romande*, Switzerland, n. 27, p. 301-303, 1907.

CORDÁS, T. A. Transtornos alimentares: classificação e diagnóstico. *Rev Psiquiatr Clín*, v. 31, n. 4, p. 154-157, 2004.

CRUZ, A. P. M.; LANDEIRA-FERNANDEZ, J. Drogas, cérebro e comportamento. In: CARVALHO, DBB; SUDBRACK, MFO; SILVA, MT. (Org.). *Crianças e adolescentes em situação de rua e consumo de drogas*. Brasília: Plano, 2004. p. 49-61.

DAMÁSIO, A. R. *O erro de Descartes*: emoção, razão e o cérebro humano. São Paulo: Companhia das Letras, 1996.

D'ORSI, G.; TINUPER, P. "I heard voices...": from semiology, a historical review, and a new hypothesis on the presumed epilepsy of Joan of arc. *Epilepsy Behav*, v. 9, n. 1, p. 152-157, 2006.

ELEY, B. *The book of David Helfgott*. New York: Harper Collins, 1997.

EPSTEIN, S. Integration of the cognitive and the psychodynamic unconscious. *American Psychologist*, v. 49, n. 8, p. 709-724, 1994.

FEIGHNER, J. P. et al. Diagnostic criteria for use in psychiatric research. *Arch Gen Psychiatry*, v. 26, p. 57-63, 1972.

FREITAS, S. et al. Tradução e adaptação para o português da escala de compulsão alimentar periódica. *Rev Bras Psiquiatr*, v. 23, n. 4, p. 215-220, 2001.

GULL, W. Anorexia hysterica (apepsia hysterica). *BMJ*, v. 2, p. 527-529, 1874.

HALES, R. E.; YUDOFSKY, S. C. *Tratado de psiquiatria clínica*. 4. ed. Porto Alegre: Artmed, 2006.

ILLIS, L. S. Hysteria. *Spinal Cord*, v. 40, n. 7, p. 311-312, jul. 2002.

JAMISON, K. R.; WYATT, R. J. Vincent van Gogh's illness. *Br Med J*, v. 304, n. 6826, p. 577, 29 feb. 1992.

JANET, P. *Les obsessions et la psychasthe Unie*. Paris: Felix Alcan, 1903.

KRAFFT-EBING, Richard, von. *Psychopathia sexualis*. Stuttgart: Verlag Von Ferdinand Enke, 1886

KRETSCHMER, E. *Physique and character:* an investigation of the nature of constitution and the theory of temperament. New York: Harcourt Brace, 1921.

LANDEIRA-FERNANDEZ, J. Amnesias. In: BRANDÃO, M.; GRAEFF F. G. (Org.). *Neurobiology of mental disorders*. New York: Nova Publishers, 2006. p. 157-187.

LANDEIRA-FERNANDEZ, J.; CRUZ, A. P. M. Medo e dor e a origem da ansiedade e do pânico. In: LANDEIRA-FERNANDEZ, J.; SILVA, M. T. A. (Org.). *Intersecções entre neurociência e psicologia*. Rio de Janeiro: MedBook, 2007. p. 217-239.

LASÈGUE, C. La anorexia histérica. *Archives Générales de Medicine*, Paris, 1873.

LEME LOPES, J. *As dimensões do diagnóstico psiquiátrico*. Rio de Janeiro: Agir, 1954.

LOTZE, M, et al. Phantom movements and pain. An fMRI study in upper limb amputees. *Brain*, v. 124, n. 11, p. 2268-2277, 2001.

MASSON, J. M. *Lost prince*: the unsolved mystery of Kaspar Hauser. New York: The Free Press, 1996.

MELLO, M. F.; MELLO, A. A. F.; KOHN, R. (Org.). *Epidemiologia da saúde mental no Brasil*. Porto Alegre: Artmed, 2007.

MILNER, B. Memory disturbance after bilateral hippocampal lesions. In: MILNER, P. M.; GLICKMAN, S. E. (Eds.). *Cognitive processes and the brain*. Toronto: D. Van Nostrand Co, Ont.1965. p. 97-111.

NASAR, S. *A beautiful mind*. New York: Simon & Schuster, 1998.

ORGANIZAÇÃO MUNDIAL DE SAÚDE. Classificação de transtornos mentais e de comportamento da CID-10: descrição clínica e diretrizes diagnósticas. Porto Alegre: Artmed, 1993.

PEREIRA, C. S.; DEL PRETTE, A. Vendedor com paralisia cerebral bem-sucedido: análise de um filme na perspectiva das habilidades sociais. *Rev Bras Orientação Profissional*, v. 8, n. 2, p. 87-91, 2007.

SAADEH, A. *Transtorno de identidade sexual*: um estudo psicopatológico de transexualismo masculino e feminino. 2004. Tese (Doutorado em Psiquiatria) - Departamento de Psiquiatria da Faculdade de Medicina da USP, São Paulo, 2004.

SALZMANN, M. M. George 3d and the mad-business. *Br Med J*, v. 3, n. 5719, p. 406, 1970.

SHEERENBERGER, R. C. *A history of mental retardation*. Baltimore: Brookes, 1983.

SHELDON, W. H. *The varieties of human physique:* an introduction to constitutional psychology. New York: Harper & Brothers, 1940.

SPITZER, R. L.; ENDICOTT, J.; ROBINS, E. Research diagnostic criteria: rationale and reliability. *Arch Gen Psychiatry*, v. 35, p. 773-782, 1978.

STERN, D. B. Handedness and the lateral distribution of conversion reactions. *J Nerv Ment Dis*, v. 164, n. 2, p. 122-128, 1977.

STONE, J. et al. FMRI in patients with motor conversion symptoms and controls with simulated weakness. *Psychosom Med*, v. 69, n. 9, p. 961-969, 2007.

TAVARES, H. Transtornos do controle do impulso: o retorno da monomania instintiva de Esquirol: [editorial]. *Rev Bras Psiquiatr*, v. 30, n. 1, p. S1-S2, 2008. Suplemento.

VUILLEUMIER, P. Hysterical conversion and brain function. *Prog Brain Res*, v. 150, p. 309-329, 2005.

CRÉDITO DAS IMAGENS

Título: ONE FLEW OVER THE CUCKOO'S NEST
Atores: FENDORS, LAN + FLETCHER, LOUISE + NICHOLSON, JACK
Ano: 1975
Diretor: FORMAN, MILOS
Referência: ONE008CH
Crédito: [UNITED ARTISTS/FANTASY FILMS / THE KOBAL COLLECTION]

Título: MEMENTO
Atores: PEARCE, GUY
Ano: 2000
Diretor: NOLAN, CHRISTOPHER
Referência: MEM016AK
Crédito: [SUMMIT ENTERTAINMENT / THE KOBAL COLLECTION / ROTHENBERG, DANNY]

Título: IRIS (2001)
Atores: BROADBENT, JIM + DENCH, (DAME) JUDI
Ano: 2001
Diretor: EYRE, RICHARD
Referência: IRI006AE
Crédito: [MIRAMAX/MIRAGE / THE KOBAL COLLECTION / COOTE, CLIVE]

Título: LOST WEEKEND, THE
Atores: MILLAND, RAY
Ano: 1945
Diretor: WILDER, BILLY
Referência: LOS025AM
Crédito: [PARAMOUNT / THE KOBAL COLLECTION]

CRÉDITO DAS IMAGENS

Título: EASY RIDER
Atores: HOPPER, DENNIS + FONDA, PETER
Ano: 1969
Diretor: HOPPER, DENNIS
Referência: EAS017EC
Crédito: [COLUMBIA / THE KOBAL COLLECTION]

Título: REQUIEM FOR A DREAM
Atores: BURSTYN, ELLEN
Ano: 2000
Diretor: ARONOFSKY, DARREN
Referência: REQ005AI
Crédito: [ARTISAN PICTURES / THE KOBAL COLLECTION / BAER, JOHN]

Título: BEAUTIFUL MIND, A
Atores: CROWE, RUSSELL + HARRIS, ED
Ano: 2001
Diretor: HOWARD, RON
Referência: BEA083AG
Crédito: [DREAMWORKS/UNIVERSAL / THE KOBAL COLLECTION / REED, ELI]

Título: A LA FOLIE PAS DU TOUT / HE LOVES ME HE LOVES ME NOT
Atores: LE BIHAN, SAMUEL + TAUTOU, AUDREY
Ano: 2002
Diretor: COLOMBANI, LAETITIA
Referência: ALA011AD
Crédito: [COFIMAGE 12/TPS CINEMA / THE KOBAL COLLECTION]

Título: CAMILLE CLAUDEL
Atores: ADJANI, ISABELLE + DEPARDIEU, GERARD
Ano: 1988
Diretor: NUYTTEN, BRUNO
Referência: CAM019AC
Crédito: [LILITH/RENN/FECHNER/A2/DD / THE KOBAL COLLECTION]

Título: SHINING, THE
Atores: NICHOLSON, JACK
Ano: 1980
Diretor: KUBRICK, STANLEY
Referência: SHI001BW
Crédito: [WARNER BROS / THE KOBAL COLLECTION]

Título: MR JONES
Atores: GERE, RICHARD
Ano: 1994
Diretor: FIGGIS, MIKE
Referência: MRJ004AL
Crédito: [TRI STAR / THE KOBAL COLLECTION / SOREL, PETER]

Título: MADNESS OF KING GEORGE, THE
Atores: HAWTHORNE, NIGEL
Ano: 1995
Diretor: HYTNER, NICHOLAS
Referência: MAD103BF
Crédito: [SAM GOLDWYN/CHANNEL FOUR/CLOSE CALL / THE KOBAL COLLECTION / BAILEY, ALEX]

Título: HOURS, THE
Atores: KIDMAN, NICOLE
Ano: 2002
Diretor: DALDRY, STEPHEN
Referência: HOU162AE
Crédito: [PARAMOUNT/MIRAMAX / THE KOBAL COLLECTION / COOTE, CLIVE]

Título: ANNIE HALL
Atores: KEATON, DIANE + ALLEN, WOODY
Ano: 1977
Diretor: ALLEN, WOODY
Referência: ANN016AF
Crédito: [UNITED ARTISTS / THE KOBAL COLLECTION]

Título: COPYCAT
Atores: WEAVER SIGOURNEY
Ano: 1995
Diretor: AMIEL, JON
Referência: COP017AD
Crédito: [NEW REGENCY / THE KOBAL COLLECTION]

Título: LITTLE VOICE
Atores: HORROCKS, JANE
Ano: 1998
Diretor: HERMAN, MARK
Referência: LIT085AI
Crédito: [MIRAMAX / THE KOBAL COLLECTION / SPARHAM, LAURIE]

Título: MARNIE
Atores: HEDREN, TIPPI + CONNERY, SEAN
Ano: 1964
Diretor: HITCHCOCK, ALFRED
Referência: MAR002CP
Crédito: [UNIVERSAL / THE KOBAL COLLECTION]

Título: VERTIGO
Atores: STEWART, JAMES
Ano: 1958
Diretor: HITCHCOCK, ALFRED
Referência: VER010BB
Crédito: [PARAMOUNT / THE KOBAL COLLECTION]

Título: MESSENGER, THE: THE STORY OF JOAN OF ARC
Atores: JOVOVICH, MILLA
Ano: 1999
Diretor: BESSON, LUC
Referência: MES018AI
Crédito: [GAUMONT / THE KOBAL COLLECTION / ENGLISH, JACK]

Título: FREUD
Atores: CLIFT, MONTGOMERY
Ano: 1962
Diretor: HUSON, JOHN
Referência: FRE023AA
Crédito: [UNIVERSAL / THE KOBAL COLLECTION]

Título: HANNAH AND HER SISTERS
Atores: ALLEN, WOODY
Ano: 1986
Diretor: ALLEN, WOODY
Referência: HAN014AI
Crédito: [ORION / THE KOBAL COLLECTION / HAMILL, BRIAN]

Título: SPELLBOUND (1945)
Atores: PECK, GREGORY + BERGMAN, INGRID
Ano: 1945
Diretor: HITCHCOCK, ALFRED
Referência: SPE001BH
Crédito: [SELZNICK/UNITED ARTISTS / THE KOBAL COLLECTION]

Título: THREE FACES OF EVE, THE
Atores: COBB, LEE J. + WOODWARD, JOANNE
Ano: 1957
Diretor: JOHNSON, NUNNALLY
Referência: THR013AM
Crédito: [20TH CENTURY FOX / THE KOBAL COLLECTION]

Título: ONE FLEW OVER THE CUCKOO'S NEST
Atores: NICHOLSON, JACK
Ano: 1975
Diretor: FORMAN, MILOS
Referência: ONE008CU
Crédito: [UNITED ARTISTS/FANTASY FILMS / THE KOBAL COLLECTION]

Título: REPULSION
Atores: DENEUVE, CATHERINE
Ano: 1965
Diretor: POLANSKI, ROMAN
Referência: REP005AG
Crédito: [COMPTON-TEKLI/ROYAL / THE KOBAL COLLECTION]

Título: TRANSAMERICA
Atores: HUFFMAN, FELICITY
Ano: 2005
Diretor: TUCKER, DUNCAN
Referência: TRA107AI
Crédito: [IFC FILMS / THE KOBAL COLLECTION]

Título: BULLETS OVER BROADWAY
Atores: BROADBENT, JIM + CUSACK, JOHN + ULLMAN, TRACEY
Ano: 1994
Diretor: ALLEN, WOODY
Referência: BUL032AO
Crédito: [MAGNOLIA/SWEETLAND / THE KOBAL COLLECTION]

Título: DONNIE DARKO
Atores: GYLLENHAAL, JAKE + MALONE, JENA
Ano: 2001
Diretor: KELLY, RICHARD
Referência: DON079AF
Crédito: [FLOWER FILMS/GAYLORD/ADAM FIELDS PROD / THE KOBAL COLLECTION / ROBINETTE, DALE]

Título: INSOMNIA (2002)
Atores: PACINO, AL + DOOLEY, PAUL + SWANK, HILARY
Ano: 2002
Diretor: NOLAN, CHRISTOPHER
Referência: INS064AP
Crédito: [ALCON ENTERTAINMENT/SECTION EIGHT LTD / THE KOBAL COLLECTION]

Título: QUILLS
Atores: RUSH, GEOFFREY
Ano: 2000
Diretor: KAUFMAN, PHILIP
Referência: QUI029AA
Crédito: [FOX SEARCHLIGHT / THE KOBAL COLLECTION / APPLEBY, DAVID]

Título: CONVERSATION, THE
Atores: HACKMAN, GENE
Ano: 1974
Diretor: COPPOLA, FRANCIS FORD
Referência: CON052AB
Crédito: [PARAMOUNT / THE KOBAL COLLECTION]

Título: MONSTER
Atores: THERON, CHARLIZE
Ano: 2003
Diretor: JENKINS, PATTY
Referência: MON109AH
Crédito: [MDP/NEW MARKET / THE KOBAL COLLECTION]

Título: STREETCAR NAMED DESIRE, A
Atores: BRANDO, MARLON + LEIGH, VIVIEN
Ano: 1951
Diretor: KAZAN, ELIA
Referência: STR001BA
Crédito: [WARNER BROS / THE KOBAL COLLECTION]

Título: SUNSET BOULEVARD
Atores: SWANSON, GLORIA + SWANSON, GLORIA
Ano: 1950
Diretor: WILDER, BILLY
Referência: SUN025DP
Crédito: [PARAMOUNT / THE KOBAL COLLECTION]

Título: ODD COUPLE, THE
Atores: MATTHAU, WALTER + LEMMON, JACK
Ano: 1968
Diretor: SAKS, GENE
Referência: ODD002BQ
Crédito: [PARAMOUNT / THE KOBAL COLLECTION]

Título: FORREST GUMP
Atores: HANKS, TOM
Ano: 1994
Diretor: ZEMECKIS, ROBERT
Referência: FOR123BO
Crédito: [PARAMOUNT / THE KOBAL COLLECTION / CARUSO, PHILLIP]

Título: RAIN MAN
Atores: HOFFMAN, DUSTIN + CRUISE, TOM
Ano: 1988
Diretor: LEVINSON, BARRY
Referência: RAI014BJ
Crédito: [UNITED ARTISTS / THE KOBAL COLLECTION]

Título: THUMBSUCKER
Atores: PUCCI, LOU
Ano: 2005
Diretor: MILLS, MIKE
Referência: THU044AA
Crédito: [SONY PICTURES CLASSICS / THE KOBAL COLLECTION / COLE, TODD]

Título: CLOCKWORK ORANGE, A
Atores: MARCUS, JAMES + CLARKE, WARREN + McDOWELL, MALCOLM
Ano: 1971
Diretor: KUBRICK, STANLEY
Referência: CLO004CX
Crédito: [WARNER BROS / THE KOBAL COLLECTION]